U0344173

AME 人文系列图书 7B007

访学之路
——医者海外研修见闻

主　编：顾　兵　王俊宏

副主编：王世富　武永康　吴　军

　　　　虞桂平　刘　伟　殷赵霞

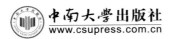
中南大学出版社
www.csupress.com.cn

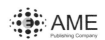
AME
Publishing Company

图书在版编目（CIP）数据

访学之路——医者海外研修见闻/顾兵，王俊宏主编.—长沙：中南大学出版社，2018.10

ISBN 978 - 7 - 5487 - 3441 - 3

Ⅰ.①访　Ⅱ.①顾...　②王...　Ⅲ.①医学—文集　Ⅳ.①R-53

中国版本图书馆CIP数据核字(2018)第232828号

AME 人文系列图书 7B007

访学之路——医者海外研修见闻

FANG XUE ZHI LU——YI ZHE HAI WAI YAN XIU JIAN WEN

主编　顾兵　王俊宏

□丛书策划	郑　杰　汪道远　廖莉莉
□项目编辑	陈海波
□责任编辑	孙娟娟　陈　娜　江苇妍
□责任校对	杨　瑾
□责任印制	易红卫　潘飘飘
□版式设计	林子钰　胡晓艳
□出版发行	中南大学出版社
	社址：长沙市麓山南路　　邮编：410083
	发行科电话：0731-88876770　传真：0731-88710482
□策　划　方	AME Publishing Company 易研出版公司
	地址：香港沙田石门京瑞广场一期，16 楼 C
	网址：www.amegroups.com
□印　　装	天意有福科技股份有限公司

□开　本	710×1000　1/16	□印张 26.75	□字数 524 千字	□插页
□版　次	2018 年 10 月第 1 版	□2018 年 10 月第 1 次印刷		
□书　号	ISBN 978 - 7 - 5487 - 3441 - 3			
□定　价	168.00 元			

编者风采

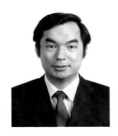

主编： 顾兵　医学博士，副研究员，硕士研究生导师

徐州医科大学/徐州医科大学附属医院

徐州医科大学医学技术学院副院长，徐州医科大学附属医院检验科副主任，美国普渡大学及加州大学洛杉矶分校访问学者，江苏省"科教强卫"医学重点人才，江苏省333工程和六大人才高峰高层次人才，江苏省"六个一工程"高层次卫生人才。中国老年医学学会检验医学分会常务委员、中华医学会检验分会临床微生物学组委员。主持国家自然科学基金2项；以第一作者或通迅作者身份发表论文109篇，其中被SCI收录的论文40篇；编写学术专著及教材31本，其中担任主编的有8本；获国家专利4项。

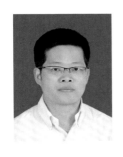

主编： 王俊宏　博士研究生，副主任医师，副教授，硕士研究生导师

江苏省人民医院

江苏省医学重点人才，江苏省六大高峰人才。目前任中国老年医学会基础与转化医学分会委员、中国免疫学会委员、江苏省免疫学会委员。主持国家自然科学基金2项，被SCI收录论文20篇，获授权国家发明专利一项，作为主编或副主编参与编写专业书籍多本。

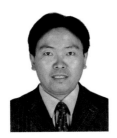

副主编： 王世富

山东大学齐鲁儿童医院

赴美Southern California University访问学者，"第十一届济南市青年科技奖"获得者，2017年首届济南市优秀青年技术骨干。参与完成"十一五""十二五"国家重大专项"呼吸道病毒性传染病病原谱流行规律及变异研究"研究，主持和参与国家自然科学基金青年基金项目及其他课题共6项，获济南市科技进步二等奖、三等奖各一项，出版专著2本，并荣获第七届中国临床微生物学大会"优秀论文一等奖"。

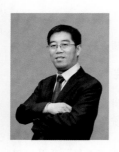

副主编：武永康 医学博士，主任技师，部长助理

四川大学华西医院/华西临床医学院

毕业于四川大学医学检验系，2015 年到荷兰鹿特丹 Erasmus 大学医学中心访学 1 年。主持和参与国家自然科学基金及省部级课题 9 项，参与课题获四川省科技进步一等奖 1 项，三等奖 1 项，成都市科技进步三等奖 1 项。发表论文 32 篇，其中被 SCI 收录 7 篇，以第一发明人获专利 7 项，参编教材 4 本、专著 5 本，参译专著 1 本。

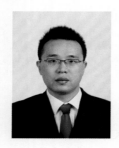

副主编：吴军 医学博士，主治医师，讲师

江苏省人民医院

毕业于南京医科大学，2017-2018 年在美国华盛顿大学医学中心访学 1 年。主持国家自然科学基金和江苏省自然科学基金课题各 1 项，曾获江苏省医学科技二等奖。近 5 年发表论文 19 篇，其中被 SCI 收录 6 篇。现为美国心脏协会（AHA）会员，国际著名心血管杂志 Heart 审稿人。参与编写《临床心力衰竭学》。

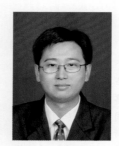

副主编：虞桂平 医学博士

江苏省江阴市人民医院

江苏省第四、第五期"333 工程"第三层次培养对象，江苏省卫生厅第一批卫生拔尖人才，2016 年江阴市十大杰出青年。参与国家自然科学基金项目 1 项，主持江苏省卫生厅课题 1 项，江苏省 333 科研课题 2 项。被 SCI 收录论文 10 篇，在中华系列期刊上发表论文 5 篇，发明及实用新型专利 5 项，获无锡市科技进步奖一项。STS 国际会员。

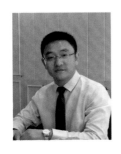

副主编：刘伟 医学硕士，副主任医师

安庆市立医院

2015 年至北京大学第一医院肾脏内科及肾脏病研究所研修 1 年，2017 年 6 月至德国吕贝克大学附属医院接受德国医师培训师项目培训。发表医学论文 10 篇，参编医学专著 3 本，任丁香园医学网站肾脏泌尿版版主，*Annals of Translational Medicine* 杂志 section editor。

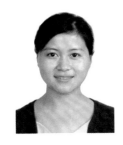

副主编：殷赵霞 博士、副教授

安徽大学

国家科技专家库在库专家，中国计算机学会 (CCF) 第十一次会员代表大会会员代表，CCF YOCSEF 合肥学术委员会 2016-2017 副主席。入选安徽省高校优秀青年人才，2012 安徽大学"感谢恩师——我最喜爱的老师"候选，入选 2016 安徽省高校优秀拔尖人才培育计划，获 2017 中国留学基金委国家公派博士后项目。主持国家自然科学基金青年基金、中国博士后基金等多项。

学术秘书：

周　愿　徐州医科大学

查志敏　江苏省人民医院

胡　珊　徐州市肿瘤医院

江苇妍　AME出版社

编委（以汉语拼音为序）

柏　兵　南京鼓楼医院

曹小利　南京鼓楼医院

陈广梅　江苏省中医院

陈　敏　安庆市立医院

陈明秋　福建医科大学附属协和医院

陈启山　华南师范大学

陈少慕　苏州大学附属第一医院

陈　伟　徐州医科大学附属医院

陈　旭　瑞典卡罗林斯卡医学院

陈雨欣　南京鼓楼医院

代　艳　广西壮族自治区人民医院

范　江　上海市肺科医院

范丽华　南昌大学

冯　戈　四川大学华西口腔医学院

顾　兵　徐州医科大学/徐州医科大学附属医院

韩明磊　山东大学齐鲁儿童医院

郝　珉　山东省枣庄市立医院

何　英　中山大学附属第八医院

黄华艺　广西壮族自治区人民医院

黄琳燕　徐州医科大学

季　吉　南京医科大学

贾兴旺　中国人民解放军总医院

孔　懿　南京鼓楼医院

李锐雄　中山大学附属汕头医院

李 伟	山东大学齐鲁医院
林之枫	上海市第一人民医院
凌利芬	中山大学附属第八医院
刘天舟	吉林大学第二医院
刘 伟	安庆市立医院
刘新建	南京医科大学
刘月驹	河北医科大学第三医院
陆秋涯	上海交通大学医学院附属瑞金医院
罗 兰	徐州医科大学
罗顾枫	同济大学附属上海市第十人民医院
马春玲	山东医学高等专科学校
毛旭华	宜兴市人民医院
牟 霞	贵州省人民医院
潘希丁	南京市第一医院
彭海林	泰州市人民医院
彭用华	广州医科大学附属第一医院
瞿申红	广西自治区人民医院
沈鹏程	江苏省苏州市第九人民医院
孙一丹	奥地利格拉茨医科大学
田 东	川北医学院附属医院
王芳军	江苏省江阴市人民医院
王 凯	温州医科大学附属第一医院
王世富	山东大学齐鲁儿童医院
王淑颖	杭州市第一人民医院
王 宇	四川大学华西医院/华西临床医学院

魏莲花　　甘肃省人民医院

魏源华　　美国威斯康星大学医院

吴爱悯　　温州医科大学附属第二医院

吴　军　　江苏省人民医院

吴雪梅　　福建医科大学附属协和医院

武永康　　四川大学华西医院/华西临床医学院

向秋玲　　中山大学中山医学院

邢邯英　　河北省人民医院

熊雅莉　　南京鼓楼医院

徐　哲　　首都医科大学附属北京儿童医院

严湘红　　长沙市中心医院

虞桂平　　江苏省江阴市人民医院

张　彬　　山东大学齐鲁儿童医院

张洁心　　江苏省人民医院

张丽霞　　江苏省人民医院

张　谊　　首都医科大学附属北京同仁医院

赵　恺　　徐州医科大学

周强华　　上海交通大学医学院附属同仁医院

朱　雨　　江苏省人民医院

AME 人文系列图书序言

有一次与一位朋友聊天，讨论一篇正在准备投稿的论文，"您的这篇论文被杂志接受发表之后，下一步您准备做什么？"面对我的问题，他不假思索地回答："请研究团队一起出去吃顿火锅，庆祝一下！"

"吃完火锅呢？"

"进一步申请课题，做研究，发更多的论文和更牛的论文……"

据说，他们团队在吃火锅的时候，经常碰撞出思维的火花。他在科研方面已经取得不错的成绩，不断挑战新问题，不断超越自我，他很享受这个过程。

论文被接受之后，也许大家选择庆祝的方式有很多种，但是，发更多更"牛"的论文之后，大都会选择类似的一条道路——思考人文。

这也许就是人文的力量，虽然至今我们依然难以去定义人文这个词。

这也是我们AME出版社隆重推出这套人文系列图书的重要原因。

这套图书的作者有来自香港大学的教授，有来自北京某个小学的9岁小朋友，还有其他各行各业的人，虽然他们的背景各异，但是，有一点是一致的，他们要么是生物医学领域的学者，要么其家人是生物医学领域的学者。

期待更多的人在吃火锅的时候，能够聊起这套图书，更希望这套图书能够给更多人带来一些科研的灵感和思维的放松。

让我们一起品尝火锅，激情工作，享受生活，拥抱人文。

是为序。

汪道远
AME出版社社长

君行千里有归期

在美国普渡大学访问学习期间，有不少好友问及我在美国学习的情况，希望我多介绍美国的信息。于是我就萌生了一个想法：尽量抽时间把在美国访问学习的所见所闻提笔记录下来，与大家分享。同时也邀请了一众曾在国外访学的同行，写下访学生活的点滴，出版成书，于是就有了这本《访学之路——医者海外研修见闻》。

在联系作者、邀稿、准备出版的过程中，我的思绪时而回到了自己访学的那段日子：2017年1月21日，一大早我来到机场，准备乘中午的航班飞往美国芝加哥。巧合的是，上海复旦大学附属中山医院的钟鸣医生就在我邻座！原本漫长的12个小时的航程，有了小伙伴就可以一路聊天，谈人生、谈梦想、谈家常。不知不觉中，飞机落地芝加哥，我也开始了在普渡大学为期一年的访学生活。

来到美国不久后，我在导师的安排下进入实验室学习。这一年里，我把自己定位为研究生，静下心来看文献、做实验、进行基础研究。非常幸运，我与普渡大学一个质谱方向的实验室合作，与一位复旦大学的访问学者、质谱专业的副教授，一起进行质谱技术用于沙门菌感染研究的探索。虽困难重重，但一路上也有收获。除了平日里在实验室进行课题研究，还有一项重要的工作——洗试管。这听起来是一件小事，但单纯洗一根移液管，整个工序就近十步，加上领试剂和耗材、高压消毒及处理垃圾等"杂事"，差不多要一周时间。可能在不少研究生眼里，这样的"粗活"毫无意义。我认为，事情虽小，但不代表没有意义。有些时候，某些细节可能直接关系到实验的成败。

我们一开始都对访学有着无限期待，来到理想中的院校，跟随领域内知名的导师，为了习得更多专业知识，精进自己所学。但我们也可能会在现实中经历类似"洗试管"这些看似无意义、烦琐的工作。而这些经历对于整个访学过程来说，恰恰是最好的积淀。万丈高楼平地起，做学问如是，对待生活也应如此。在访学过程中，我们除了以谦虚的姿态向优秀的前辈和同行学习，进修课业，与此同时，异国他乡的生活也等待我们去适应、去融入。无论对于刚进入科学研究领域的研究生来说，还是对于已积累多年经验的学者而言，访学之于当中的每个人，无疑都是崭新的起点。我们能做的，就是以开放包容的心态接受差异，兼收并蓄，博采众长，同时保持初心，不忘自己访学的初衷。

《访学之路——医者海外研修见闻》记录的一言一语，都是每位作者访学的切身体会，他们的足迹遍布美欧日等地。书中既讨论了访学的意义，也分享了访学的精彩见闻，于学业、于工作、于生活，各有侧重，虽不尽其详，仅愿此近百篇言辞朴实之作，能给予同行些许参考，给予后来访学者一些借鉴。

顾兵

徐州医科大学/徐州医科大学附属医院

目　录

第四部分　饮食起居

第五部分　慨乎言之

附录

第一部分　木本水源

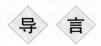

导　言

木之根本，水之源头，引申为寻根溯源。寓意古往今来，访学者精神的一脉相传，又似追寻访学意义所在之行为。开篇所言，皆为贯穿古今中外之现象。循昔日学者足迹与精神，今朝访学者，会因具文化底蕴，谦逊而有底气；会因保持初心，而不至于走得太远，忘了当初为何出发。

是为溯源者。

第一章　论交流的重要性

中国，中央之国，历史上的中国值得每个中国人骄傲，在几大文明古国中只有中国的文明主体延续了下来，强汉、盛唐，每一页仍在历史的余晖中闪耀。

但是在元朝以后，我们逐渐落伍。皇权的自私，儒学的保守，让我们忽视了对外的交流与学习，畏惧变革。当马格尔尼带着工业革命的成果前往清朝乾隆时期力求以平等姿态要求对话与贸易时，清与英就像是沿着不同发展方向进化出的两个物种，无法交流。最终，我们落后于世界的发展，对外面的世界正在进行的变化感到茫然。

往前看，成吉思汗打通了中西交流的信息壁垒，世界的整体轮廓其实已经展示在了我们眼前，但是我们选择了忽视，选择了在明永乐年间七下西洋之后，关上了与世界交流的大门，直至1840年英法联军强行撬开了我们国家的大门。

交流是文化信息的融合。"胡服骑射"的赵武灵王，融合鲜卑文化的唐，流着满族血液的清，都是早期的师夷长技以制夷，从此赵有了与秦一较高下的资本；唐演化成了我们心中永远的美，留下了世界对我们的尊重，清则奠定了我们广大疆域的基础。因为文化、技术都会有周期性的发展，一个孤立的环境不可能培养出提升其发展所需的全部人才，所以我们要交流，尤其是对外交流，这是为了勾画国家雄伟蓝图，避免历史悲剧的必要条件。

改革开放前，香港的生产总值（GDP）一度可以占祖国内地的近四分之一，而自1984年改革开放直至现在，三十余年间，我们的GDP已经稳居世界第二。为何？因为我们重新打开了国门，我们再一次融入了世界，我们接入了世界的经济链条，人员的进出带来了技术、文化上的交流与进步，这一切似曾相识，一如历史上腾飞时的我们。

在西方，尤其是美国，我们与之比较，虽已在较多方面具备优势，但整体上他们依然独占鳌头，在经济水平、工业水平、基础研发水平上优势明显，此外，他们还有着浓厚的纠错与创新文化，这都值得我们前往交流与学习。当下，回顾四周，你会发现前往西方发达国家学习、交流的现象越来越普遍。作为泱泱大国，历史上的我们曾是被学习的对象，骄傲时刻都印在骨子里。但是，过往的成功的确使我们忽视了交流与学习，而如今这个"优等生"，也变得谦虚了，放下了傲慢。这个角色的转变最终会带来什么，可以交给时间去见证。

近年来，我们的经济规模快速扩大，GDP增速在世界主要国家中优势显著，市场经济的"蛋糕"大而诱人，大量人员走出去的同时也在增量回流，越发健全的市场经济、包容的社会创业制度、高素质的劳动力市场、不断升级的公共设施以及人民对美好生活的向往，社会到处呈现着积极向上的氛围。

此外，历史上，我们经历磨难，至今仍坚忍不拔，有赖于中华文化强大的凝聚力。如今，经济的强势进一步推动了文化的兴盛，民族身份的认同感也在加强。所以，为了更好的发展，我们果断勇敢地走出去，然后硕果累累地走回来，在本国国土上展现交流学习的成果，助力祖国的发展。

人们需要交流，国外的人想熟悉国内的情况，国内的人想了解国外的信息，这就像古老的陆上丝绸之路，双方目的地明确，但沿路仍需散在的落脚点和中转站，进行物资的补充与信息的获取，在不停歇的交流中，有效降低双方的试错成本。

交流与学习，这是提升与发展所需的亘古不变的条件，对于个人如此，国家亦如此。访学交流力图构建一座国内外沟通的桥梁，为意愿出国人员提供有效咨询，以求将他人的经历嫁接成为自己的经验，促进交流，引领社会。

溯源者：毛旭华，宜兴市人民医院
邮箱：jsyxmao@163.com

第二章　访学路上的灯塔：甘英与玄奘

汉唐，我们民族的高光时刻，文化昌盛，经济繁荣，当文化依托于优势经济时就会具有高势能，就会产生对外交流与传播的需求，所以在那段时光中，中华民族在对外交流的舞台上留下了各式演出，引导后来者能够寻着脚印，正确前行，就如同一座座灯塔。

1　波斯湾旁的甘英

背景：谈到出访，历史无法绕开的人物就是甘英。东汉，极具探索精神的西域都护班固，将自己的好奇心投向了更远的西方，遂委派甘英前往，去寻找那个传说中的国家——古罗马帝国。

历经艰辛，跨越多个国家，甘英抵达波斯湾，准备经波斯湾进入伊拉克，抵达此行的目的地——古罗马帝国，此时安息国（伊朗）告知出海的种种危险，甘英随即放弃西行，中途返回。

结局：甘英无意之间错失了创造历史的机会——促成汉帝国、古罗马的中西方交汇。从此，汉民族在相当长的时间内，向西的极限就停留在了甘英折返的地方。而该事件也在很长的时间内发酵，有的人理解甘英半途折返，有的人将其定罪为中西亘久不通文明的罪魁祸首。

启示：前事不忘，后事之师

（1）信息的重要性。甘英的目的地是前人所未能到达的地方，这就像是要打开一扇黑漆漆的大门，不知道前方有什么，对于未知的畏惧使其相信了安息人对大海的描述，继而中途折返。信息，在这儿就显得十分重要，它具备有或无的特性，有了则像是在黑漆漆的房间中打开一盏明灯，不至于因未知而产生恐惧。访学也如此，前人的访学经历，就像是给后来者的一盏明灯，照射出的光亮会增强后来者前行的勇气。

（2）人最能要求的是自己。波斯湾前退却的甘英确实可惜，但一味指责也是无意义的。从管理者的角度看，自己完成事情的主动性是最佳的，而一旦将事情交于了对方，这就由主动变成了被动。人最能要求的应该是自己，试想主动要求自己的事情都未能完成，何谈完成他人交予的事情。再试想，如果前人都把后人眼中的遗憾都完成了，还需要后来人干嘛？所以指责他人是徒劳的，人应更多地审视自己，居安思危，当面临"波斯湾抉择"时，自己该如何抉择？

（3）克服自身的短板。甘英的生活区域、汉帝国的中心——中原地区，没有大海，所以甘英的知识存在盲点，对大海缺乏了解，试想如果主角来自东南沿海，是否还会这么容易被安息人蛊惑？前事不忘，后事之师，人应努力克服自身的短板，加强学习，我想这应该也是当代"访学人"外出学习的重要原因。但是就像甘英，他并不清楚在前进路上会碰到那样的"波斯湾"，所以当代"访学人"应努力在主业上访问学习的同时也应加强横向的学习，拓宽知识面，以应对前方道路上未知的"波斯湾"。

（4）系统机会与单个机会。康有为等人将中国清后期以来落后的原因归结为甘英的退却，认为是甘英造成了中西方交流的不畅，既而使得清在闭塞中逐渐落伍。将一个民族的整体落伍归结为单个机会的丢失，是有失公允的。不过试想，如果当时有持续的、系统性的甘英似的人物前往西方，是否更能把握住康有为眼中的机会？历史无法假设，不过从概率的角度看，系统性的安排会比单个安排成功的概率更大，所以为提升集体的医疗、科研水平，应持续性、多频次地外出访学，效果应该更为明显，"系统性的机会"可以避免因单个的甘英退却而错失历史机会。

（5）时代技术的推动力。通信、交通尤其是信息传播等方面的极大发展，使得广泛的对外合作成为可能，我们已不再需要像甘英那般，跋山涉水几年时间只为寻求一个交流的机会。如今，个体、单位都可以用适合的方法在世界上任何地方进行交流学习，继而提升自身的水平。这都是当代工业革命和计算机及信息技术革命所带来的便利。当代的"访问"要比东汉的甘英幸福许多。

东汉甘英出行是在公元97年，时间过去五个多世纪，公元627年，盛唐太宗朝的玄奘出行，目的地不再是古罗马，而是佛教圣地古印度。

2　西天取经的玄奘

背景：公元7世纪，《西游记》中的原型，唐朝僧人玄奘从西安出发，踏上西行之路，前往遥远的西方——古印度，寻求佛法。一路上经历各种困难，穿越西域十六国，征途跋涉数万里，但其怀着坚定的信念，抵达了心中的圣地——那烂陀寺。

结局：17年的时间，5万里行程，玄奘，寻访百余个国家，留下的《大唐西域记》成为重建印度历史不可或缺的内容。他在异国的土地上，学遍了佛学中大小乘各种学说，他被奉为先知，他使得大唐的声誉远播万里，然而他最终放弃了一切荣耀，返回故土。

启示：致良知，合知行

（1）知行合一。玄奘西行路上，面对各种挑战，甘冒生命危险，为何？他审视自己的内心，内心有对佛学真理的执着追求，这就是"致良知"。历时17年，万里行程，践行如初，知与行的统一，这就是明朝王阳明心学里的"知行合一"。现在的访学人，如果询问自己的内心，访学的初衷是为何？明确了自身的"良知"，可否做到"知行合一"，践行如初？

（2）小岗村现象。《西游记》中唐玄奘以唐太宗结拜兄弟的身份前往西域取经，而事实上，玄奘此行是偷渡前往，没有获得朝廷的承认。这就好比，推动我国经济革命的"小岗村"，分田到户在实行的初期也是违规试行，由下而上，继而才获得承认，最后才合法地由上而下施行。"偷渡取经"，访学人在学习的过程中是否有打破桎梏枷锁的魄力？

（3）文明的多元性。古印度作为当时的先进国家——佛教的发源地，前往取经有其合理性。而现在呢？有多少人愿意前往印度取经？从现有报名的访学人访问的地区来看，以欧美为主，这值得理解，就如同当年玄奘的选择。但是，文明终究具备多样性，仅以西方文明作为先进的代表是否存在片面性？在聚焦西方的时候是否也应留意世界的其他国家。

（4）国际性与民族性。玄奘在异国他乡取得了巨大的成就，在佛陀的故乡，他成为智慧的化身，受人崇敬。他完全有机会留在佛教徒心中的天堂圣地，但他终究有归国的意念，要将所学佛学知识交给没有机会了解的人们，以提升唐的佛学研究。所以，伟大的人总是具有国际性，但是又具备民族性，在国际性与民族性的协调上玄奘作出了他的选择。当然，作出这样选择的人还有很多，比如邓稼先等。

我们的历史源远流长，但细细发掘，总可以看到一条传承的脉络，一些似曾相识的画面，外出访学与交流，昨天有，今天也有，明天更会有。

溯源者：毛旭华，宜兴市人民医院
邮箱：jsyxmao@163.com

第三章　访学意义的联想：论伊比利亚现象

15、16世纪，位于欧洲西南面伊比利亚半岛上葡萄牙、西班牙相继由达伽马、哥伦布开辟了前往东方与美洲的航线，从而一跃成为当时的世界强国，并在教皇的授权下力求瓜分世界，这就是伊比利亚现象。

为何是人口百万级的弹丸小国——西班牙、葡萄牙完成了这一壮举，而非欧洲大陆其他更有国力的国家最先开辟出新航线？这一伊比利亚现象产生的原因值得分析与回味。

1　论"祸福倚伏"的动态变化

"祸兮福所倚"，当时的欧洲大陆正在战争，东西方贸易的利润也被途中的伊斯兰国家所把控，葡萄牙、西班牙由欧洲向东发展的意图不能实现，所以伊比利亚半岛只能转而向海洋寻求发展，该意图有被迫的成分。也正因为两国有当时的困境，才有了孤注一掷以小概率搏高收益的决心，并最终获得成功。对照我们自身，发展的过程难免存有不利因素，同时也应知晓"祸福倚伏"存在动态变化，只要努力开拓探寻，就有将暂时的不利转变成成功的可能。

2　论对财富的渴求

达伽马开辟的东方航线从印度半岛运来了巨量的香料，哥伦布从发现的美洲搬走了成吨的黄金、白银。新航线的开拓与使用，说到底也是种权限与技术的垄断，占领新航运航海技术的制高点就能享受相应的垄断利润，这体现了开拓者对财富的渴求。当下，发达国家的技术水平与我们相比存在优势，他们处于上游，我们处于下游。通过访问，很多访学人能够较好地掌握发达国家的领先技术。我们走出去，学成新技术归国，即可让自身立于国内技术的高点，技术优势就自然带来收益，而收益的大小与技术高低成正相关，这是新的"财富掌握"。

3 论多元化的推动力

哥伦布在计划向西开辟新航线时首先求助葡萄牙，但被拒绝，又求助了英、法等国，也都遭到拒绝，最终说服了西班牙同意资助，继而完成了伟大的美洲发现之旅。试想，如果当时的欧洲是个大一统的欧洲，比如还是罗马时代，大一统的欧洲拒绝了哥伦布，是否还有其他的支持力量来帮助他实现目标？我想，美洲怕是会迟些被发现。由此推出，大一统的明王朝，最终否决了郑和再下西洋，从此再也没有人有机会远航，曾经的帝国走向衰落。所以，推动前进的力量需要多元化，需要兼收并蓄。东方学习背景的学者也应该去西方进行多背景学习，广纳异见，博采众长，才能增加自身进步的动力源。

4 论企业家式的开拓精神

郑和下西洋更多的是政府行为，不以盈利为目的，缺乏航海者个体的推动力。当国家对高额的远洋成本不堪重负的时候，就增加了被否定的概率。而达伽马、哥伦布是以营利为前提的远航，有着较强的个体天然动力，所以他有持续的动力，当其成功开辟了新航线的时候，这其实也实现了个体收益与国家获利的重合。对照当下的海外访学，访学经历提升了访学者的个人能力，如科研能力、管理能力、业务能力及思辨能力。这存在显著的个体收益，而个体收益同时也提升了访学者所在科室、单位的各项水平，就转而体现出了个体与集体的双价值。所以，访学中必然含有企业家式的进取之心。

5 伊比利亚现象中的插曲

当葡萄牙开辟了东方航线，为何没有一鼓作气再发现美洲呢？在哥伦布寻求援助的时候，首先是向葡萄牙寻求帮助的，但最终被拒绝。当时的葡萄牙被东方航线带来的巨额收益所满足，既然眼下足够成功，为何要再冒险去承担在新航线建立过程中可能存在的高风险呢？而对于葡萄牙的邻居西班牙，看着对方享受着因开拓进取带来的技术与权限的垄断利润，就暗暗下定了决心。由此，哥伦布及西班牙被载入了史册，那一刻葡萄牙则成了失落的背景。那当西班牙也因西航线带来巨大利润时，是否也会步葡萄牙的后尘呢？这就是，"祸兮福所倚"的另半句——福兮祸所伏。

现在全球最强大的国家是谁？美国？那当年称霸世界的伊比利亚双雄哪去

了？当西班牙的无敌舰队被英国打败后，世界的霸权就由葡萄牙、西班牙移交给了英国，最后又由英国转到了美国，继而消失在世界的中心舞台。那伊比利亚半岛的陨落，是由什么原因导致的？这又对我们的学习与交流有何指导意义呢？

6　体量的优势与谦虚之心

伊比利亚半岛的国家体量小，世界中心的变迁呈现出这样一种特征：先有百万级人口的西班牙、葡萄牙成为世界中心，而后转为人口千万级的英国，最后过渡到人口亿级的美国，那往后呢？我们应时刻保持谦虚、进取之心，努力学习他人的长处。生活在祖国土地上的我们应该是幸运的，既应谦虚好学，珍惜和平发展的机遇，也要居安思危，不要忘记历史的教训。

7　合理消费、正确追求

葡萄牙、西班牙从航海大发现中获得了巨额的收益，流入了财富，却也带来了较高的通胀。两国从国外进口了大量的奢侈品，消耗了巨量的资源，而这些资源原本应该投入国家建设中，进行资本积累。这一现象造成的恶果就是，当国家的财富被消费掉，本国的生产建设仍在原地踏步。两国无节制的消费、资源转化用错了地方，这使得两国失去了优先完成工业革命的机会。从中我们也得到启示，应该适当保持艰苦朴素的作风，应注意积累并进行合适的资源转化，就如同"马斯洛需求层次理论"，当满足了这一层次的需求，就应该向上一层级跃进，访学人员都是相关行业的佼佼者，更应做出榜样，不能固步自封。

8　后发优势与"华为困境"的清楚认识

当葡萄牙、西班牙开辟了新的航线后，他们就位于队伍的最前面，后面的国家就具备了一种优势——后发优势，只要循着他们的足迹，就可以到达那被发现的大陆，也能赚取利润，这样葡萄牙、西班牙建立的权限与技术优势就面临了竞争。同时，葡萄牙和西班牙也陷入了另一境——"华为困境"，建立新的技术优势会面临巨额的试错成本。葡、西两国已经步入了不辨方向的无人区，前方没有了对照，就如同现在的华为公司。所以，出去访学人员，就如同跟着伊比利亚双雄后面的尾追国家，具有后发优势，前路明确，但是终究我们在实现弯道超车之后，也会如同当年的葡萄牙、西班牙一样，面临一种"华为困境"，这是访学人员必须认识到的。

9 结语

在伊比利亚现象的前半章，伊比利亚双雄开启了波澜壮阔的航海大发现运动，弹丸的小国克服了自身的劣势，用勇于开拓的决心完成了角色的升华，值得我们学习，但是在故事的后半章，葡萄牙与西班牙因为主客观的多种因素，错过了更进一步的机会，值得我们反思与考量。

我们的国家、我们自己的故事，正处在崭新的一页上，书写新篇章的我们应富有信心、勇于开拓、注重学习与交流，善于积累，时间终会给我们机会。

国家的兴衰受多因素的影响，因为篇幅有限，仅从一个小小的视角有感而发，前车之鉴，后事之师，也许多一份虚心，多一点兼听，多一些交流，我们的国家将会更美好。

溯源者：毛旭华，宜兴市人民医院

邮箱：jsyxmao@163.com

第二部分　整装待发

导　言

整理行装，等待出发的日子忙碌又充实。未知的生活总令人神往，也满怀忐忑，这或许就是"未来"本身独具的魔力。诗和远方总让人心生渴望，往前一步，它终将在某个时刻与你相遇。在此前，以最好的姿态迎接未来，即是对生活最付诸真心的仪式。

是为引路人。

第四章　给自己一场能走就走的访学

用时下流行的话"青春需要一场说走就走的旅行"，青年医生就需要一场能走就走的出国访学。那么出国进修、学习，需要做哪些准备呢？

我先后在美国纽约州立大学医学院、迈阿密大学医院和宾夕法尼亚大学医院做博士后研究、短期专科医师培训和访问学者，并曾在纽约州立大学担任中国学者联合会主席，接触到各种类型的中国留美学生、学者，因此很多人喜欢向我打听出国的程序。交流多了，我后来发现，很多人尤其是青年医生把留学看作是一件很困难的事情，甚至想尝试通过中介公司联系，我认为这完全没必要。下面我简要介绍一下如何申请学校赴美留学。

1　联系留学单位专家能帮忙

联系出国留学单位，可以通过熟悉的朋友介绍或者写推荐信。平时出去开会的时候最好留个心眼儿，认识本专业的知名专家，或者直接和来华开会的海外同行专家联系，留下他们的电子邮箱，以便日后联系。一般以这种方式申请访学的成功率比较高，即使自己的研究内容不是和对方的研究很相关或者个人业绩不是很突出，也有可能获得对方的邀请，尤其是具有硕士以上学历的年轻人。

到美国后你在国内的研究经历不会得到认可，他们会安排人对你进行一段时间的培训或跟班，等你学会后，就开始安排任务。如今中国学者、学生在国外是很受欢迎的，尽管研究基础稍差，但脑子灵活、可塑性强、勤奋努力又听话，尤其是那些不需对方出钱、公派出去的。现在美国很多实验室的大多数中国访问学者都是这种情况。

2　直接上网搜索

如果没有专家介绍，那么还可以到你意向中的大学网站或者谷歌上搜索，用国际访问学者（international visiting scholar）或者国际访问医生（international visiting physician）加上你的专业名称搜索，可以找到有这种项目的单位或联系人，直接与联系人进行联系或者在网络上填表申请。如果是做访问学者，可以直接找到你感兴趣的学者的文章，在网上找到其具体信息，找到他的电子邮件联系。如果临床医生只是想短期到各大医院学习，可以按专业查找"international visiting physician"或"international visiting doctor"或者"visiting scholar program"，能够找到很多提供短期培训学习的医院，甚至实习生都可以去的；对于想考美国职业医师的医学生，可以申请去这些地方观摩几周，目前汕头大学医学院的全英班有多个学生就是通过此途径通过美国执业医师资格考试（USMEL）的。

以美国俄亥俄州的克利夫兰医学中心为例，就提供包括我院几乎所有专业的国际访问医师项目，而且是免费的，只要在网上申请填表，按要求提供资料即可；像麻省总医院、宾夕法尼亚大学医院、梅奥医学中心都有这种项目，需要网上申请然后等待3~6个月。不过有的是收费的，有的是免费的。收费的好处是可以享受到很多资源，但是很贵，学习一个星期需要500~1 000美元。

3　没有资助时靠实力说话

如果你没有得到公派资助，也可以选择对方资助的游学，不过这种要靠实力竞争。我了解的有韩国峨山医学中心，提供3~6个月的短期访问医师项目，在不接受其他资助，年龄40岁以下，电话英语面试通过后可以获得总额10 000美元的资助，访问学习3~6个月。香港玛丽医院有一个"郑裕彤奖学金"，每年仅有4个内地医生的名额，对其资助的费用是每月10 000港币。因此竞争很激烈，申请者需要在北京或上海面试。

如果你自己具有博士学位或者有自己的一技之长，比如有科学英文索引（SCI）收录的文章或者自己有一项很拿手的实验技术，可以直接申请去海外打拼。首先直接在网上搜索，比如在谷歌上用博士后（postdoctoral position）加上自己的专业名称和研究内容的主题词搜索，找到招收博士后的单位和导师，按照要求把自己的简历和专家推荐信等资料发电子邮件过去。而后如果导师有意向，会通过网络对你进行面试，时间大约为一个小时。目前，国内许多即将毕业或者毕业不久在单位干得不满意的博士，尤其是拥有名牌高校博士学位的人，都是走的这条路。

如果是能力强又年轻的医学生，可以考虑直接考美国研究生入学考试（GRE）和新托福考试等，成绩好的话可以获得全额奖学金，有的可以直接获得攻读博士学位的资格。例如中国科技大学化学系一个班，有一半的本科学生获得美国直接攻读博士学位的资格，且大多为全额奖学金。

作为医学生，本科生、硕士生和博士生都可以直接报考美国医师执业考试（USMLE），但通过考试后住院医师资格的竞争很激烈。比如，迈阿密大学医院耳鼻咽喉头颈外科每年招收4个住院医师，通过USMLE考试的约有400人投寄简历，筛选40人来面试，录取4人。外科系统专业竞争通常很激烈，病理科、麻醉科和影像科的竞争相对没那么激烈，这些专业的医师中中国人相对多些。但是对年龄大者，不推荐考USMLE，即使考试通过后也很难竞争上住院医师岗位，尤其是女性。

如果没有公派资助，也没有足够竞争实力者，还可以选择自筹经费，比如课题资助或者其他赞助，开具中国国内银行出具的英文存款证明，都可以申请出国。国内不少医生是选择这个方式出国短期访问。

总之，去海外学习的机会未必非常难得，所以如果有想法就出去看看吧。

引路人： 瞿申红，广西壮族自治区人民医院

第五章 23小时，历经5个城市，只为那句 "No problem!"

2016年3月中旬，我刚从美国俄亥俄州的托莱多大学医学中心访问学习结束回到国内。有幸参加了由北京大学肿瘤医院主办的美国胸外科协会热点课程（AATS Focus Course）。在这之前，我了解到中日笹川医学奖学金项目，医院也支持外出学习，因此萌生了去日本学习的想法。作为一名胸外科医生，肺移植一直是我一个遥不可及的梦想。而这一次在AATS Focus Course中我正好看到了专家宣传册上来自日本京都大学附属医院胸外科的Hiroshi Date教授。

京都大学是日本排名第二的顶级名校，有120年的历史，迄2014年为止，京都大学已经诞生了10位诺贝尔奖得主、2名菲尔兹奖得主、1名沃尔夫奖得主、4名拉斯克奖得主、4名芥川奖得主、日本唯一的达尔文-华莱士奖章得主。其肺移植专业也在世界处于领先地位。Hiroshi Date 教授是日本（1998年）和中国（2009年于上海肺科医院）第一例活体肺移植手术的主刀医生，世界上第一个成功完成左右反向肺移植的医生。其肺移植成功率达到了惊人的94%，5年、10年生存率也分别高达80%、70%。近些年他在中国做了很多讲课，深受中国胸外科医生的欢迎。在活体肺移植领域，日本京都大学是世上最好的医院之一，这也是我想去京都大学进修学习最重要的原因。

中日笹川奖学金项目参选条件之一是要提前联系好日本导师。于是借助AATS Focus Course拜会Hiroshi Date 教授成了我可以顺利参选的最后一个必要条件。大概好事多磨，Hiroshi Date 教授因临时有事，不能参会，这让我对去日本京都大学进修学习的幻想暂时破灭。

同年4月上旬，亚洲胸心血管外科年会（ASCVTS）的会议指南发布，恰

15

好我有一篇论文被邀请作大会发言，浏览会议日程时发现Hiroshi Date教授不仅有大会专题报告还有会议主持，这次我敢确定他一定会去参会。

2016年ASCVTS的举办地点在台北，我的工作单位在四川南充。说来心累，由于没有直飞航线，我从南充坐车到重庆，再飞到深圳，在深圳买了去香港机场的船票，结果又被海关拦了下来（由于居住户口限制）。只能通过陆地海关到香港，再打车去香港机场，再飞到台北（此过程包括入台证、港澳通行证办理等诸多环节）。这就是我唯一到达台北的方法，历时23小时，经过5个城市/地区，终于到达了台北。

这次参会主要目的除了大会发言外，就是向Hiroshi Date教授提出去京都大学进修一年的事情。可能有人会问为什么不通过邮件联系，其实我有尝试过，但没有等到教授回复，而且我相信面谈更有诚意，也会给教授加深印象。

Hiroshi Date教授的专题报告和章节主持结束后，就在同伴的陪同下匆匆离开会场，我立马追了出去。看到Hiroshi Date教授的背影之后，我却犹豫了，我没有十足的把握教授会停下来听我自荐，更没有十足的信心他会因为一面之缘同意我去京都大学，但又觉得这次可能真的是我学习肺移植实现梦想的最后机会。在那一瞬间也不知道哪来的勇气，也没有在意会场其他的人，假装镇定地喊出"Dr. Date……"。话音刚落，Hiroshi Date教授及其同行的近十人，以及周围的无数眼睛都转向了我。

"I'm Dong Tian, a Chinese Thoracic surgeon. I'm very interested in Lung Transplantation, I hope I can study in Kyoto University Hospital and do some research with you..."（我是田东，一个中国胸外科医生。我对肺移植领域十分感兴趣，希望能够在京都大学附属医院和您一起做研究……）

教授全程面带微笑，非常友善，但因为我很紧张，以及周围环境的嘈杂，他说了很多，我并没有听清楚，只把最重要的 "No problem"听到了。接着他给了我一张名片，并叫我保持联系，随后又匆匆离去。

看着那张名片，我内心忐忑的心情并未结束。我不确定他是否只是随口答应。但是因为教授的友好，我觉得起码看到了去京都大学学习的希望。

接下来我需要一封正式的邀请函（offer letter）。会议结束后，我带着试一试的态度，再一次邮件联系了他，并说了我需要邀请函才可以申请来日本进修的奖学金。这一次，我很快就收到了回复和邀请函。

现如今我已结束在日本京都大学附属医院肺移植基础和临床的进修学习，并在Hiroshi Date教授的推荐下获得了AATS格雷厄姆胸外科培训基金会（AATS Graham Foundation for Thoracic Surgery Training Fellow）全额资助，在世界上第一个成功完成肺移植手术，也是目前世界肺移植手术最著名的地方——多伦多总医院学习进修，导师是当今世界肺移植的领军人物——Shaf Keshavjee教授。同时，我也考上了日本东京大学全日制课程博士（肺移植专业首位华人），继续我的肺移植梦想。

说到梦想，未完待续；至于未来，无问西东。

引路人：田东，川北医学院附属医院
访学地点：1. 日本京都大学；2. 加拿大多伦多总医院
邮箱：22tiandong@163.com

第六章　如何查询导师信息？

如何获取导师信息是准备出国访学的朋友们面临的第一件事情。本人自2012—2016年间，先后访问过加拿大的麦吉尔大学和约克大学，也曾帮助一些同事联系过导师，简单谈点自己的感受。

1　在与导师联系前，明确自己出国访学的目的和导师的需求，务必做好自我定位

特别是想去临床的医务工作者，语言是非常重要的因素。这点是我在帮助同事寻找导师前，需反复与对方沟通和确认的。俗话说，知己知彼，百战不殆。但既往经历告诉我，这点却恰恰是国内访问学者最容易忽视的，认为出国访学当然就是想在自己的专业上有所提升，当然只寻找与自己专业相匹配的导师。"我们在临床工作，我们当然要去临床看看。""我是外科医生，我当然要去看看手术。"但理想是丰满的，现实是骨感的。特别是在加拿大，一个非常重视患者权利和隐私保护的国家，医院又全部是公立性质的，如果个人没有充分的准备，通过官方渠道进入医疗系统，即使参观，也是一件难度非常大的事情。

本人接触过不少国内去访学的临床医生，大多数同行还是被导师安排进了实验室。即使少数人安排进入临床参观和学习，由于双方的需求不太匹配，特别是因语言和文化的差异太大，导致最终双方都不太满意。其实实验室和临床各有利弊，只要规划得当，都是我们宝贵的学习经历，都可以为将来的发展积累丰富的资源。因此，在与导师联系前，建议多做几个方案，就像申请大学一样，多准备几个志愿，且最好有保底的志愿，这样即使未完全如愿，但至少不会大失所望，从而为将来的访学生涯顺利开展奠定基础。

2　获取导师信息的途径

（1）进入各个大学或医院网站，单击自己感兴趣的专业所在学院的界面，一般在"学系"（faculty）这栏，有该系所有教师的详细介绍，并附有联系方式。找到专业相近或研究方向相近的导师，将个人简历发送至对方的电子邮箱，等候回音。为了提高对方的回复率，务必在邮件中要明确告知对方：资金情况、时间、个人的专业特长和拟参与的领域（务必让对方一目了然，在最短时间内了解到您去到那里能做什么，他／她是否有能力提供支持？或者说如果他／她接收了您，对他／她有什么帮助？）。寻找导师，其实与找合作伙伴相类似，一定要双赢，才能让对方对您感兴趣。

（2）单位同事推荐。特别是单位之间有合作的，可相继安排去国外同一个学校或医院进修，这种途径成功率是最高的，也是目前普遍使用的方法。对个人来说，这条途径找导师相对简单，但是否适合自己，是另一回事；是否会受前面所去同事的影响，更是另一回事。因此，如果选择这种途径，建议在联系前先向已去过的同事了解对方的情况。

（3）利用学术会议的机会，提前与国外同行专家建立较好的个人联系，这一点是我特别强调的，未雨绸缪。即使专家本人可能与我们只是大同行，但可通过他／她将我们推荐给小同行的专家，因为彼此曾有直接的交往和了解，非常容易建立信任感。这种方法的成功率远超上述两种。因为在北美社会非常认可的是"熟人社交"，即认可同行的推荐，但与我们国内的"人情社会"又不完全一样，属于职业性质（professionalism）。教授也好，专家也好，在没有充分了解的前提下，是不会轻易帮助推荐的。

当我们初步确定导师后，就进入发送电子邮件，咨询对方能否接收的环节。一般来说，我们发出去的很多封邮件，要么石沉大海，要么就被直接拒绝。那么在书写邮件时，特别是第一封邮件中我们应注意哪些方面，尽量减少直接拒绝的可能性呢？下一章中，我将做详细的介绍。

引路人：季吉，南京医科大学
访学地点：1. 麦吉尔大学；2. 约克大学
邮箱：jijitoronto@gmail.com

第七章　如何提高导师的有效邮件回复率?

第六章中,我介绍了最基本的注意事项,以减少导师直接拒绝的可能性,但个人认为,除了充分体现自己的语言能力外,还要充分了解文化差异,避免进入认识误区,个人简历和访学计划需因人而异,量身定度,才能从根本上增加导师有效邮件的回复率,即对访问学者的来访表示感兴趣和欢迎。

有些国内来的访问学者不是很理解,认为访问学者是自费学习,宛如"免费高级打工者",为什么国外的导师有时还不愿意接受,特别是在医学领域。别的国家我不太清楚,但在加拿大,一方面由于人口太少,接待能力非常有限;另一方面,该国的法律非常规范,尤其是在权利保障方面。对于访问学者的到来,他们或多或少都需要投入人力和物力。

在北美高校,无论是教职员还是行政人员在入职的时候,都有明确的岗位职责和分工,即每个人都非常清楚自己的薪酬所对应的工作内容,超出合同规定上的工作内容,未经当事人同意,管理人员是不可以随意安排的。所以,试想一下,我们的到来,尽管生活费用、保险费用等都自己承担。有一个最现实的问题就是,在访学期间我们的教学科研活动由谁安排,由此可能产生的费用由谁承担?因此,在没有做好准备之前,轻易接待访学人员,即使只是参观,也会影响正常的工作进度,而且伴随很多未知风险的提高。如果我们的访学不能给他们带来实实在在的帮助,他们有什么理由接收我们?所以在访学计划中务必要充分体现,我们的到来不仅仅是学习和进修,更重要的是能给对方带来发展的空间,方能打动导师的心。因此,从战略高度来讲,我们的访学是与对方合作共赢,而不是我们单方面的输出和学习,但内容上务必要严谨求实,目标具体且可操作,切忌夸夸其谈。

举一个最简单的例子:一个人去高校旁听一堂课,如果仅仅只是个人私自前往,那是属于个人行为,找一个空位,直接坐下来听听就可以。如果通过官方途径,流程就相对繁杂多了,并不是我们想象中的去院办公室拿张课程表这么简单。首先我们要上报学院，书面告知准备听课的时间、内容及目的，然后有专人与任课老师联系沟通，并获得对方书面允许。接着，对方将我们加入只供旁听老师使用的专门通道，并将上课使用的课件及相关资料提前发放给我们。上课时，对方会慎重地向学生介绍我们的身份，并根据我们旁听的目的及时跟踪，向学院反馈效果。这种流程的规范性和严谨性最大程度地确保了双方的需求得以满足。也许在部分学生眼里，有点小题大做。但是，这种文化上的差异会最终直观表现在我们的访学计划里，对方一看，书面报告过于笼统不知其然，或者我们的要求太多，他们认为自己满足不了，就会直接"say No"。

旁听一堂课尚且如此，如果去临床流程就更复杂了。除了目的要明确，需要更细化，措施可行。仅手续而言，我们就需签署很多的书面文件，包括知情同意书，免责声明等，有时感觉就像在签"卖身契"，但每一个流程都非常严谨，有据可依。一旦被安排进了临床，我们会发现真的是不虚此行，因为在确定的访学计划内，对方是百问不厌，知无不言，言无不尽。

所以每位准备前来访学的老师，特别是在没有任何人能推荐的情况下，要想成功获得导师的邀请，访学计划的准备是非常重要的。另外，鉴于双方较大的文化差异，提醒前来访学的老师，要非常清楚且具体地提出自己的需要，哪怕只是参观或旁听，否则容易给对方造成非常不好的印象，对后面准备访学的老师也会有影响。

定位清晰了，上述工作认真准备了，我们就安心地等待对方的回复吧。一般导师回复后，由于对我们不了解，都会安排面试。因此，我们可以利用这段等待的时间，着手准备面试。

引路人： 季吉，南京医科大学
访学地点： 1. 麦吉尔大学；2. 约克大学
邮箱： jijitoronto@gmail.com

第八章　如何减少被导师直接拒绝的可能性？

　　第七章中，我介绍了如何收集导师的信息，那么我们在发了海量的邮件后，如何尽量减少直接被拒绝的可能性？绝大多数拒绝信的原因看上去就一条：暂无空位。但有时可能就是因为我们选择访学的时间不合适。例如：想进入加拿大的大学访学半年或一年，最适合的来访时间是每年的一月初或九月初。如果仅访学三个月，也可以选择三月底，因为一般情况下，对方不愿在一个学期的中间接受访问学者。如进入医院或实验室，时间相对灵活，但也要考虑对方的工作和科研安排。这些简单的因素，我们在告知对方时都需要有所准备。建议在第一封邮件中，除了自己的时间安排特别紧张且固定的情况，原则上需要告知对方我们来访的时间是可以根据对方的需求进行调整的。

　　我曾经和几位教授聊过有关访学的问题。有一位"大牛"导师的话使我印象非常深刻，我认为也很有代表性："现在中国每年派出这么多访问学者出国访学，有关这方面的邮件，我每天都可能会收10~20封，甚至更多，真是没有时间和精力一一详细回复。一般我会礼貌地告诉对方，暂时没有合适位置。""您会细读他们的邮件吗？""一般不会，只要一看到英文表达不地道，或者只有简单的简历，就不会再看下去。"当然，他的话可能并不全面，但这些也提醒我们，第一封邮件非常重要，"首因效应"不可忽视。

　　再者，找导师的过程，有时也类似找工作。要根据自己的定位，准备不同的简历；根据导师的需求，突出自己不同方面的优势，这样的简历更有针对性。例如：如果去临床，一定要充分体现自己良好的英语沟通能力和专业技能；如果想进科研"大牛"的实验室，直接放几篇高大上的文章，提出与对方兴趣点相符合的科研设想，如果能再掌握对方实验室相对薄弱但又急需的实验技术，那就更好了。

　　此外，个人简历要专业和规范，无论是格式还是内容。例如：不能有照片、性别、年龄等个人信息，格式要规范，英文表达要地道。投递前，最好给曾经长期在当地工作过的朋友或同行看一看，尽量减少中国式的英文表达方式以及明显不符合当地表达习惯的英文书写。

那么是不是我们邮件中只要注意这些就够了，显然不是。在竞争如此激烈的情况下，如果我们发给导师的邮件没有亮点，可能就被错过。那么，如何让导师通过陌生的邮件就能初步确认我们是合适的访学人选，提高有效邮件的回复率呢？在下一章中，我将作简单介绍。

引路人：季吉，南京医科大学
访学地点：1. 麦吉尔大学；2. 约克大学
邮箱： *jijitoronto@gmail.com*

第九章　如何与导师沟通及面试的注意事项

　　一般来说，导师会通过工作邮箱与我们联系。因此，在发完邮件后，我们要养成每天查看邮件的习惯，避免遗漏。建议大家使用工作邮箱，真实、可信且规范。就我个人经验而言，在工作时间内，导师的邮件回复速度是相当快的。因工作需要，我曾与加拿大约克大学护理学院的院长及多伦多大学护理学院的院长有过较为频繁的邮件来往，印象特别深刻，我当时非常震惊。例如，非常简单的问题，一般在5分钟内回复，最快的时候，对方的回复在10秒内。对于一些相对复杂的问题，一般也不超过24小时。如果是对方不能马上作决定的问题，对方首先会回一封邮件，简单地说明情况，然后再预约时间。如对方在某个时间段内不方便回复时，均会设置自动回复。因此，如果迟迟收不到导师的回复，可能有以下几个原因：①邮箱地址错误；②由于自己使用的邮箱地址不当，可能进入垃圾邮件或直接被屏蔽；③对方不愿回复，但非常少见。因为，就西方的职场礼仪而言，如果我们的邮件书写得体，对方不给任何回复，是非常不礼貌的一种行为。

　　当我们收到导师有效的回复邮件后，要尽可能保持互动。在互动中也便于双方更好地了解。一般来说，导师会安排面试，常用的通讯软件就是skype（一款免费的即时通讯软件）。如果我们对该导师非常感兴趣，且对自己的英文比较自信，可主动提出与对方语音交流。我曾经被三个导师面试过，前两次面试是导师主动提出，最后一次面试由我主动提出。面试过程一般围绕以下几大问题展开：①就简历上书写的内容进行询问；②选择他/她的原因；③来访后的具体规划。这些我们都需要提前准备。

　　由于本人是护理学院的老师，访学时除了想与教授单独建立紧密的科研合作关系外，特别想深入医院临床和参与教学工作，近距离了解北美的护理临床和高等护理教育体系。但在第一次面试过程中，由于英语听说还不够好，再加上不会法语，导师直接告诉我可能很难满足我的需要，面试时间不超过15分钟。第二个导师面试时，对方对我的科研背景非常感兴趣，英语能力也得到认可，但她告诉我，她现在的工作重心是在科研上，问我是否可以，我婉言谢绝了。第三个导师，也就是我最后选择的约克大学的导师，尽管学校没有那么出名，但却是我心目中的最理想导师，因为无论是科研、教学还是临床任务，只要能跟随她，只要我能胜任，她都可以帮助安排。所以在前期邮件沟通的基础上，我大胆提出能否语音交流。整个交流过程持续了一个半小时，基本上都在围绕专业相关问题和访学目的进行。

在面试过程中，导师问了我一个非常具有挑战性的问题：你的英语不是最好的，为什么我要让你参与到我们的本科教学工作？我当时的回答如下：首先，虽然我的英语不是最好，但并不影响双方有效沟通；其次，上课需要提前备课，如果现在您能理解我说话的意思，我相信学生在课堂上也能听懂并理解我的上课内容；再次，评价大学老师的标准，英文表达并不是最重要的，关键是老师的专业深度；最后，我有非常强大的医学背景，而这点是北美高等护理知识体系所缺乏的，无论是对学生还是对老师都会有帮助，因为护理不单纯只是人文学科。当时导师没答复，但面试结束前，她告诉我，我们一般不接受中国来的访问学者参与本科生的教学工作，但你与我认识的中国学者不完全一样。听到导师这样说，我当时第一反应是：有戏。但又不放心，紧跟了一句：那您的意思是接受我的申请了？她当时笑着说："如果你资金没有问题的话，你随时可以过来。"由于该导师是我在没有任何人推荐的情况下自己联系的，面试后不到一周，她便将正式的邀请函发给我以及我所在学院的院长，再次确认我的真实身份无误。随后，我就顺利地来到了约克大学。

事后证明，在我追随她的这一年访学过程中，收获颇非。除了科研，还深入医院临床，同时参与本科生的教学，以及全院的教学管理、课程设置，甚至教师招聘、校际合作等行政工作，让我对北美的高等护理、职场文化等有了充分而且比较深入的认知。

所以，个人体会是，在面试过程中语言是基础，但态度和观点比语言更重要。尽量展现自己的长处，正视自己的不足，在面试过程中赢得导师的信任，拿到邀请函就成了顺理成章的事情。

引路人：季吉，南京医科大学
访学地点：1.麦吉尔大学；2.约克大学
邮箱：jijitoronto@gmail.com

第十章　美国博士留学准备

1　前言

在当今世界经济和科技高速发展的形势下，如果没有大型的国际战争和自然灾难，可以预见，未来的20年社会将发生革命性的变化。不久的未来，当商业网络、无人驾驶、人工智能等盛行的时候，甚至连为患者做手术的医生都可以被机器人代替的时候，可以想象社会对人的知识掌握的要求。毫无疑问，完成博士阶段的学习对于有志科研的朋友们来说是非常有必要的，而去美国攻读博士学位也成为了一部分人的选择。

除了"洋文凭"本身可能的光环外，在美国留学攻读博士学位的优势可能还会体现在其他方面。首先，你所处的朋友圈可能会不太一样。我第一次在美国杜克大学访学的时候，碰到的第一个华人学生是来自北京大学的；第二个是来自清华大学的；第三个是来自人民大学的，更别提还有曾经出现在各种媒体上的状元和神童了。现在偶尔看到一些报道，打开一看，竟是当初和我一起在杜克打篮球的同学。倒并非因学校不同而将人贴标签，只是借此说明，在此期间所接触的朋友都是非常优秀的，而所积累的人脉在未来也都是非常宝贵的。

目前，美国博士的学位，在全球受到广泛认可，也就是说凭它在世界各地都可以轻松解决个人的就业问题。并且，有很多国家对美国博士学位拥有者都有可以直接申请永久居住的优先待遇，这对于个人未来生活的规划也很有帮助。当然最重要的是，美国博士教育的光辉来自于它的货真价实。读博士期间，在演讲、写作、实验等各方面是实实在在地获得了训练与提升。这些能力才是每个人今后发展最重要的倚仗，同时也是美国博士能够获得如此广泛认可的真正原因。

诚然，留学美国作为人生的一种投资，也同样会有一些代价和风险。首先，在美国留学的这几年，与国内人际关系的积累就基本停止，并且时间越长，失去的人际关系越多。这对于最终打算回国发展的"洋博士们"来说，多多少少会有一点影响。其次，对于部分人来说，国外经历不但对个人职业发展起不到辅助作用，反而会成为一种阻碍。因为在国外时间越长，在回国后，可能就会难以适应，进而变成水土不服，逐渐被周围人所孤立。另外，留学阶段一般正好是一个人恋爱结婚的最好时光。在国外结婚生子组成稳定的家庭后，职业选择的自由度也相对会小很多。所以，对很多家庭来说，孩子出国留学，特别是资质出类拔萃的孩子，出国读书有时候就意味着可能永久地离开祖国。

美国博士学位无疑具有一定的含金量，然而对每个不同情况的个人来说，却未必都是最适合的道路。从考试到申请、从签证到入学、再从资格考试到最终的学位到手，其中所含的辛苦和付出只有亲身经历的人自己才刻骨铭心。然而，博士的工作市场需要一般都较有限，因此，在决定读美国博士前一定要慎重考虑。

首先，读美国博士一定要有明确的目标。为了到美国生活而读书与为了将来回国找个好工作，这两个不同的目的直接决定着在攻读博士期间的努力方向。如果是为了在美国生活，那么在选择专业时自然就要考虑美国的就业前景与行业薪水，同时读书期间，还要准备花费很大的精力去准备绿卡的申请。如果希望回国发展，很显然，那就是文章、专利和成果。其次，决定到美国读博士也要量力而行。对于非名牌大学的普通高校大学生，如果平时学习不是游刃有余的话，还是不要轻易下这个决心为好，毕竟在美国读博士一星期考试三次，做两个学术报告是常事。另外，如果自身对科研和学术兴趣不大的话，也不要轻易选择到美国读博士，因为科研需要兴趣与天赋。没有兴趣的人，以后很难在科研上有所突破，最终还是要改行。如果改行了，博士经历的作用就有限了。所以，决定去美国读博士前后，都需要一系列长期的规划和准备工作。

2　准备前需要了解的基本情况

在作决定前，应当先做个基本了解，对自己的实力作恰当的评估，以便有的放矢地进行针对性的准备。一般在U.S. News的网站（www.usnews.com）上可以看到"American graduate school rank"（美国最好的研究生院的排名）（https://www.usnews.com/best-graduate-schools）。从中可以挑选和医学（Medicine）或基础科学（Science）有关的研究生院，再细看哪个大学的排名靠前。选择其中感兴趣的学校后，再进入该学校的研究生院再继续了解详细信息。

以杜克大学（Duke University）为例，该学校网站主页（www.duke.edu）上有录取（admission）这一项，点击选择"毕业院校（Graduate School）"后进入，可以看到各种"学位（Program）"和"学科（Degrees）"，每个学科和学位都有具体的选择列表，比如生化（Biochemistry）、药理（Pharmacology）等，以及硕士学位还是博士学位等。研究生院一般不提供需要录取的必然条件，只提供往年录取生中的美国研究生入学考试（GRE）和政府科学研究机构联合会（GPA）成绩平均情况。比如，杜克大学研究生院的录取生的GRE成绩中，口语（Verbal）部分一般在155左右、数学在160左右，而GPA基本在3.7左右。对国际学生，一般有明确的英语要求，如杜克大学的要求是"纸考TOEFL 577""机考TOEFL 90""雅思7.0"。当然，所有这些条件，一般都是最低要求，考虑到国际学生是和国际学生之间相互PK，因此实际条件可能会更高、竞争也很激烈。每年的录取率也在网站上可以看到。从各个高校和专业了解到基本信息后，可以根据个人实际情况，安排好准备计划。

3 英语考试准备

对于GRE来说，关键就是词汇；对于托福来说，关键就是口语。一般在大三的时候，就要完成这两种考试的全部词汇。各人的学习方式不一样，但需要的都是时间。一本单词书背完的时候，基本也都被翻烂了。然而背完所有单词，你会发现，英语考试成绩也提高不了多少。这是因为你背的单词意思，都是按照中文去背的，其中精确意思都已经被歪曲。比如"original"和"initial"在中文字面上都一样，然而两者完全用在不同的场合。而对意思的精确判读，就需要通过大量地做题和阅读，逐渐形成语感。对于托福口语的提高，也一样完全是靠应试式复习，不要嫌弃答案或辅导班的技巧太"stupid"（稚嫩），实际上这就是被验证有效的套路，不断背诵和掌握看起来像八股文的格式，然后按背诵的各种不同场景和故事，往里面填充。所有的这些准备，乍看之下都很枯燥，也很愚笨，但实际是提高考试成绩的最佳捷径。尽管你会发现，即使这两门考试很好，但是你真实的口语水平还是很一般。因为那又是另一种学习方式，但在此之前，考试的门槛总是每个人都要迈过的。总之，个人觉得一些颇有名声的辅导班应该去上，但上之前自己应该把单词基本掌握好，以及真题都做一遍，然后带着问题去上学习班，效果才好。辅导班往往只提供套路和技巧，实际的功夫还得自己花，因为所有的技巧都是建立在基本功之上的。

4 申请

如果英语成绩和GPA都比较理想，确定好学校和专业后，就可以着手学校的申请。杜克大学研究生院生物医学专业方面所需的申请材料包括"Transcripts（成绩单）、Letters of recommendation（推荐信）、Statement of Purpose（申请目的或职业规划）、Resume（个人简历）、GRE成绩、TOEFL成绩、GPA成绩、Writing Samples（个人写作样品）"以及各系可能所需的一些其他材料。需要注意的是，美国很多大学现在要求中国学生的成绩单需要"世界教育服务"（World Education Sevices，WES）证明。WES在中国有具体的办事处，只要在网站上查到他们，与他们联系，支付一定的费用，即可以进行相关论证。

推荐信一般需要三封，由申请者自己推荐那些认为最了解自己的人，一般来自自己的年级管理老师、系领导、实验带教老师及导师等。三封推荐信应该从不同角度来评价自己，并尽量以列举具体的事实为主，比如热爱科研，有独立精神、有梦想、有领导才能等。如果大学期间，主动参与一些实验的研究活动，参与发表一些文章，无疑是申请材料中的强加分项。

个人陈述中需要明确自己的科研兴趣爱好和具体的职业规划。首先要表现出自己对科研方面的强烈兴趣，然后要列举一个事实，以体现自己对一个科学问题的独特见解。除此之外，还要表现出对要申请的专业中自己感兴趣的教授们的研究方向已经做了充分了解。总之整体上要给人一种感觉——你喜欢这个行业，并且愿意付出你未来人生中最宝贵的时光在这个选择上，同时你也是有备而来。这样，对于学校来说，他们才愿意将几十万美金的教学费用投资在一个博士研究生身上。

其他的相关材料，在网络上有很多模板，可以借鉴。另外还有一个窍门就是，一般自己所申请的大学中，都有已经过去开始就读的师兄师姐，一般在研究生院或系里的网页上都能查到他们的名字。或者找到一个教授的名字，查一下他今年发表的文章，寻找上面华人的名字，然后一般可以在学校主页上找到他们的邮件，接下来就可以问问他们申请材料的模板及申请经验了。

5 面试

如果能接到电话面试的通知，那么就意味着你已经有50%的可能被录取，此时无论你的申请成绩多么好或多么一般，已经不重要了，尽快忘却，准备面试。面试一定要慎重对待，原则上至少要体现出这几个方面：第一，可以与人友好沟通；第二，对面试充满兴奋和对未来的录取充满期待；第三，有明确的科研目标；第四，对所面试的教授的科研内容要有充分的了解。在面试过程中，千万不要追问录取率是多少，对方会觉得这是你对自己没有信心的表现；可以提及你已经接到几家的面试机会，但也千万不要说目前的面试学校不是你的第一选择，那样他们会觉得即使给了你录取通知书，你也不会来。

6 签证

拿到录取通知书，办理各项手续资料，就是最后一关：与美国签证官面对面交流，让他们相信你没有移民倾向。一般只要就读的学校在美国排名前50，是全额奖学金，而且不是敏感专业，签证问题基本不大。面签时，切忌说谎，可以说不知道，否则可能因此直接失去签证机会。英语可以说的不流畅，但要基本能听懂。另外，要对自己的专业和学校了如指掌，否则会让他们觉得申请材料有假。各种面签失败的案例在网上已经有很多，可以通过了解这些过往案例来总结经验，吸取教训。

7 祝福

去美国读书，从开始准备一直到最后拿到学位，是一个漫长而且艰辛的过程。能一路过来，其实就已经说明你有足够的能力去面对一项艰难的事情，那么在美国生存下来也就不成问题。所以，无论遇到什么困难，都不要悲观，更不要走极端。学习只是生活的一个部分，生活的路有很多的可能，条条大路通罗马。我们应该始终以积极的态度面对学习和生活，因为这其中的得到和失去、泪水和欢乐，和最后证明你价值的熠熠生辉的美国博士学位一样，都是你人生的宝贵财富。

引路人：柏兵，南京鼓楼医院
邮箱：bb00004@outlook.com

第十一章　我的DIY博士攻略

1　学校申请

决定读博士以后遇到的第一个问题是去哪儿读博。一开始我倾向去美国读博，但是本科毕业就去美国读书的同学说：硕士毕业后再申请美国的博士在时间上比较吃亏，因为美国不承认中国的硕士学历。即使申请到了还是要从头读起，而且完成美国博士学位（生命科学领域）平均需要六年。对于已经完成硕士教育的我来说，去美国读博士要花费的时间成本太高。本科阶段就有留学意向并且为之努力的同学，美国或许是更好的选择。

在上海生命科学研究院做交换生的两年里，我认识的很多老师和朋友都鼓励我出国留学。在得知我有出国留学的念头后，生命科学研究院的宋海云老师建议我查看欧洲的大学，并且推荐了他在欧洲做博士后的苏黎世联邦理工学院（ETH）和苏黎世大学。我立刻登陆ETH官网，查看申请所需要的材料，但遗憾的是过了申请截止日期，下次申请则在半年之后。虽然没有申请，但这件事情帮我换了思路，并打开了一扇新世界的大门。

欧洲有各种名目的博士课程，有的是大学的研究生部门，更多的是研究机构招收博士生。欧洲的博士招生可以通过德意志学术交流中心（Deutscher Akademischer Austausch Dienst，DAAD）网站查询。各种名目繁多的基金会也会提供一些博士职位并资助博士生的学习，例如欧盟玛丽居里奖学金（Marie Curie Fellowship）；奥地利的奥地利交流中心（OeAD）；奥地利科学基金（FWF，the Austrian Science Fund）；欧洲分子生物学组织（European Molecular Biology Organization，EMBO）；DK-MCD，等等。出国后发现有些同学是通过国家留学基金委员会（CSC）公派出国的，因此，准备出国的朋友也可以多关注CSC的公派条件。

2 博士课题选择

我个人的经验是要选择自己真正感兴趣的科研方向和领域，并且要具备该领域一定的知识和实验技能。在完成硕士训练和学习之后，应该对自己的学习能力和感兴趣的科研方向有充分的评估。尤其是在确定感兴趣的科研方向后，平时阅读文献时就可以更多地关注相关的科研组和学科研究员（PI）的名字，同时关注这个课题组招生的时间。这样积累以后，当你在决定申请读博士的时候可以先向感兴趣的课题组提交申请。要善于利用网络的信息，多搜索自己感兴趣的学校的招生网站。一旦公布招生信息，都会公布有位置的PI和一份大致的课题报告（proposal）。要仔细阅读课题的报告，看是否与自己的背景匹配，一般背景匹配的申请者获得成功的可能性更大。

3 申请材料准备

申请材料根据网站公布的规则准备。一般要求有自己的一份简历（curriculum vitae，CV），一份动机信（motivation letter），2~3个推荐人的邮箱地址，英语流利程度证明材料（托福、雅思成绩之类）。欧洲对雅思和托福成绩的要求并不是特别高，有时候甚至不需要出示雅思、托福的成绩。因为他们有第二轮的面试，一般通过skype（一款免费的即时通讯软件）面试。这一轮面试中，PI会问你一些个人的情况、一些CV上的问题以及读博的动机和博士期间的期望等，也会问一些基本的研究领域的知识。

准备skype面试最重要的是真诚，实事求是地和PI沟通你的想法。最后PI一般也会问你是否有问题问他，这时你就可以问些你关心的问题。skype面试后，有些学校会直接说等邮件。但是，大部分大学还有一个面对面的面试。我个人认为这是欧洲学校的一个优势，他们真的愿意拿出一笔钱来邀请候选人（通常是二分之一的概率）来所在国进行面对面的面试。这场面试对候选人和PI以及PI的整个团队都很重要，也是一个很好的双向选择的机会。毕竟读博需要三四年，是一个很长的时间，选择一个和自己气场相合的团队，会让自己三四年的博士生活过得稍微容易一些，尤其是对于出国留学的同学们来说。在通过skype面试后，会收到面对面的面试邀请函，包括签证的邀请函。我现在还记得当时收到面对面的面试机会后的兴奋之情，随后就开始了独自订机票、办理签证等。

4 面对面的面试

第一次出国，独立办完签证，一切安排妥当，真的有一种成长了的美好感觉。万事俱备，只待出发。在一人飞往格拉茨的飞机上，我第一次听到德语。在慕尼黑机场入关的时候，工作人员问我去哪儿，我才想起来不知道格拉茨（Graz）的发音是什么，只好尴尬地说奥地利（Austria）。

　　整个面试中，有自我介绍和PI的自我介绍，硕士课题的一个现场展示（presentation）加提问，PI和对PI组感兴趣的学生有个圆桌会议，到实验室参观，和现有博士生共进晚餐。直到我自己做了博士生，我才知道最后和现有博士生的晚餐是学生来考察候选学生，主要看候选人个性是否能融入现有的课题组。而且，这些意见也会影响到最终的结果。同样，为期3天的面试也给候选人提供了充分了解课题和课题组成员的机会，从而可以更加理性地评估自己是否适合课题和课题组。整个面试过程要积极主动去展示自己的社交、友善的一面，并且尽可能多地获取感兴趣的课题组的信息。

　　欧洲的PI对每一个人都非常的平等，而且没有任何的架子，有疑问的就尽管问，不要担心问题是否会冒犯导师，只要不是人身攻击。面试结束后我很快就收到了录取通知。

5　欧洲读博的优势

　　欧洲读博的优势有很多。首先，可以经济独立。欧洲的博士有3/4的职位属于工作合同关系，不仅不需要支付学费还有工资，经济上完全可以自给自足，还可以周游欧洲列国，甚至可以攒一笔钱。其次，欧洲的培养制度非常重视学生的能力，尤其是演讲/报告和写作的能力。每个学期，大大小小的工作汇报、学校组织的各式各样的论坛提供了无数锻炼自己能力的机会。我们DK-MCD项目（提供在国际环境中深入研究生物医学领域、进行多学科培训的博士课程）每年还包括参与国际会议的资助，每人至少2 000欧元，这在欧洲是非常常见的会议资助。读博期间，每年必须完成一份关于课题进度的报告，并且每年要给自己的学术委员做一次口头报告，讨论课题的进展、存在的问题以及需要的帮助和合作。作为一个国际学生，一定要和导师及各个部门保持良好的沟通。遇到问题，也要积极地寻求帮助。

　　作者提供的链接：

Medical Univesity of Graz　http://www.medunigraz.at/en/phd-medizin/application/

DK-MCD（Metabolic and Cardiovascular Disease）http://www.medunigraz.at/DK_MCD/index.htm

Vienna biocenter　　https://www.training.vbc.ac.at/

DAAD　　https://www.daad.de/deutschland/promotion/en/

引路人：孙一丹，奥地利格拉茨医科大学（Medical University of Graz）
邮箱：yidan.sun@medunigraz.at

第十二章　我为什么去美国留学

1　留学初衷

说实在的，其实到现在还有好多人不明白我为什么突然之间想来留学，只是突然觉得自己应该出来走一走、看一看了。

于是，那一年国庆过后我就立即开始联系导师，非常幸运，很快就通过一位朋友联系了佛罗里达大学的教授，通过搜索到的导师信息，非常高兴地发现她研究的方向与我正在做的博士课题很接近。于是就发简历给她，虽然看她名字猜测应该是华人，但我一直都是用英语与她邮件来往，一是为了锻炼自己的英语表达能力，二是表示尊重。

因为我和导师的研究内容比较接近，所以跟导师的沟通非常顺利。期间也请教了导师很多问题，她都非常耐心地一一回答。在跟导师沟通的过程中，大大拓展了我的思路，让我觉得非常有必要出去学习一趟。之后导师就让我与她的秘书联系具体事宜，当问及我是否带家属时，我和家人讨论再三，最后决定全家人一起去。

2　留学准备

小孩的身份好办，但爱人有单位，以什么身份去呢？说来也是缘分，正当我们俩发愁的时候，刚好一位归国的教授来我们科做讲座。我们科主任跟她聊起我准备去美国留学一事，得知我去的是佛罗里达大学时，她说："我就是在那个大学的啊！"再了解到我去的研究所和她在同一个中心，所跟的导师彼此也都熟悉。真是缘分！最后聊到我爱人出国身份的问题时，她让我将爱人的简历也发给她看。当晚我就发电子邮件给她，她看了之后就打电话给我爱人，了解一些情况后，积极地向美国的科室主任推荐。第二天，对方就预约了微信面试，我爱人非常顺利地通过了面试，并且得到了一个博士后的位置。

　　至此，留学的前期工作就基本结束了，接下去就是秘书跟我们联系要求提供一些具体的材料，包括存款证明、学位证书、护照、小孩的出生证等等。之前很多人说要单位证明，其实没有这个要求。他们最主要需要银行存款证明，存款达到要求就可以。

　　准备好材料之后就是等待对方给我们寄DS2019表（美国签证用表）。注意最好通过快递寄送这个表格，费用不要省，而且是对方付的。有的申请者通过普通邮件寄送DS2019表，结果寄了一个多月才寄到，有的还丢件了。

　　拿到这个表格之后就要在网上预约签证，成人需要面签，小孩不用。我们当时预约的是美国驻广州总领事馆。

　　领事馆总是繁忙的，而且正值美国新任总统特朗普刚刚上任，听说很多人被拒，我心里也有点忐忑。幸运的是当天访学签证的人不多，签证非常顺利地通过了。

　　签证成功后就开始做国内单位的一些准备工作。各个单位要求不同，但总体都比较快，差不多一个月左右就全部完成。最后就是订机票，准备出国带的生活必需品、学习用品等等。留学准备工作至此全部完成。

引路人：陈明秋，福建医科大学附属协和医院
相关分享：饮食起居–美国幼、小教育之我感
邮箱：yidan.sun@medunigraz.at

第十三章　如何备战美国研究生留学申请?

　　相信每一位有意愿申请美国研究生的同学都很清楚，这注定是一条漫长而艰辛的道路。在这条路上，我们需要改掉多年的"哑巴英语"的习惯，走出内心舒适区，真正提升自己运用英语沟通的能力；要啃下难度为"变态"级别的3 000个美国研究生入学考试（GRE）单词，读懂纠结的长难句；还要兼顾必修、选修所有学科的成绩，胆战心惊地计算自己的绩点；还要尽可能地参与科研、竞赛、志愿活动，让自己拥有更多的"筹码"……这点点滴滴的自我提升都无法一蹴而就，需要扎扎实实地学习、实践和积累，也自然意味着要牺牲掉可观的休息、娱乐时间。在这漫长的备战之路上，除了咬牙坚持，我认为更重要的是"苦中作乐"的能力——轻松的日子总是感觉相对过得快一些的。

　　在备战之初，甚至整个过程中，最关键的无疑是科学合理的时间规划。我因为正式决定申请的时间比较晚（大三上学期），故选择了联系中介这一途径。在选择中介机构的过程中，学长、学姐们的推荐和父母的建议帮我节省了不少时间，事实证明最终选择的机构确实起到了很大的作用。老师们帮我制定了适合自身情况的备考方案和自我提升计划，还会定期提供一些院校和专业资料供我参考。但每个人的情况不同，对于更有能力、时间更充分的同学来说，自己设计出国方案也是很好的选择。有出国意愿的同学们可以结合自身情况作出选择，只要能达到目的即可。

　　规划好整体的备考、背景提升、文书撰写时间后，便进入到备战的核心：落实阶段。这个阶段是最漫长的，但同时也是最宝贵、最公正的。一分耕耘，一分收获，不论是专业课成绩、托福、GRE，还是竞赛、科研，都是只有付出才能看到结果，同时也是只要付出就能看得到结果的。因此，与其紧张焦虑、瞻前顾后，不妨沉下心来，稳扎稳打。当真正投入之后，我们就会发现这个落实的过程其实没有自己想的那么痛苦，反而像吃饭睡觉一样自然。

　　在学期初始，课业不太紧张的一段时间内，我们可以把重点放在托福、

GRE考试的准备上，下载几个有趣的背单词应用程序，利用排队、下课等琐碎时间背背单词；下载一些自己喜欢的美剧，放松的同时培养语感；在社交软件上结交一些国外的朋友，学习地道的口语表达，逐步提升沟通能力。

就我自身而言，因为我的专业是医学检验，平时接触到的知识面比较局限，所以调整心态后再进行托福在线考试练习（TPO）的听力、阅读等就会觉得很有趣。这些材料里会讲一些平时不会学到的艺术、历史、地理等小知识，并会以一种生动有趣的方式表现出来。我在网上找到一些与此相关的中文书籍，比如《西方美术史》《人类简史》等，把这些当成小说来看，既能储备相关知识以快速提分，又能放松心情。

在准备一段时间后，不妨参加一次考试，了解自己的真实水平。托福和GRE都是非常公平的考试，所以只要有所准备，就一定会有收获。到了学期末，就应该注重专业课的复习了，特别是像医学检验这样课程数量多、难度大的专业，更要提早进入复习状态。在这段时间里，穿插听一些英文歌曲、做一些口语训练，也能保持语感、放松心态。

期末考试后的寒暑假则是背景提升的重要阶段，对于在学期内无法投入太多时间的科研项目、竞赛、志愿活动等，进入假期后我们有了更多的时间在这些方面提升自己的竞争力。这时的我们可能更能意识到英语能力的重要性：提高了英语能力之后，我们查阅英文文献、资料的能力也会提升，因此可以参与更多的、更高层次的活动，完成任务的质量和速度也会逐渐提升。这是一个良性循环，此时的自我提升可能已经不是一项任务，而会成为惯性，成为生活的一部分。

当然，台下十年功为的还是台上的三分钟，备战的尾声同时意味着一个更重要的时期的到来：申请阶段。漫长的准备都是为了这临门一脚，因此更不能掉以轻心。定专业、择校、写文书、联系推荐人、网络在线申请（简称：网申）等每一步都要足够谨慎。我在申请过程中也渐渐摸索出一些经验和技巧：①在专业方面，研究生阶段是我们在本科专业基础上再次做出选择的一次机会，此时的我们较四年前更加成熟，因此更应该了解自己的短期目标、长期目标甚至人生目标，结合自身情况慎重考虑，理性选择；②对于学校而言，我认为没有必要一味追求全美排名、世界排名，比排名更重要的是学校的风格是否更适合自己未来的发展；③在文书方面，个人简历和个人陈述的信息一定要保持一致，这样才有足够高的可信度；④选择推荐人时应尽可能选择了解自己、熟悉自己的前辈、老师，推荐信切忌空洞、捏造事实；⑤网申时要规划好申请进度，不要错过截止日期等。在这之后，这条漫长的道路才终于接近终点。

申请美国研究生的道路漫长又艰难，但我们都清楚，好走的路是下坡路，这个年龄、这个身份本身就意味着拼搏和进取。保研、考研、找工作同样也需要付出大量的时间和精力，我们和身边的每一个人一样，都在为自己的未来不懈努力。所以一旦作出选择，就不必再犹豫。不管结果如何，我们都在真真切切地进步，这个选择本身就是稳赚不赔。踏上这条漫长备战之路的我们，只要坚定前行，就一定会有所收获。

引路人： 王宇，四川大学华西医院/华西临床医学院

　　　　　武永康，四川大学华西医院/华西临床医学院

访学地点： 荷兰伊拉斯姆斯大学医学中心

邮箱： vipwyk@163.com（武永康）

第十四章　如何选择留学中介

对于选择留学中介，大部分访问学者不会经历这一过程，但对于高中升大学或申请国外研究生时，通常需要选择一家专业可靠有实力的中介公司，这对于申请好的学校、好的专业及获得较高的成功率具有重要作用。但如何选择，以及如何尽量规避陷阱则很有讲究。

选择留学中介主要包括以下几个主要阶段和技巧：

（1）上网查——搜索留学中介，从中查找一些需要有用的信息。

（2）看口碑——很多网站具有咨询口碑，若没有或都是好口碑，应在百度或其他网站进行搜索，才能反应出口碑的真实情况。

（3）问朋友——主要向学姐学长以及有出国留学经验的朋友进行咨询，听听他们的建议，找留学中介应在合法注册的基础上，看顾问的实力，这就像一家医院，光靠医院排名是不够的，找对医生才更重要，所以留学顾问更重要。

（4）选择好顾问——选择好留学中介后，可以提出自身的需求，前后多咨询几个顾问，选择一个专业靠谱的顾问。

选择一个很好的留学中介对于合理安排申请节点具有重要意义，可以节约很多时间以应对相关考试。但在选择过程中应注意一些误区：

误区一：教育部批准的留学中介就是正规的好中介。

一些有资质的留学中介在办理上也会存在办理能力较差、服务与收费不透明、纠纷维权难等问题，因此在选择留学中介时，除了考虑资质外，要着重看留学中介的办事能力，审查合同条款。

误区二：有官方背景的留学中介一定是可靠的。

留学中介是否可靠还是需要看具体办理机构与顾问的业务能力，官方背景只是一个宏观的信用背书，并不是所有有官方背景的中介就是百分百的放心与可靠。至于合作办学的"院校中介",学生更应谨慎选择,要弄清合作办学项目的真假,招生机构是否得到学校的授权,未来获得学历是否被教育部门承认等。

误区三:广告多、场面大、分支多的机构或者有海外背景的留学中介是好中介。

广告多、场面大并不能说明机构的办事能力强,分支机构有些也只是加盟代理,学生在选择中介时还要看具体咨询顾问的能力水平。

误区四:收费低或者免费的留学中介就是好中介(或者收费高的就是高端好中介)。

有些机构拿低收费和免费作为招生的噱头,这样的机构需要为国外学校提供大量的学生来源获取国外院校高佣金收益,所以办理情况并不能得到保证,而收费高也并不是衡量中介优质与否的因素,有些机构就是瞄准国人一分钱一分货的心理,故意提高价格,来蒙蔽学生。

误区五:外地留学中介难以把控,就选本地的留学中介。

目前中国优秀的教育留学资源集中在北京、上海等一线城市,机构的优秀顾问也集中在此,而地方留学机构能力有限,有些只进行招生工作,像后期的文书撰写、材料的递送等均要送到北京总部进行,找地方机构反而会拖慢留学申请的速度,降低质量。

误区六:有很多名校申请成功案例或者做成了很多疑难案例的留学中介就是好中介。

在招生环节,中介的虚假宣传现象十分普遍,广告上和咨询中机构提供的案例都经过精美的包装,并不是真实的存在,所以只凭案例很难证明机构的实力和水平。

误区七:选择留学中介看留学中介排名,媒体评选出来的就是好的留学中介。

现在各种留学中介排名充斥于互联网,这些排名多是留学中介为宣传自己故意制作的,目的是为吸引学生签约,并没有真实的可信性;媒体与留学中介存在复杂的广告关系,为追求广告收益媒体评选出的中介也并非完全可信。

误区八:熟人推荐的留学中介就是可靠的。

选择留学机构还是要考虑机构的资质、水平、办理经验与案例等,熟人推荐并不能完全相信。

误区九:留学中介能代替本人搞定一切,托付终身。

中介发挥的作用更多是在为学生提供招生政策与申请方法上的咨询,为学生办理文书与申请工作,录取的结果很大程度上取决于学生自身的情况与能力,在越发激烈的申请情况面前,学生和中介都要投入相当大的努力才能保证申请的成功。

总之，留学是关系到学生未来发展和命运的大事，目前中国留学中介行业鱼龙混杂，学生在寻找留学中介时一定要倍加小心，实现舒心留学梦。

引路人：武永康，四川大学华西医院/华西临床医学院
访学地点：荷兰伊拉斯姆斯大学医学中心
邮箱：vipwyk@163.com

第十五章　如何前往哈佛大学麻省总医院访学

自2017年4月7日开始，我有幸在哈佛大学附属麻省总医院骨科跟随Jupiter教授学习。除了参观手术，翻译教授的著作*Upper extremity trauma*以及做临床研究外，还在教授的指点下参观了不少哈佛的名胜及拜访名家。闲暇时，我将个人一点肤浅感想记录下来，希望对以后来哈佛大学麻省总医院骨科以及其他学科，乃至哈佛医学院或其他附属医院的医学工作者有所帮助。

2015年上半年我给麻省总医院骨科副主任兼创伤骨科主任Mark Vrahas写信表达了想去他那儿学习的意向。我很用心地制作了一个精美的简历，列出了自己在*BMC Musculoskeletal Disorders*担任副主编和在*International Orthopaedics*，*Injury*等杂志担任审稿人的学术经历，以及自己发表过的SCI代表论文和做过的代表性手术，希望这些能够增加自己的申请通过率。Mark Vrahas是业内闻名的骨盆髋臼骨折专家，是名著《骨盆与髋臼骨折》（第四版）的四位主编之一。我在信中表达了对他在JBJS发表的代表性文章的崇拜，和希望去麻省总医院跟他做一年临床学习（clinical fellow）、提高自己在骨盆髋臼骨折方面的手术技巧的愿望。邮件发过去一周左右，收到了回信：

"Thank you for your interest in our orthopedic trauma fellowship. Our program is a full one-year clinical fellowship. We offer two positions each year running from August to July. A prerequisite for application is the ability to obtain a full Massachusetts medical license （www.massmedboard.org/）. Unfortunately to obtain a Massachusetts license requires two years of clinical training in the United States, and this usually makes it impossible for foreign grads to apply.

We do frequently have visiting AO fellows. These fellowships are supported by the AO foundation and last one to three months. These are observational fellowships but we do our best to make them an outstanding educational experience. You can find out more about these fellowships at www.aofoundation.org/."

回信翻译成中文全文如下：

感谢您对我们骨科创伤奖学金的关注。我们会提供一个为期一年的完整临床奖学金。每年8月到第二年的7月我们会提供2个职位。 申请的先决条件是能够获得马萨诸塞州医疗执照。不幸的是，要想获得马萨诸塞州的执照先需要在美国进行两年的临床培训，这通常使外籍毕业生无法申请。

我们经常有来访的AO研究员，通常持续1~3个月，由AO基金会提供支持。我们会尽最大努力让这些访学人员获得杰出的教育经历。 您可以在www.aofoundation.org/找到有关这些奖学金的更多信息。

这封信提到临床学习（clinical fellow）需要有马萨诸塞州的行医执照，这要求我们首先获得美国的行医执照，然后转到哈佛所在地的马萨诸塞州，这一点对我们中国医生来说是不可能实现的。所以他又耐心地建议我去骨科医生的全球组织AO的网站上申请3个月的临床观察（observation），就是只能站在手术台旁边看手术的那种参观医生。他说这种参观也可以提供足够好的学习机会，但这又和我们医院的一年访学规定不符。后来我到了麻省总医院，发现3个月临床观察是足够的，期间我还遇到了德国和英国等很多国家派来的临床参观学者。这是一种有效的学习方式。总之，中国医生到哈佛大学附属医院学习有以下几种方式。

第一种，到实验室做基础研究，这是最容易申请的，而且大部分实验室都不收费。只有一些著名的实验室收费，还有些虽然不收费，但是要求来访学者自带实验经费。如果你的实验室导师同时也是临床医生，而他研究的是基础和临床相结合的课题。那么为了加深你对基础研究的理解，他或许会愿意带你去参观手术和门诊，就是一个比较幸运的结果。比如关节科的Kwon教授，跟他学习的学生也能学到临床知识。基础研究一般需要2年时间，时间短了的话常常导致实验没有做完，或者实验做完了但是没来得及写文章，或者文章写完了来不及投稿。同时，基础研究的弊端在于时间限制得非常死，几乎每天都要去实验室，无法参加哈佛医学院开设的"哈佛催化剂"（Harvard Catalyst）的相关课程。这些课程针对访问学者、哈佛医学院的学生都是免费的，对外每门课收费约3 000美元。该课程从申请基金，如何做临床研究到申请专利，可谓是医学百科全书，由哈佛的著名教授授课。在这里一年，我几乎参加了全部课程。这些课程多集中在学校附近的酒店内，集中式培训，一般2~4天不等。如果在哈佛做基础研究，出去2~4天，负责培养的细胞、动物没人看着，导师肯定不同意，这是来哈佛做基础研究的最大的弊端。因此，一般不建议走这种路线。另外基础实验室内大多数以中国、印度、越南、日本等国家学者为主，英美人士较少，也不利于学习英语。

Harvard Catalyst的课程中以"应用生物统计学证书"（Certificate in Applied Biostatistics）最为出名，它由Healy Brian主讲，还邀请了哈佛其他附属医院比如波士顿儿童医院以及哈佛公共卫生学院的其他老师参与，以深入浅出的语言把枯燥的统计学知识讲得出神入化，还配合大量的练习以及实战分析。这门课每年有500多人申请，只有200人能够通过申请，由于人数太多，大部分时间实行网上授课和考试，定期召开研讨会，因此到了哈佛第一件事就是申请Brian的统计课。其他的课程中我强烈推荐的还有：Clinical Trial Design （CTD）；Comparative Effectiveness Research （CER）；临床和转化研究的基础知识（Fundamentals of Clinical and Translational Research, FaCToR）；为您的研究提供资金：基金会和慈善事业(Funding Your Research: Foundations and Philanthropy)；临床和转化研究的成像方法(Imaging Methods for Clinical and Translational Research)；"组学"研究概论(Introduction to 'Omics' Research)，临床调查概论（Introduction to Clinical Investigation）；转化医学概论（Introduction to Translational Medicine）；研究员的领导战略（Leadership Strategies for the Researcher）；T3／T4研究：将有效干预转化为实践（T3/ T4 Research: Translating Effective Interventions into Practice）。这些课程的演讲者集中了哈佛大学星河灿烂的名师大家，他们当中有哈佛商学院的著名教授，有新英格兰医学杂志的副主编，建议大家到了哈佛一定要多听课。

第二种，所在医院跟麻省总医院签署协议，定期派医生和护士进行短期（三个月）或者长期（一年）的临床学习，但是一般都要支付高额的费用。麻省总医院官方文件中每人参观一天（8小时），费用为1 500美元；参观一周（5天，每天8小时），费用为6 000美元；参观一个月，为18 000美元；参观2个月，为36 000美元；参观3个月，为54 000美元。集团办理参观，还有详细的优惠细则，总之价格不菲。

第三种，以临床研究员的身份，可以参观手术并做一些临床研究，同时还可以听Harvard Catalyst的相关课程。我就是这种路径进来的，由于Mark Vrahas去了西部一家著名医院当骨科大主任，奔着出国要跟随名家学习的原则，我接着联系了著名肘部创伤专家Jupiter教授，幸运地来到了上肢组。同时由于在担任杂志副主编和审稿人期间，和其他教授也有一些网上的审稿交流，期间我还获得了参观一些其他教授手术的机会。

另外，哈佛医学院旗下还有很多附属医院和研究所，其中麻省总医院、布莱根妇女医院、波士顿儿童医院、贝斯以色列女执事医疗中心号称哈佛的四大附属医院，是哈佛大学附属医院中实力最强的四所医院，前三所医院被美国业内人士称为世界顶级医院。麻省总医院在全美最佳医院排名中从未跌出过前五，波士顿儿童医院近年来一直位于榜首，是治疗儿科疾病的圣地，是人工呼吸机的发源地。

引路人：刘月驹，河北医科大学第三医院骨科创伤中心

访学地点：美国哈佛大学麻省总医院

相关分享：笃学明志–哈佛大学麻省总医院骨科访学的学习体会

邮箱：liuyueju1983@gmail.com

第十六章　"医学麦加"梅奥访学游记准备篇

想要去梅奥访学的第一个条件是要有医院的大力支持，我申请去梅奥访学的过程大致可以分为两步：第一步是在梅奥相应的临床科室寻找愿意邀请我们去访学的人，如果找到了这样的人，他/她就会把邀请意向提交到梅奥相应的职能管理部门；第二步是这个管理部门（Visiting Clinician Program）对我们这些申请者进行考察审核，考察审核通过后就会给申请者发邀请函。

第一步是关键。首先，申请者要从自己的专业技术角度，明确境外访学的目的。比如说，如果要深化学习普通胸外科方面的临床知识，那么围绕这方面进行搜索就可能很容易搜索到梅奥的Robert shen医生，再在梅奥的官方网站上查找到该医生的一些资料，进一步搜索其发表过的论文，在阅读其论文的同时就可能很容易找到这位医生的邮箱通信地址，然后就可以给Robert shen写邮件了。邮件的内容大致如下：我需要强化胸外科方面的某些知识，而您在某杂志上发表的某论文系列是如何的有深度、是如何的诲人不倦，如何的有帮助，为了进一步了解您在这方面的技术进展，提高我在这方面的认识，我希望能有机会到贵院拜访您，跟您学习一段时间。这样类似的邮件隔三差五地写过去，写了几次以后梅奥的医生一般会有反应的。如果站在专业的角度，申请者找对了医生，梅奥的医生又认为申请者确实是有强烈的学习欲望，或是认为访学会对申请者有所帮助的话，他们一般不会直接简单地拒绝。大多数梅奥的医生也非常愿意把自己的理念推广出去，即便是他们不方便接受访问，他们也可能会向你推荐其他医生。

有了初步的反应后再趁机和他的医疗秘书或助理（都在梅奥的官方网站上查得到，或者这医生会把你的邮件转给秘书）取得联系，确定好访问日期，再非常礼貌地催着医疗秘书把你的申请提交给梅奥的职能管理部门（Visiting Clinician Program）。

当受访医生同意接受你的申请并确定好访问日期后，按梅奥医院的管理模式，受访医生会将我们的访问申请提交到那个叫Visiting Clinician Program的职能部门。这个部门目前的负责人叫Patricia，她是个精力十足的老太太，我在梅奥访学期间曾多次找她沟通、多次送过小礼物给她，企图增进感情，为我院后面的访学申请者提供帮助。

Visiting Clinician Program接到临床科室受访医生转交的申请后，会给我们这些申请者发来申请材料，我们按照他们的要求准备即可，过程虽然烦琐，且可能比较费时，但不能算难。目前，Visiting Clinician Program一般是在我们约定的访问日期前5~8周才会处理我们的申请，这段时间实际上是非常仓促的，会导致我们的申请工作在时间上非常紧张，如果中间出了一点变故而耽误时间的话，就可能在预约访问日期前不能完成申请、签证工作，而一旦在梅奥受访者那里爽约的话，下次就很难申请成功了；就算是申请工作十分顺利，等到我们拿到梅奥邀请函时，可能没几天就要出发了，这样我们就很可能会失去提前订廉价机票的机会，也会失去提前预定罗切斯特住所的机会，从而大幅增加访学费用。我们可以请受访医生帮助，由受访医生向Visiting Clinician Program提出要求，要求其尽早及时处理我们的申请，许多中国访学者在梅奥受访者（sponsor）的帮助下，Visiting Clinician Program可以提前一年处理申请者的请求，这些申请者完全可能提前半年多拿到梅奥的邀请函，就可以从容地去签证，提前不少时间订机票、住所，价格要便宜得多。

Visiting Clinician Program的审核调查是要收费的，现价是661.5美元，不管你是访问一天还是一年，都是这价，成不成都不退。他们会调查申请者提供的各种证件、学历文凭等，只要有任何疑问就不会通过。所以我们在提交材料时要充分考虑到别人容易调查，尽管如此也还有可能出错。当时我拿到梅奥邀请函后，立刻预约美国大使馆签证，收费两百多元。梅奥的邀请函很有分量，七天后，签证通过。

希望对大家有用。

引路人：虞桂平，江苏省江阴市人民医院
相关分享：笃学明志-"医学麦加"梅奥访学游记之笃学篇
　　　　　　饮食起居-"医学麦加"梅奥访学游记之生活篇
　　　　　　慨乎言之-"医学麦加"梅奥访学游记印象篇
邮箱：xiaoyuer97103@163.com

第十七章　英语能力和邀请函的准备

　　我在美国华盛顿大学留学已有2月余，经历了从刚开始的新鲜、紧张到现在的熟悉和有条不紊。一直想写一些关于申请出国留学和在海外生活的经历和大家分享。

　　我是江苏省人民医院（南京医科大学第一附属医院）的一名医生，2017年10月底到美国留学。2年前我就已有出国留学的打算，当时看了一下申请条件，难点主要是通过英语考试和提前拿到国外大学的邀请函。当然对于有些医生来讲，这可能没有丝毫难点，但是对于大多数打算出国留学的医生来说还是比较费力的。

　　先谈谈英语。出国留学的英语条件是要通过公共英语五级（PET-5）考试，或者参加国家教育部组织的出国留学培训（北京、上海、广州、西安、成都等地都有设点）并顺利通过结业考试，或者之前在英语系国家待过一年及以上。大部分出国的医生都是选择考PET-5，我之前考过一次，差2分。个人觉得这个英语考试还是挺难的，至少比大学英语6级要难。后来一个偶然的机会，我从一位南京大学的好友那里得知，可以报名参加教育部上海外国语大学（以下简称"上外"）集训部的培训，而且与南京理工大学（以下简称"南理工"）有合作，前期和后期都可以周末在南理工上课，中途需要到上外集训部封闭式培训一个月。我觉得这个方法可行，而且经过培训后考试的通过率是比较高的。

　　后来我顺利报名，但没有料到的是，南理工和上外集训部对大家的考勤要求非常严格，也就是说既然报了名就必须认真对待，基本上每个周末都要去南理工上课，一共近6个月，要知道这对于一个医生来讲是非常不容易的。遇到周末值班，我就跟同事换班或者想其他办法，并且中途得去上海培训一个月，跟科里领导沟通后，领导同意我脱产一个月，去上海学英语。因为科里领导基本上都在国外留过学，所以还是比较能够体恤下属的。

　　经过长时间的英语培训，我觉得效果还是蛮好的，绝大多数参加培训的学员都顺利通过了考试。在这期间也学到了不少知识，结交了很多朋友，不过有得也有失，就是牺牲了陪伴家人的时间和承担价格不菲的学习和住宿费用。

　　接下来再聊聊如何获得国外大学的邀请函。有的医生或者所在科室与国外相关大学的教授有长期合作关系，获得邀请函就非常容易，发几封电子邮件就可以完成了。不过还有一部分医生平时与国外的大学或者教授没有联系，怎么办呢？有两种方式：第一种是请身边的过来人或者知名教授帮忙联系，他们一般或多或少都与国外有联系，请他们进行推荐，自己只要用心准备个人英文简历和出国访学计划就可以了。第二种情况是，当身边好友无法帮助去到想要去的国外知名大学或者医院时，就需要用心制作好个人简历，然后发电子邮件给各个知名大学的名教授。当然，绝大部分邮件会石沉大海，但也会有运气不错的医生。我们科里有医生就是通过这种方式去了美国约翰霍普金斯大学访学。

　　不过提醒大家一点，有时间时要练练英语口语，因为有的时候你联系的国外导师会打电话检测一下你的英语表达能力，我们不能变成一个"哑巴"哦！

　　以上申请出国留学前的两个重要工作，一旦这两个条件具备了，就可以申请国家级或者省级的出国留学项目了。

引路人：吴军，江苏省人民医院

相关分享：饮食起居-访学出走

邮箱：wujun9989@163.com

第十八章　留学出国，你准备好常用药品了吗？

俗话说，病来如山倒，病去如抽丝。生病是人生一大常态，而这事放在留学群体中，又会衍生出更多烦恼。语言沟通的不畅，就医规则的不熟悉，医疗保障系统的不同，以及报销流程的烦琐，都是构成这些烦恼的成因。许多访问学者对此都非常认同，甚至有切身体会。因此在出国之前，有目的地准备一些常用药品，就成为出行清单的必备项目。

准备药品这件事，自然与日常常见病密切相关。那么，日常常见病有哪些呢？感冒、发烧、咳嗽、拉肚子、牙疼、过敏、意外创伤……范围非常广泛，治疗药物也是多种多样，本文推荐一些常见疾病的治疗药物，供大家参考。

1　感冒

市场上用于缓解感冒症状的药物有许多种，主要用于缓解感冒所伴发的鼻塞、发热、咳嗽、头痛、流鼻涕、打喷嚏等症状。因此感冒药多为一些复方制剂，主要成分包括：用于缓解发热、头痛、身体酸痛的对乙酰氨基酚、布洛芬；缓解鼻塞的伪麻黄碱；止咳用的右美沙芬；抗过敏的氯苯那敏、苯海拉明等。

常见的西药复方制剂包括泰诺、白加黑、日夜百服咛、新康泰克、快克、惠菲宁、仁和可立克、新帕尔克、速效伤风胶囊等。对于中药情有独钟的，可以备用的中成药有感冒清热颗粒、银翘解毒片、感冒冲剂、板蓝根颗粒、双黄连口服液。镇咳祛痰效果较好的中成药包括复方甘草合剂、伤风止咳糖浆、川贝清肺糖浆、蛇胆川贝液等。（注意：中成药中有可能存在海关禁止携带入境的成份，不建议准备或携带过多。）

上述药物准备几种常用的即可。针对发烧，还可以准备一支体温计，以便随时监测体温。同时要说明的是，在各国的药店中，抗感冒药大多也都属于非处方药，所以只要有相关的医学药学知识，均可以在当地购买。

感冒可针对症状选择药物，如出现鼻塞、流鼻涕症状时，可选择含伪麻黄碱的药品；若发烧、头疼、全身酸痛时，可选用含对乙酰氨基酚、布洛芬的药品；打喷嚏时选择含氯苯那敏、苯海拉明的药品，咳嗽时选用含右美沙芬、那可丁的药品。

2　腹泻

腹泻，俗称拉肚子，是一种常见病。急性腹泻常常与饮食不洁有关，而慢性腹泻病因复杂，治疗也相对复杂。急性腹泻的治疗原则是补液、杀菌，同时可以加用减慢胃肠蠕动的药物辅助治疗，必要时还可以服用微生态调节剂调节紊乱的肠道菌群。

杀菌的目的是去除病原菌，常见的杀菌药物包括黄连素（盐酸小檗碱）、诺氟沙星、氧氟沙星、左氧氟沙星等，蒙脱石散对细菌及毒素有固定作用，碱式水杨酸铋可通过吸附细菌毒素和对病原性微生物的直接抗菌活性来治疗腹泻。补液常用的药品是口服补液盐，用于防止腹泻和呕吐过度引发的脱水和电解质丢失。当腹泻发生时，患者也可通过补充水、果汁、运动饮料（最好能含钾）、汤和含盐饼干来维持水和电解质平衡。洛哌丁胺也是一种常见的辅助治疗腹泻的药物，可以通过减慢肠道蠕动缓解腹泻引发的腹痛、腹胀、呕吐等症状。肠道菌群调节剂是指含有双歧杆菌、嗜酸乳杆菌、地衣芽孢杆菌、枯草杆菌等益生菌的药物，可直接补充正常生理菌，抑制致病菌，达到调整肠道内菌群失调的目的。

准备腹泻治疗药时，杀菌药物是必备的，其他药物根据情况可以准备1~2种。

3　过敏

生活在陌生的国家，陌生的环境，有人可能因饮食、环境等原因引发过敏。抗过敏药物主要通过减少或抑制组胺释放来缓解花粉过敏、上呼吸道过敏、过敏性鼻炎等所引起的流鼻涕、打喷嚏、眼睛发痒流泪、鼻咽发痒、鼻塞等症状，这类药也适用于缓解慢性荨麻疹、瘙痒性皮肤病及其他过敏性皮肤病等引起的皮肤瘙痒、红肿、红斑、风团等症状。

抗过敏药主要分为长效品种和短效品种两类。长效品种包括氯雷他定、西替利嗪、左西替利嗪、非索非那定等；短效品种主要包括氯苯那敏（俗称扑尔敏）和苯海拉明。上述品种均有口服片剂销售。其中长效品种作用持续时间较长，达12~24小时，嗜睡和乏力、反应时间延长等不良反应较小。短效抗过敏药物作用持续时间短，一般需一天多次用药，相对于长效品种，其不良反应大一些。

上述药物建议根据个人情况准备1~2种。笔者也考察过美国市场，抗过敏药物的品种与国内大同小异，均为非处方药，留学人员也可以自行到当地药店购买。

4 晕车

针对有晕车/船/机史的留学人员，晕车药应该是必须要准备的。最常用的止晕药是茶苯海明，它主要通过对抗组胺，以及作用于脑干前庭核，发挥镇静、抗眩晕和镇吐作用。其他药品如盐酸地芬尼多片（眩晕停片）、苯巴比妥东莨菪碱片（晕动片）、东莨菪碱贴片等也很常用。盐酸苯环壬酯片（飞赛乐）是新一代晕车药，价格较贵，但不良反应小（轻微嗜睡），效果明显，也可以选用。

晕车药建议在出发前半小时至1小时内使用；注意用药时不能喝酒或含酒精的饮料，酒、镇静催眠药可加重嗜睡作用；服药期间不能驾驶车船、操作机器设备及高空作业等，以免反应迟钝，发生危险。另外，抗过敏药、抗感冒药中的某些成份也容易导致嗜睡，合用时应加以注意。晕车药机理大多相同或相近，不要同时使用多种晕车药，以免药物过量，引发不良反应。

5 胃病

着凉、饮食不规律、饮食不良、腹泻、焦虑等常常引发胃痛、烧心、反酸等，此时可选择常见的胃药进行治疗。

胃病常见的治疗药物有抗酸药和抑酸药两种。抗酸药常见的有铝碳酸镁片、胶体果胶铋胶囊、枸橼酸铋钾片等，可以直接中和胃酸和保护受损的胃粘膜。抑酸药的机理是抑制体内胃酸分泌。药物品种主要包括两类，质子泵抑制药包括奥美拉唑、兰索拉唑、艾司奥美拉唑等，大多制成肠溶胶囊；H2受体拮抗药主要包括法莫替丁、雷尼替丁、西咪替丁等，一般为片剂。两类药中，前者抑制胃酸分泌的作用强于后者，且作用时间也较长。

抗酸药和抑酸药在美国属于非处方药，可以自行去药店购买。

6 外伤和皮肤感染

外出活动时难免出现磕磕碰碰。当出现皮肤破损的时候，尽早做好简易的消毒工作是非常必要的。对此，笔者建议准备创可贴、酒精棉球/碘伏棉球、纱布、棉签、云南白药等物品，以备不时之需。除此之外，其他药物也可以根据情况准备，如磺胺嘧啶银乳膏可以预防和治疗烫伤引发的局部皮肤感染；红霉素软膏可用于脓、疱、疮等化脓性皮肤病、小面积烧伤、溃疡面的感染和寻常痤疮；莫匹罗星软膏为局部外用抗生素，适用于革兰阳性球菌引起的皮肤感染，例如：脓疱病、疖肿、毛囊炎等原发性皮肤感染及湿疹合并感染、溃疡合并感染、创伤合并感染等继发性皮肤感染。

外伤和皮肤感染用药，在美国药店内均属于非处方药物，可供选择的品种也非常多。所以无需准备太多，必要时可以自己购买。

7　抗感染药物

抗感染药物的推荐备用等级是五星，主要原因在于，世界各国对于口服抗感染药物都是按处方药进行管理的。这就意味着，你必须进入医院或诊所获得处方，才能购买到抗感染药物。所以在出国前一定要有所准备。不同的抗感染药物有不同的适应证，因此必须针对疾病准备合适的抗感染药物。

针对腹泻，可以准备诺氟沙星、氧氟沙星或左氧氟沙星等口服药。

对于呼吸系统感染，抗生素首选青霉素类（青霉素G、阿莫西林），也可选用一、二代头孢及大环内酯类药物，笔者建议准备阿莫西林、头孢克洛和阿奇霉素等口服片剂或胶囊，必要时可准备左氧氟沙星、莫西沙星等喹诺酮类药物。其中阿莫西林、头孢克洛属于β-内酰胺类，主要针对革兰阳性球菌感染，阿奇霉素可以覆盖非典型病原体如支原体、衣原体等感染。

急性单纯性下尿路感染的病原菌80%以上为大肠埃希菌，可以选择尿液浓度较高的药物进行抗感染治疗，经验治疗推荐口服呋喃妥因或阿莫西林/克拉维酸，疗程通常为3~5天。感染期间应多喝热水，保持大量的尿量，注意局部卫生。

牙周炎推荐准备3%过氧化氢溶液漱口，疼痛时服用止痛药物，必要时口服甲硝唑和/或阿莫西林（或阿莫西林克拉维酸）联合治疗。

游泳或不注意眼部卫生等，可能引起眼部感染，如沙眼、结膜炎、角膜炎、眼睑缘炎等，必要的滴眼液或眼膏，如氧氟沙星眼药水、左氧氟沙星眼药水、妥布霉素眼药水、红霉素眼膏等可以针对上述感染进行治疗。打开瓶盖后的眼药水有效期一般为1个月，使用时应加以注意。

阴道感染分为细菌性阴道病、外阴阴道念珠菌（假丝酵母菌）病和滴虫阴道炎，推荐准备甲硝唑片剂或外用栓剂、制霉菌素栓剂、克霉唑栓剂、咪康唑栓剂等，甲硝唑用于阴道厌氧菌感染和滴虫阴道炎，后三者主要用于阴道念珠菌感染（美国药店有售）。

急性细菌性中耳炎初治可口服阿莫西林，备选药物为第一代或第二代口服头孢菌素。

脚气是一种真菌感染，可以备用硝酸咪康唑乳膏或盐酸特比萘芬乳膏进行治疗。

上述的推荐用药只能针对轻度的感染，对于抗菌药物的使用，一定要注重合理性，建议在医学相关人士指导下使用。中重度和复杂的感染还是建议到当地医院进行规范化治疗，以免耽误病情。

8　其他

　　疼痛的治疗药物主要包括对乙酰氨基酚，布洛芬等，这类药可用于缓解轻至中度疼痛如头痛、关节痛、偏头痛、牙痛、肌肉痛、神经痛、痛经，也用于普通感冒或流行性感冒引起的发热。针对外伤疼痛，如肌肉痛、扭伤疼痛、腰痛等，可局部外用双氯芬酸二乙胺乳膏。镇痛药在美国药店可以直接购买。

　　经常便秘者应配备适当的药物，如外用的开塞露、甘油栓，口服的乳果糖、聚乙二醇或者麻仁润肠丸等，药效相对温和且有效。

　　痔疮、肛裂等者可准备马应龙麝香痔疮膏。

9　特定疾病药品

　　对于某一特定个体，药品的准备一般与特定疾病相关。如高血压、糖尿病、冠心病、哮喘等。药品的准备应咨询自己的医生。需要调整服药剂量的，尽量请医生帮助做好调整计划。建议携带好医生处方，以备海关检查。

　　药物携带及使用的注意问题：

　　（1）很多国家对携带药品的要求很严格，海关有可能对药品进行检查，所以出国前一定要事先了解所前往的国家对于入境药品的相关规定，避免不必要的麻烦。

　　（2）大部分国家建议入境者仅携带适量必需的药品，但须符合某些条件。如需携带的药物中含有潜在的成瘾性或麻醉药成分，美国海关要求必须申报。对于含有麻黄碱、伪麻黄碱的药品、某些中药或中成药，携带入境也有限制，有关详细规定，应在入境国相关药品管理部门网站查询。

　　（3）西药和中成药最好装在原包装中，有说明书或者药品成分说明。携带大量或特别药品时请同时携带医生处方，以免入境时遇到不必要的麻烦。

　　（4）如果留学时携带孩子，建议在准备药品时，尽可能准备儿童专用剂型。服用药物时应注意参考说明书上的药品适用年龄，根据体重或体表面积计算药物使用量。

　　（5）准备药物时，要仔细查看其有效期。使用时也应注意药品是否在有效期内。

　　（6）根据药品说明书的规定合理贮存药品，以免药物因受到光照、热、潮湿、微生物等外界条件影响而变质失效。

　　（7）本文提及的药品大多为通用名称，在购买对应的药品时，可根据自己的需要和相关知识选择进口或国产品种。另外部分推荐药物未说明具体剂型（如片剂、胶囊、颗粒剂等），购买时可根据用药习惯自行选择。

（8）推荐尽可能携带固体剂型，不建议过多携带液体剂型。尽可能携带西药，不建议携带中药或中成药。

（9）由于认知有限，本文不可能列出所有的治疗用药品种。推荐范围之外的药品可在医生或药师指导下进行准备。

（10）简单的疾病可以自行服药治疗，对于复杂的疾病，还是建议到医院进行规范化的治疗，以免延误病情。

引路人： 吴雪梅，福建医科大学附属协和医院

相关分享： 饮食起居-我在美国用医保看病

　　　　　　饮食起居-美国出行之必备神器

邮箱： gonewithwind999@qq.com

作者声明： 本文无任何利益冲突

第十九章　访学"小case"准备

2014—2015年我有幸在国家留学基金委的支持下来到"医学麦加"——梅奥诊所（Mayo Clinic，又称梅奥医学中心）学习一年，这是截至目前最让我难以忘怀的一年。

要到医学殿堂朝圣，我诚惶诚恐，出国前做了很多攻略，希望能在国外顺利一些，毕竟在国外不像国内这么方便，加上还有语言沟通方面存在问题，所以多做功课只有益处。

1　语言

很多人都说我都考过全国外语水平考试（WSK）、托福（TOEFL）、公共英语五级（PETS-5）了，语言是"小case"，还需要准备什么，但这个认识会随着你到了国外而改变。第一，国内学习多为应试英语，和实用型口语完全是两个不同的概念，还有一些语言表达、发音习惯的差别，让很多初次到国外的人手足无措。我建议最简单的方法就是出国前多看些最新的美剧，里面有很多目前现实中的俚语和表达方式等，有利于你能听懂别人在说什么。第二，复习好专业术语。我出去后很吃亏，由于准备得不够充分，与导师交流就有困难，让我丢失了很多专业信息和机会。第三，建议最好把导师课题组的近期文献都认真拜读一下，因为在他已了解你前期工作的前提下，他可能会把你的工作与他目前课题组的工作结合起来，并提出他给你的建议，这样你在与导师交流的过程中，就能显得游刃有余了。如果你把这些提前做好，你可以较快地融入新集体，否则你需要花很长时间来了解你的新项目内容。对于做课题研究的同学来说时间就是论文呀。

2　心理准备

　　这个大家更是嗤之以鼻——都成年人了，出个门还需要心理准备！其实出国一年或者更长时间，在度过早期3~6个月的新鲜期后，很多人会感到不适应新环境的新角色了，毕竟国外的生活与国内截然不同。

　　有个词叫文化休克，是当一个人突然处于一种新异的文化生活环境而产生的一种暂时的社会性隔离、焦虑、抑郁的心理状态。尽管笔者在去美国之前已经有了充分的思想准备，尤其在社会文化与生活方式方面，阅读了大量有关美国历史文化与社会习俗的书籍，自以为已经对美国社会有了相当程度的了解，但到美国以后还是有一种强烈的不适应感。

　　原因不仅是因为中国与美国之间存在着巨大的文化差异，而且整个社会环境都有着较大的差异。比如，对于习惯于在中国大都市生活的我，每天见到的都是熙熙攘攘的人群，街面上的商店无论春夏秋冬、白天黑夜都是敞开大门迎接顾客，而我留学所在的罗彻斯特，由于冬天气温很低，即使是最繁华的中心城区，也几乎见不到一个人，所有商店都紧闭着大门，让人感觉好像都停止营业了。对于初来乍到的人来说，要到商店买些日用品都不容易，大一点的商店、超市都位于市郊，没有车子很难去采购，而小一点的商店，又买不到什么。不是说美国的市场经济是全世界的典范么？怎么要买些小东西却感到非常困难，而在成都，就在我居住的楼下就可以买到任何日常用品。当然，文化休克并不是一种什么疾病，而是一个学习的过程，一种复杂的个人体验，因此，应该学会自我调整适应。至少可以减轻适应新的文化环境的压力，也称得上是一种新的文化体验和心理感受吧。

3　物品准备

　　（1）医疗保险：强烈建议大家购买，虽然不一定会用到，也希望尽量不要用到，但是事情一旦发生了，如果没有保险，在医疗费用昂贵的美国看病是一个极大的负担，这个钱千万不要省。

　　（2）药品：美国空气质量好，一年也难得生一次病，但是如果遇到了，您将会为此而焦头烂额的。为了方便，建议大家还是需要备一些常用药的。如果是戴眼镜的同学，建议带一副备用的，国外配镜比较贵。

　　（3）钱：这个到哪里都需要，准备现金，使用方便的多币信用卡。

　　（4）衣物：其实这个我倒真觉得大家不需要准备太多，准备一套换洗的就是了，美国买衣服非常方便，缺什么过去添置就是了。

　　（5）文件资料：这个根据每个人的需要将自己的重要资料提前准备好，包括个人简历、体检表、疫苗注射证、照片、报到书等。

4 初次到达

初次到一个陌生的地方，这时候如果有一个熟人来提前帮你安排，那会省去很多麻烦。

（1）接机：毕竟第一次出国都是大包小包的，到达后有个朋友帮助会让你方便很多；

（2）住宿：朋友可以帮你提前预定好旅馆或者到朋友家里住宿，需要好好休息一下。这些信息大家可以通过以前去过同样学校、医院的朋友或同事了解，还有就是加入相关的QQ群、微信群，在里面可以得到热心朋友的帮助。

杂七杂八地说了一堆，这里也是抛砖引玉，希望大家出国前有所借鉴，帮助你在第一步走得顺利顺心。

引路人：冯戈，四川大学华西口腔医学院
访学地点：美国明尼苏达州罗彻斯特市梅奥诊所
邮箱：fengge@scu.edu.cn

第二十章　如何申请郑裕彤博士奖助金到香港大学访学?

1　郑裕彤博士奖助金简介

　　郑裕彤博士奖助金是香港郑裕彤博士捐赠成立的奖助金项目，每年资助中国内地医学工作者赴香港大学李嘉诚医学院培训学习。该项目面向中国内地全体医学工作者，至今已经有20余年历史。根据项目介绍，2015年该项目进行了改革，更加集中于临床培训，目前每年资助30人。可通过下列网站了解相关详细情况https://www.med.hku.hk/。

　　目前该项目资助类型包括以下6类：

　　（1）Clinical Professorial Fellow（临床教授学者）。

　　（2）Senior Clinical Fellow（高级临床学者，针对内地副主任医师及医师职称）。

　　（3）Clinical Fellow（临床学者，针对内地住院医师和主治医师）。

　　（4）Senior Clinical Research Fellow（高级临床研究学者，针对内地副主任医师及医师职称）。

　　（5）Clinical Research Fellow（临床研究学者，针对内地住院医师和主治医师）。

　　（6）Health Care Management Fellow（医护管理学者，针对医院行政管理人员）。

　　各项目类型的时间、内容、条件和补贴待遇如下：

❖高级临床学者/临床学者

　　时间：3个月

　　学习内容：接受临床诊断及治疗的培训。

申请资格：持有中国内地大学所颁发医学学士学位，并在认可医院任职为：副主任医师或主任医师（高级临床学者）/住院医师或主治医师（临床学者）。

薪金及旅费津贴：高级临床学者：每月33 000港币，及最高3 500港币一次往返报销；临床学者：每月28 000港币，及最高3 500港币一次往返报销。

❖ **高级临床研究学者/临床研究学者**

时间：4个月

学习内容：接受临床诊断及治疗的培训，并同时进行一项与其专业相关的临床研究项目，在完成临床培训及该临床研究项目后，期望学者在返回内地的临床单位后，继续与其在香港大学的导师合作，进一步发展该项临床研究课题。

申请资格：持有中国内地大学所颁发医学学士学位，并在认可医院任职为：副主任医师或主任医师（高级临床研究学者）/住院医师或主治医师（临床研究学者）。

薪金及旅费津贴：高级临床研究学者：每月33 000港币，及最高3 500港币一次往返报销；临床研究学者：每月28 000港币，及最高3 500港币一次往返报销。

❖ **医护管理学者**

时间：1个月

学习内容：学习医院管理技巧及行政等知识

申请资格：在中国内地医学院附属医院及认可医院任职的高级行政管理的人员。

薪金及旅费津贴：每月28 000港币，及最高3 500港币一次往返报销。

此外，要求学者有单位院长介绍信，介绍信模板可到申请网页查看，需要院长签字盖章。同时，规定学习内地后在原单位服务不少于3年，项目组会把相关规定快递给其原医院管理部门，告知医院管理部门这条规定。具体操作按各医院的规定进行。

2　申请和录取过程

登录上述香港大学李嘉诚医学院网站后，点击Online Application（网址：https://www.med.hku.hk/cytapp/start/）即可进行申请，一般2018/2019年项目于2017年7月31日申请截止（2018年10月开始到香港学习，可以适当延迟开始学习时间，但是要和导师及项目组沟通好）。

网上申请提交材料后，如果有意向，香港大学教授或者项目组秘书会邮件联系您，安排视频面试时间，视频面试由您的导师进行。视频面试通过后，导师会把您的名字发给项目组，项目组会通知您现场面试。我申请的时候现场面试在上海复旦大学枫林校区，有时候会在北京或者其他城市。现场面试由项目组进行，导师也不知道您的面试结果，应该说每个导师都希望自己选的访学者通过并获得该项目奖学金，因此导师在选访学者的时候也会考虑自己选的访学者是否具有竞争力，不然就浪费名额了。现场面试之后，只能等待，导师也不知道您是否入选，如果通过，就会邮件告知您和您导师。

3　办理手续

办理手续时会有两个秘书和您联系，一个是郑裕彤博士奖助金项目组秘书，主要办理该项目的手续。另一个是您申报的学科秘书，比如我申报的骨科—脊柱外科，就有脊柱外科学科秘书联系我。

手续包括各种学历学位证明材料、医师资格和执业资格证书、内地医疗机构无医疗事故证明（一般是医务处开具）、香港逗留签注等事项。这里需要强调的一点是，在2017年后，该项目所有获得资助的学者和香港大学是雇佣关系，香港大学人事处会发一个职务（Appointment）的雇佣文件，由学科秘书给您办理。同时您需要申请注册香港医管局的限期香港行医执照，该执照需要提前2个月申请，否则如果来了香港还没有执照，理论上是不能做手术和看门诊、管理患者的。

如果Appointment的雇佣文件没有办理好，您来了香港，发现银行卡无法办，薪水无法打入您的账号，那就只能花自己的钱了。有些学科的秘书做事会比较拖沓，你自己一定要催他，和我同一批的学者就遇到过这种事情。

引路人：吴爱悯，温州医科大学附属第二医院
访学时间：2018年1至4月
访学地点：香港大学骨科系脊柱外科
相关分享：笃学明志–香港大学骨科系脊柱外科访学体会和分享
邮箱：aiminwu@163.com

第二十一章　启程

　　作为三甲医院的临床医生，博士毕业已经34岁了，我需要抓紧时间在科研方面打下坚实的基础。毕业后第2年，恰逢单位有申请公派的项目，我觉得是一个出国接受博士后训练的好时机。有时候机会就像抓在手里鲜活的鱼儿，随时有溜走的可能，定下目标后就需要及时抓住。经过半年的计划和申请，我终于踏上了赴美留学的行程。说到前期准备，自己并未准备什么，只是在心理上做了一些调整。想到要去美国这个世界强国呆上几年的时间，有兴奋也有顾虑，有壮志也有迷茫，直到出发前2天陆续把行李装好，才真正有了一种离开家人、长期异地生活的感觉。

　　年幼的大女儿反常地在清晨5点钟打个滚儿起床，精神矍铄地说要去机场送我。她还没有美国的具体概念，只是觉得爸爸又去了一个比较远的地方，每天只能在视频通话中见面了。或许是此前若干年自己长期在外读书的经历，和家人的分别已经变得习以为常，愁绪也并不是很强烈。然而，当要真正道别进入安检的时候，仍抵不过最原始的亲情反应，扭头的瞬间感到一股热流在鼻腔中涌出，顺着咽喉壁滑下，瞬间浸润了整个胸腔。回头看看挡在安检门外的妻子，离别的愁绪已经浸润了眼圈，我只能挥挥手，让这股暖流浸透全身。亲情就是这样的羁绊，既是人的软肋也是盔甲，让人不能割舍也充满力量，即使有远在他乡的严寒也依然觉得温暖。

　　这是自己第二次乘坐国际航班，订票、转机时间的安排、行李的托运都得自己反复核对。早上7点从温州起飞到上海，中午12点出境，经底特律转机到达美国路易斯维尔，总共将近24个小时、1万7千公里的飞行，着实是一种奔波。和7年前独自一人他乡求学已经大不一样，那时的自己没坐过几次飞机，经常挑选特价票在各个时间点拼凑行程，在航站楼仔细查看各种地理方位，留心每一次机场的广播内容。这次虽然是轻车熟路，仍不能掉以轻心，直到在浦东机场达美航空的柜台确认了机票、托运了行李，方才暂时撇开之前的顾虑和离愁，在登机前的时间里拍几张照片留念，给家人再次微信道别之后便躲进了机舱。

坐在经济舱里环顾四周，基本上全部是学生模样的乘客，猜测他们是在开学季返校就学。与我邻座的，左边是一个在美国读大学的计算机系的大二学生；右边则是一位美国老太太，交谈中得知，她作为国际志愿者，来中国湖南参与唇腭裂儿童慈善工程。她是一位语言治疗师，帮助经过矫形的儿童恢复语言功能。她已经多次来中国，起飞的时候和我讲诉她眼中的变化，若干年前她们发现眼前到处是吊车，中国到处在建设、施工；现在已经变得很发达，上海的现代化程度已经超过美国许多城市。同时，污染、食品安全等许多问题也出现了。

我看看手表，时针要在表盘里绕上一圈半，飞机也要顺着地球自转的方向到达直径线的另一个端点。漫长的乘机时间不禁让我想起过去几年中坐过的长途火车的情形，只不过火车上更拥挤、设施条件更差，而飞机舱外却没有火车窗的风景，只能一股脑儿对着天花板或是过道里的空乘人员发愣。所幸国际航班上在前座背面有自助影视系统可供欣赏，戴上飞机上发的耳机，挑选自己喜欢的音乐或是电影，多少可以打发一些时间。我听着莫扎特（Mozart）的音乐，时不时地打着盹，几次都把头耷拉到胸前才惊醒，脖子也开始发胀、发酸。

期间看了一部题为《我在中国的生活（*My life in China*）》的纪录片，讲述了广东潮州的一个父亲旅居美国几十年后重回祖国家乡的所见所闻。解放前的父辈人早年怀揣着"美国梦"，不辞艰辛、带着妻儿远赴他乡，在美国并没有如其所愿地富裕起来，老伴也烙下了病根，随着经济的不景气，老爷子决定回国看望亲戚们。离开故土数十年后，原来一切都已大变样。新农村建设让有想法、有干劲的人涌到了辉煌的岸边，安于现状的农民仍然在那片土地上繁衍生息，逃脱不了命运和出身的安排。早年出国的那一代人，思想上更开放，也未曾真正感受到中国的迅速发展，倘若放到现在，他们更多地不会愿意再去挣扎着远赴他乡改变命运。物是人非，老汉动情之时不禁老泪纵横。人最抵抗不了的就是时间，它洗净了铅华，见证了一代又一代人的奋争、起落和成败。

飞机在美国东部时间下午2点到达底特律，时针已经在表盘上足足转了一圈多，飞机也已经跨过了大西洋抵达一个全新的国度。我需要入境、重新办理行李托运。我排队等候入境的审批，队伍中大多数是来自中国的学生，他们非常熟悉地左拐右转、出示相关证件便可顺利入关。我好奇地东张西望，照着前面的人的流程慢慢挪动着步伐。终于轮到入境审查，那位官员仔细查看了我的护照和签证类型，问了几个安全的问题，便在护照上盖印通过，"Wish you have a good time in America（希望你在美国愉快）"，就这样，我顺利踏上了美国的土地。

　　原本担心中转时间紧凑，可能会遇到一些小麻烦，然而没有遇到任何问题。找到行李转盘，将3个箱子1个背包在推车上摆放整齐，有条不紊地通过一道又一道关口，遇到不确定的路口便开口询问。突然觉得世界变得越来越小，只要简单的英语能力，按照相关指示、标记和电子显示屏的内容，就能顺利到达另一个国家。同时也可以看到，有些指示牌除了英文、日韩文字之外，也可以看到中文。我深切地感觉到，和世界连接，首先需要掌握世界的语言、懂得世界的标识，同时，中国的逐渐强大也将让中国人在世界的舞台上更加便利。

　　底特律机场有一个颇具特色的"时光隧道"，五彩的灯光在一个几十米的通道两侧变幻着各种图案，许多乘客掏出手机自拍。到达登机口，再次和工作人员确认无误后，还多出了90分钟时间。靠在候机区的沙发上，装上事先准备好的美国手机SIM卡，通过网络给家里人报平安，试了一下往国内打电话，通了。这时的我已经困意十足，戴上耳机听一会儿音乐，几秒便睡着了，直到开始广播需要再次登机。

　　转乘的也是达美公司的航班，不过已经是小型的城际飞机，位置也小很多。我坐在最后一排，边上的中年女士打开一本圣经认真地阅读，时不时地写写划划。航程只有1个小时，航班只提供了一些小零食。美国的天空晴朗清澈，蓝天白云触手可及，真的如之前的那位美国语言治疗师所言，我会喜欢上这里的空气、环境的。飞机准时降落在路易斯维尔的维纳郡机场，打开手机，我向家人、同事们报平安，远在万里之外的我已经逆着时钟和祖国家乡的人们有了12个小时的时差。

　　已经有实验室的中国同事在机场外等候接机，他们是和我年龄相仿的D博士和X博士。行李被装上后备箱，车子快速行驶在美国的大马路上。车子开到菲尼克斯（Phoinex）的居民区，安静而整洁。认识了F姐、L博士，她们已经为我们准备了晚餐。桌子上已经摆了地道的中国菜：卤牛肉、番茄炒蛋、芹菜肉丝、干锅鱼块……尽管已经是晚上8点，天还是发着蓝色的亮光。住处的基本生活设施都已经安排好了，躺在柔软的席梦思床垫上，以至于整个人都陷进去了。夜里2点和早上6点分别醒来，我知道这是时差造成的作息偏离，但很快又睡着了。

　　就这样，我的美国生活开始了。人在美国，开始一种新的生活状态；人在美国，经历一场新的人生历程。

引路人：王凯，温州医科大学附属第一医院

相关分享：饮食起居–在美国的日常生活

邮箱：wangkai@wmu.edu.cn

第三部分　笃学明志

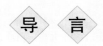

导　言

人类自诞生以来，因为不断地学习，才成就了今日文明。学无止境，无论是尚在求学，或是已步入社会，"学习"二字之于普罗大众，皆有着举足轻重的意义。它能使我们结识志同道合者，与良师益友为伍；它也是一条无形的捷径，指引我们在现实中通向自己的梦想。

是为笃学者。

第二十二章　一种终身学习的体制——日本国立癌症研究中心访学之"教育篇"

　　日本大学的医学部（院）或医科大学有国立、公立、私立三种，医学院校的学费远高于其他学科。国立医学院校六年学费为300万~400万日元；公立医学院校学费要高于国立医学院校；私立医学院校学费惊人，六年大致费用为2 000万~5 000万日元。由于日本医生收入高、社会地位高、受人尊重，所以医学院校一直是热门专业，优秀的高中毕业生会选择国立、公立医学院校，要进名牌大学的医学部竞争更是异常激烈。私立医学院校的学生很多都是从小受到家庭环境熏陶、家境富裕的医生的子女。

1　六年医学院，才刚刚起步

　　日本的医学院校的学习时间为6年。第1年为一般教育课程。第2年开始学习基础医学课程。第3年开始临床医学课程学习，包括内、外、妇、儿等全部临床学科。临床医学课程学习后，要参加日本厚生省（类似国内的国家卫生健康委员会）组织的统一命题考试，成绩合格者才能进入之后的临床实习阶段。

　　一般从第5年开始，医学生开始在附属医院或大中城市的中心医院各科室进行为期一年到一年半的临床实习。第6年的后半期开始要准备毕业考试。毕业考试合格者获得医学学士学位，凭手中的医学学士学位，就有资格参加日本国家医师资格考试。这个资格考试以及考试结果的公布，会在毕业前全部完成。通过国家医师资格考试的学生，获得由日本厚生大臣签发的医师资格证书并在当地卫生机关登记、备案。这样，就避免了目前国内有些应届硕士生或博士生仍在无证行医的荒唐局面。

2　从研修医到专门医，漫漫长路

获得医师资格的医生会在指定的医院接受研修医的培训，成为一名临床研修医。研修医培训分两个阶段：第一阶段叫前期研修医，为期2年（相当于国内的低年资住院医生），在各个临床医技科室轮转；第二阶段叫后期研修医，主要根据自己的职业规划，在不同的大专科进行研修。以外科为例，如果以后想成为外科医生，就去外科进行外科的研修，并准备2~3年之后的外科专门医的预备考试（笔试）。考试合格者，可以申请外科专门医的认定考试（面试）。

在2012年，外科专门医的预备考试和认定考试的合格率分别是81%和100%。考试通过之后，还必须符合以下的条件，才可以成为外科专门医。

外科专门医的取得条件：

（1）研修期为5年以上；

（2）研修开始后在4年以内通过预备考试；

（3）研修开始后在5年以内通过认定考试；

（4）在研修期内作为主刀医生或助手完成350例以上的手术；其中，包括腹部外科，乳腺外科，肺外科，心脏、大血管外科，外周血管外科，头颈部体表外科，小儿外科和外伤手术120例以上；

（5）在学术会议和学术期刊上发表过论文。

成为外科专门医后，再经过2年的训练，可以参加各个亚专业（subspecialty）专门医（比如：消化器外科专门医、心脏血管外科专门医、肺外科专门医、小儿外科专门医等）的考试，符合经过相关学会对申请者在研修期间的诊疗经验、业绩和研修实绩等方面的严格审查后，可以成为相应亚专业的专门医。

其中，由于食管外科附属于消化器外科，所以如果要成为食管外科专门医的话，还不得不同时符合日本食管学会的要求，即对作为主刀医生或助手参加食管外科手术的种类和数量有具体的要求。同样，如果一个食管外科专门医想开展腔镜的手术，还必须获得日本内镜外科专门医的资格。

日本的医生在成为附属医院的讲师或达到讲师水平的时候，他们会被相关的专业学会授予"专业指导医"。至此，日本医生的继续教育全部完成。

在日本国立癌症研究中心（NCC），住院医师都十分努力，除了日常的临床工作之外，还要准备论文。有一次，我晚上手术结束比较晚，凌晨3点路过图书馆，看到里面还有住院医师在学习。

获得专门医后，有的会留在大学附属医院，有的会去地方公立医院，有的会去私立医院，也有的选择了自己开业。

日本严格的医学教育制度，保障了医师的专业技术水准。所以，在日本，不管是在大城市的医院，还是在小城市的医院，不管在国立、公立医院，还是在私立医院或私人诊所，都可以得到规范的治疗。加之日本完善的医疗保健制度，也客观上保证了分级医疗制度的落实，避免了医疗资源的浪费。

3 学术会议，谈成绩，更分享教训

日本有很多医学学术会议，每年初和年中，会有一份未来6个月的学术会议的日程。NCC医局的门口公告牌上也贴着近期各个学术会议的介绍（图1）。

早就知道日本漫画无处不在，但还是没想到就连学术会议的宣传资料上都是漫画（图2）。我在日本参加了几次学术会议，给我留下了深刻的印象。会议的组织者工作很到位，刚下车站就看到有人举着会议的牌子，指导参会者怎么去会场。所有的参会者必须登记、付费、注册。一进会场，就搜到无线Wi-Fi，下载好会议的软件，里面有会议的日程，各个分会场的主题、会场的地址、所有参会稿件的内容摘要。可以先选择好自己感兴趣的内容，到时候软件会自动提醒。

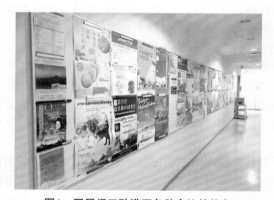

图1　医局门口贴满了各种会议的信息

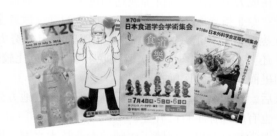

图2　画着漫画的学术会议宣传资料

会议一开始是学会理事长的几分钟致辞，接着马上进入主题。有些大会场会邀请海外的讲者，这时候同会场的日本讲者也会用英语作报告。在其他分会场就是用日语了，不过有的会场有同声传译，门口拿了耳机进去就能听。大会场大都是一些大医院的教授，分会场则既有知名教授，也有年轻的医生，讲的内容大部分都是临床的问题。

不同的分会场有不同的议题。因为我的专业是外科，所以对有手术演示的内容比较感兴趣。大部分讲者都会放自己的手术录像，然后大家提问题，会场主席再总结。我发现日本的年轻医生思路很宽，并不是一味地人云亦云，他们有自己的想法。往往就一个经典的手术的某一个环节进行摸索，看看换个思路做会怎么样？尽管有些想法并不是很实际，但是看得出来他们都是在积极地动脑筋，也的确在实际尝试着做了。我也从中得到不少启发。

在会议上大家并不是只谈自己取得的成绩，也不回避自己的教训。记得在肺外科的会议上，有一位很有名的教授特意总结了自己手术中碰上大出血的情况，放了录像，并讨论了处理的策略。在壁报会场，专门安排了两个时间段，请作者对自己的文章进行讲解，有高年资的医师对其提问并总结。

这些层出不穷的学术会议为日本的医师们保持终生学习、及时更新和交流知识创造了非常好的条件。我们国内这方面的学术会议也越来越多，要进一步在会议组织的细节上提升质量，在发表交流的内容上提升学术性和专业性，邻国日本值得我们学习。

我的访学已经结束，但学习不会终止。我会带着在日本访学的收获在工作中继续思考、实践，让交流碰撞出的火花引燃我终生学习和探索的激情。

笃学者： 林之枫，上海市第一人民医院
访学地点： 日本国立癌症研究中心
相关分享： 笃学明志-细节决定成败，规范决定一切——日本国立癌症研究中心访学之"医疗篇"
　　　　　慨乎言之-尊重和信任是怎样铸成的？——日本国立癌症研究中心访学之"医疗篇"
邮箱： linzhifeng2611@163.com

第二十三章　细节决定成败，规范决定一切
——日本国立癌症研究中心访学之"医疗篇"

　　我这次研修的科室主要是食道外科和呼吸器外科。我在国内是胸外科医生，既要做肺部的手术，也要做食管的手术。而日本和国内不同，食管的手术是属于消化器外科的，再细分一下是属于消化器外科下的胃食道外科的，而肺部的手术则是由呼吸器外科负责。只有在日本国立癌症研究中心（National Cancer Center，NCC），才有独立的食道外科，这也从一个侧面反映了这里食道外科的"江湖地位"。

　　我的导师是食道外科的科长日月裕司先生和呼吸器外科的科长渡边俊一先生。日月先生是日本食道学会理事，擅长食道癌的三野清扫、抢救手术以及复杂食道癌的手术。在NCC工作了三十余年，在日本胃食道外科领域很有地位。渡边先生是NCC最年轻的科长之一，擅长微创肺癌根治术和纵膈肿瘤根治术。1967年，NCC的呼吸器外科的Naruke医生在世界上率先提出了Japan-Naruke淋巴结地图，并被北美广泛应用。目前，NCC的肺癌手术量居全日本第一。

　　来日本两个月后，我终于如愿拿到了日本的手术执照。每天早上6:30出门到医院参加8:15的早交班，去重症监护病房（ICU）看围手术期的患者，8:45进手术室等患者入室。麻醉上好后第一台手术大约会在9:30开始。食道癌的手术时间比较长，需要8~10小时，一天只能安排一台，每周2~3台。肺癌的手术一天安排3~5台，会分两个手术室同步进行。我每天基本上不是参加食道外科的手术就是参加呼吸器外科的手术。手术结束后我送患者去ICU，然后再和其他医生一起去病理科处理标本。结束后再晚查房。有时候还会参加多学科协作

（MDT）的会议。所以每天回到住处，常常都是晚上10点以后了。虽然很辛苦，但学习机会数量之多，都是非常难得的。

1　无微不至的指南规范

在日本，任何的诊疗行为都要严格按照指南进行（图1）。手术日期和方案都是提前决定的，在术前2天，患者入院（患者的术前检查，在门诊已大体完成，有时候术前谈话也在门诊进行）。对于手术的安排，手术室在两周前就已经做好，在医院内部电脑里可以查询。每台手术预定大概需要多少时间，由手术医生的预估和以前的手术实际耗时作为参考。

手术当天，参加手术的医生，必须在8:45提前到手术室，等候由护士陪送进来的患者。手术室里面的布置，需要哪些器械，哪些设备，在前一天都已经安排好，并和主刀医生进行确认（图2）。甚至是这些设备在手术室里面摆放的位置，手术室护士都会根据不同的手术和不同手术医生的习惯而做好调整。所以在手术过程中，很少出现医生在台上等器械、巡回护士到处去找器械、设备不能用、设备需要更换等情况。手术室楼层里有专门的工程师，万一手术过程中有机器出现问题，或护士不懂得如何调试，随时候命的工程师立马出现在现场解决问题。

巡回护士不能离开手术室，手术室里只要正在进行手术，就必须保证最少有两名护士（一名器械护士和一名巡回护士）。取耗材，送标本都是打电话叫工务员进来取送。手术前的翻身、摆体位也很有讲究，患者摆体位的时候，手术医生、麻醉医生和护士必须在场，保证体位摆放得正确，同时避免患者受伤，摆放体位的时候很仔细，反复检查，必要时拍照做记录，有时候，光摆一个体位就要30分钟。手术开始和结束，有严格的"签到"（sign in）和"时间到"（time out）。

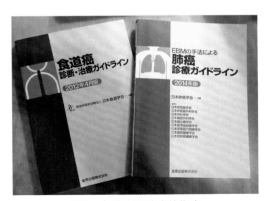

图1　食道癌和肺癌的指南

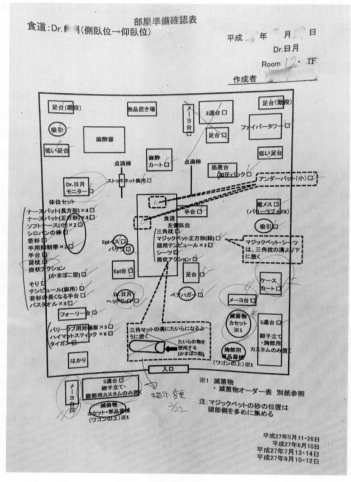

图2　手术室准备确认单

大手术正在进行的时候，住院医师会在手术室的墙上贴上解剖图和手术的示意图，有时候还会把手术关键的步骤拍照存档。手术室里有一台大屏幕电视，实时更新每个手术室每台手术的进行情况。手术结束后，食道外科和呼吸器外科常规要在手术室里进行床边X线摄片和做床边气管镜。手术室楼层里有一台可移动的X线摄片机，手术室里摄好片后当场就能在旁边的电脑里看到影像。手术医生必须全程陪在患者身边，一起搬运患者，和麻醉医生及护士一起送到，才算任务完成。

ICU共有8张床位，负责全院外科的重患者。绝大部分患者都是术后在ICU待2~3天就转回普通病房了。ICU主要由麻醉科负责，由麻醉科医生和外科医生共同管理。每天早上8:30，外科医生会去手术室和麻醉科医生一起交班，听取患者的病情，商量医嘱的调整和安排转科事宜。

所有的这些措施，都是为了保证医疗的安全，保障手术的效果。这很好地启发了我，行医不能只关注手术，还要重视手术以外的治疗与护理，细节决定成败。

2　不惧严苛的慢功与细活

日本医生手术做得慢是出名的。不仅手术做得慢，两台手术之间接台等候的时间也长。食道外科的导师日月先生年近60岁，做一台手术需要8~10小时，从头站到尾，从摆体位到缝皮，期间只在患者翻身时去一趟洗手间，喝两口水。术后还要一起给患者摄片，送患者去ICU。时间耗得长，手术却从来不急，游离、暴露、结扎、切断……手术的每一个步骤、每一个动作都完全做到位。

进行食道癌的三野淋巴结清扫时，的确是做到了食道连同食道周围淋巴结、淋巴管、神经、脂肪等组织的整体（en-bloc）切除。手术讲究根治性清扫，但在切除的时候非常注意器官的保护，比如日月先生会把迷走神经的肺支、心脏支、气管支和食道支完全游离出来，在切除食道的时候，保留肺支、心脏支和气管支，只切断食道支。诚然，这样做手术医生会花费大量的时间和精力，患者和医生承担的风险也较大，但是，在NCC，每一台手术就是这么做的，因为这是规范。

我在NCC参加了食道外科和呼吸器外科这么多手术，也看了NCC其他科室的手术，还抽空联系去了NCC东病院观摩了食道癌的手术，去了东京癌研有明病院和昭和大学附属病院观摩了肺癌的手术，发现每一个医生做手术，尽管个人的手法不同，但是最终都能够达到规范要求的结果。

日月先生在指导我们做手术时也很严格，手术的每一个步骤都有明确的目标和要求，遇到下级医生做得不对，在手术中他会进行细致地讲解，一开始我听不懂日语，他会特地用英语再给我讲一遍。上班的时候他很严肃，私底下却很好相处。他邀请我去他家参加了两次聚会，记得在一次聚会上，因为他和另一个住院医生都是日本一个橄榄球队的球迷，大家聊到兴起，两个人抱在一起唱球队的队歌。

3　不畏艰难和冒险的大手术

也许是在NCC——全日本最好的医院之一，这里的医师不怕做大手术。我有幸参加过一台颈部食道癌的手术，患者术前做了两个疗程的新辅助化疗，临床分期为cT3N3M0，cStage IIIC。最终，术式是：开胸食道切除，咽头、喉头、气管切除，剖腹游离胃管及游离近段空肠，移植代食道，气管造口，植皮。手术进行了15个小时。术后患者恢复顺利。

此类手术，于患者、于医生无疑是高风险、高压力的。纵使是手艺高超的国内医生大多不愿意去进行这类手术。若真要说一个理由，也许是因为国内医疗环境险峻，随之而来的后果并不利于年轻医生的成长。重视床位周转率、手术量、切口大小、手术时长兴许更加贴合我国国情。但是，回归行医的初心：真正对患者有利的治疗是什么？手术是不是真正做到位了？是不是达到了最佳治疗效果？对此，我深思良久。

4 不辞繁琐的标本处置

在NCC，外科对标本的处理，也是非常注重的。在呼吸器外科手术的时候，手术第一步，就先取胸腔冲洗液送脱落细胞，手术时会根据具体的需要送快速病理检测。一般20分钟出结果，病理科医生会打电话到手术室内，告知台上的手术医生。在术后处理标本上，每个专科有自己的标本取极规约，里面详细规定了标本怎么处理，怎么切开，怎么拍照，淋巴结怎么计数（图3~图4）。术后住院医生要去病理科，把标本上各站的淋巴组织剥下，分出每一个淋巴结，再分别计数，大体标本要切开，固定，测量病灶大小，再拍照。这些照片和结果，都会存档并可以在患者的病历里查到。

平时科室定期会和相关的科室开MDT会议。比如食道外科就每周定期和内镜中心、病理科开会，大家对每一个新入院的患者进行分析，一起看患者的内镜影像、CT片和病理结果。然后决定患者的治疗方案，到底是内镜治疗，还是手术，还是内科先新辅助放化疗。又比如内镜中心，会定期和食道外科、胃肠外科以及病理科医生一起回顾大家处理过的患者，这既是一种工作的总

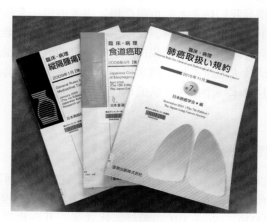

图3 标本处理规范

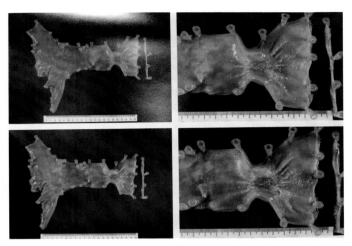

图4 术后拍摄的照片

结，对下级医生来说，又是一个难得的学习机会。

我在这里学到的，不仅仅是技术上的，更是整个理念上的，不仅仅是医疗上的理念，更是对这份职业应有的专业态度。记得以前在读文献的时候就奇怪为什么日本人拿出来的数据这么厉害，我觉得是因为"认真的态度"。大家都严格按照规范去做，没有人投机取巧。也因为各个专科协同合作，共同发展。所以在日本NCC，Ⅳ期肺癌的5年生存率有23%，Ⅳ B期食道癌的5年生存率可以达到27%。我相信，只要把这份"认真的态度"做好，我们也有能力做得更好。

笃学者：林之枫，上海市第一人民医院

访学地点：日本国立癌症研究中心

相关分享：笃学明志-一种终身学习的体制——日本国立癌症研究中心访学之"教育篇"

慨乎言之-尊重和信任是怎样铸成的？——日本国立癌症研究中心访学之"医疗篇"

邮箱：linzhifeng2611@163.com

第二十四章　美国医院内科临床轮转见闻

　　我在伊利诺伊大学芝加哥分校附属医院的内科（Internal Medicine）临床轮转，在一个半月的时间里和治疗组团队A一起学习实践。

　　大内科共有4个治疗组，每组有床位21张，由于周转较快，一般在院不超过15人。每组有单独办公室，有主治医生（Attending）1人，三年级住院医生（PGY-3）1人，二年级住院医生（PGY-2）1人，一年级住院医生（PGY-1/Intern）2人，三年级、四年级医学生（MS-3，MS-4）3~4人，执业药师（PharmD）1人，社工（Social Worker）1人。其中，PGY-3负责全组教学，PGY-2负责全组患者。主治医生每2周更换，医学生和住院医生每1~2个月轮换。药师和社工在组内固定。

　　每日工作流程：

　　7:00~8:00住院医生到院，按分管患者开始各自查房。具体管床事物，患者的处理均由住院医生负责。

　　8:00~9:00在小会议室开始早会（morning report），由三年级住院总医生（chief resident）担任讲者，面向科内所有住院医生和医学生，进行互动教学每天分享一个案例。由于每年10月到次年1月为住院规培的招纳面试日期（此医院录取比例为1:18）。在此期间，每周四、周五的早会在医学院报告厅由住院医规培部主任讲解案例。

　　9:00~10:30主治医生和药师到组，开始组内交班。由于对患者隐私保护的规定，过道、电梯、餐厅等公共场合内不可讨论患者病情，所以每天的病例讨论、治疗方案的制定和更改均在各自组内的办公室完成。在交班过程中，住院医生以SOAP准则（Subjective-Objective-Assessment-Plan，表示症状、体征、诊断、计划）向主治医生汇报分管患者当日的查房反馈，如实验室指标、查体结果、病情评估和解决方案。主治医生只对治疗大方向进行指点，在细节的处理上，如血压血糖的管理、急性肾损伤的临床处理等，由住院医生自行完成。

交班后主治医生带领团队查房，由于早查房已由住院医生独立完成，所以此轮查房较快，通常在30分钟内完成。仅针对交班中存在的疑问对患者进行查体、交流。

11:00～12:00主治医生开始教学，这也是主治医生每天的主要工作之一。我在内科的一个半月中，共有5名医生在团队A担任主治医生，主治医生在这里是工作岗位，非中级职称的等级。担任者有刚完成规培通过考核的年轻人，有医学院教授，也有退休返聘的外院人员，他们的教学风格各不相同。有的老师教学以学生自主讲课为主；有的老师是学院派，结合患者学习文献和视频资料；有的老师上课轻松活跃，自由发挥。

12:00～13:00午饭时间为午餐会（noon conference），一般为专题讲课或病例汇报。下午时间处理患者事务。

在一个半月的内科轮转中，感受最深的是美国医院的教学氛围和教学规范。住院医生的工作不仅是管床，更多的是在学习，医院提供了充足的学习机会。由于美国实行分级诊疗，常见病多由家庭医生解决，住院患者病情复杂，多为罕见病，合并多种并发症，住院医生可获得足够的锻炼。同时由于没有过多科研压力，医学生和住院医生的主要学习方向和工作时间都在临床。除了每天的早会、主治医生的教学和午餐会，PGY-3在主治医生不在的时间里，会针对在组患者，对住院医生、医学生进行教学讲解。同时，PGY-2对PGY-1，PGY-1对MS-4，MS-4对MS-3，团队内形成逐级教学模式。这种培训形成制度和常规，对临床知识进行了反复训练和强化。和组上的医学生交流得知，医学教育（doctor of medicine & residency）在美国已是很成熟的项目，通行的教学规章制度保证了不同医学院毕业生的差距较小。

其次感受为美国住院医生培训的强度较大。住院医生每年有2次假期，每次假期时间为2周，除此之外，平日7～10天轮休一天，没有法定假期。我所在的医院，住院医生早上7点到院查房，下午5点后下班，上午早会，主治组内教学以及中午午餐会均为学习时间，没有午休。

在高强度的住院医生规范化培训基础上，信息、流程和基础设施的便捷为医生节省了大量的时间和精力。每个治疗组、每个护理组均设有移动查房车。基于网页的病案系统使得个人电脑在院外也能查看病情。院内电脑均与外网连接，集团购买信息服务较多，可随时下载查阅。流程设置合理，院内分工细化，如出院转院等联络事宜由病案管理人和社工负责（case manager & social worker），每个人只需专注分内事物，住院医生的大部分时间、精力都在临床和学习上，没有过多干扰。

一个半月的内科临床轮转，总结见闻在此与各位交流分享。

笃学者： 潘希丁，南京市第一医院
访学时间： 2016年11月16日—12月29日
相关分享： 笃学明志–美国UIC药学博士课程
邮箱： henghecao@163.com

第二十五章　美国UIC药学博士课程

2016年下半年，我有幸作为访问学者参加美国伊利诺伊大学芝加哥分校（UIC）药学院的进修项目。项目中包含为期一个半月的美国药学博士（Doctor of Pharmacy，PharmD）课程体验。结合自身经历与大家分享心得体会。

美国药师的专业要求相对较高，类似医学博士（MD），药学博士（PharmD）属于专业学位，与研究型博士（PhD）是两个不同概念的博士学位。只有取得PharmD学位才能申请执业执照。获得执照后可进社会药房工作，如在医院工作，则必须完成1~2年的住院药师规范化培训（Residency）。在入学要求上，各学校略有区别。大致上，必须完成申请前必修科目（Pre-Pharmacy）的学时和学分后方可申请。

UIC的PharmD学制为4年。第一年以巩固复习药代动力学、生物化学、生理学等药学专业基础为主，第2~3年核心课程为《药物作用机理及治疗学》，第4年为7个实习点，每个实习点为期6周的实习轮转。在专业课的基础上，配有各项药学相关的社会、心理、经济学的课程。

我选择旁听《药物作用机理及治疗学》。教学模式为：第1周，讲解该课程本学期教学大纲，大纲内容包括每节课的讲师与题目内容、随堂测试日程安排；课程参考书目；课堂纪律与评价标准等。正式开课后，课程讲义与预习要求一般至少提前3天上传至药学院电子黑板系统，便于学生下载准备。上课学生自带平板电脑（iPad）或电脑，无纸化笔记。授课形式以讲师讲课为主，内容上，包括从药物化学构效关系，生理、药理、药代动力学作用机制，结合指南讲解治疗药物选择等。有的课程设有自学部分，学生需按时完成。特点在于每门专业课配有相应的习题课（Recitation）。习题课为案例式教学，由讲师和住院药师担任指导，分成数个4~5人一组的小组完成各自的病例分析与习题。学期中有随堂测试，计入学期考核。

其他课程设置针对社会需求和行业需求，如文献评价分析、药学信息、美国医疗体系介绍、医保项目介绍、社会行为种族文化差异等。另外从2年级开始开设专业选修课（如儿科、女性疾病、戒烟等），学生需要完成学分。

学期中，药学院平均每周有1~2个午餐会讲座，邀请院内外药学人士，内容涵盖基础临床研究、药事管理、药学信息等各药学方向。住院药师每周要在午餐会做2次专题报告。同时，药学院与临近的医学院联系密切，讲座信息发布在各自学院网站上。几乎每天中午校区内都有各式的学习讲座。

在春秋两个学期之间长达3个月的暑假中，学生参与制药公司、药学行政机构、零售企业的暑期实习并于回校后进行经验分享。

总体而言，在课程设置上，PharmD内容紧凑、强度大，强调实用性，与社会接轨，淡化基础实验课程。学生从入学伊始就参与社会药店、医院药剂科的旁听和观摩。相比国内药学教育，个人认为各有利弊，美国PharmD核心课程为《药物治疗学》，对药物化学、药剂学、药理学等基础课有所弱化。此模式强调面对患者的实用性。国内课程专业基础和治疗学同等篇幅，虽然实用部分减弱，但基础课程的扎实有利于药学思维的培养。

在教学模式上，个人认为UIC的PharmD类似国内中小学，老师抓得紧，上课"填鸭式"，反复做题强化，课程多有随堂测试或月考，讲师手把手指导练习病程和药程的书写。教育过程类似标准化流水线，形成标准化流程，所以学生毕业后水平差异较小。有幸旁听药学院定期的教务会议，有学生代表参会，教务组会对进行中的课程出现的问题及时讨论反馈。同时，由于美国医药行业MD、PharmD学费昂贵，不少学生课余须参加工作，所以PharmD的学习压力、生活强度较大。

美国PharmD课程体验使我收获了很多，在此与各位交流分享。

笃学者：潘希丁，南京市第一医院
访学时间：2016年11月16日—12月29日
相关分享：笃学明志-美国医院内科临床轮转见闻
邮箱：henghecao@163.com

第二十六章　在美国读博士的日子

在走出去之前，我未曾想过会遇见什么；在回来之后，我为人生能够拥有的这段时光心怀感激。它赐予我的，不仅是在某一学科的知识，更有价值的是形成了我日后看待世界、学问和人生的态度。谨以此文怀念我在美东一所公立大学医学院的个人经历，并向大家简单介绍一下美国博士研究生的课程。

1　缘起

8年前的我，刚刚从南京医科大学检验专业本科毕业。由于在校期间受到了很多老师发自真心的指导和帮助，从手把手教我做实验，到帮我写推荐信，还有给我的各种建议和鼓励，我非常幸运拿到了美国麻省州立大学医学院（University of Massachusetts Medical School）的博士研究生录取通知书。后来我才得知当年一起被录取的其余3位中国学生都来自国内top5高校的生物专业，顿时感觉"压力山大"。怀着忐忑的心情，我就这样开始了一段让我此后终生难忘的求学之路。我的"痛并快乐着"的旅程也就此开始。

2　无处不在的压力

读博士研究生的第一年我就遇到了极大的挑战。那年我们要上6门课，生物化学、遗传学和细胞生物学的3门大课以及对应的3门文献阅读小课。大课讲解和国内大学的普通授课形式类似，不过没有点名制度，为此学校还特意为大家安装了录像，方便没时间的同学可以在课后通过看视频的方式来完成自学。我发现，有将近三分之一的同学平时不来上课，仅在考试时才会露面。

说到考试，我从来没想到，一所美国研究生院校会有如此频繁的"月考"。每门课总共持续3~4个月，期间就有3次考试，最终的成绩是3次考试的平均分。不夸张地说，我的第一年都是在备考的焦躁中度过的。

考试形式都是问答题。一般是给你一个小的科研项目，考察基础知识以及如何设计实验来回答某个科学问题。每门考试排名最后10%的学生将算做"fail"，也就意味着来年还必须重修。记得最后一次遗传考试结束后，好几个美国妹子当场痛哭，疯狂的考试带来的巨大压力由此可见一斑。

当然，我也挂了一门课程。当我垂头丧气地和一位教授哭诉时，他立刻安慰我说："我当年读博士研究生时也挂了一门考试，当时我也很生气，那又如何，我现在照样是教授呢。" 第二年重修这门课的时候，经常想起他这句看似玩笑的安慰，让我心平气和地接受了这次小挫败。现在回想，更多的是一种体验了。不是说，没有挂科的人生是不完整的人生吗。不过，以上只是我的个人感受，当时和我一届的中国学生都认为考试不是太难（学霸们从来不必担心考试）。

但是，剩下的三门文献阅读课就让大部分中国学生都感到很头疼了。这门课由一个教授带领着5~8个学生阅读文献，大家先讨论这篇文章中关键数据的实验设计及方法，然后讨论这篇文章的研究内容在当时这个领域中的意义以及存在的缺陷。你是否正确理解了这篇文章，是否能表达你独特的学术观点就成为了教授打分的基础。这些的文章覆盖了生物的不同领域，上可追溯到1953年Waston和Crick发现双螺旋结构的古董文献，下有当月Nature（《自然》杂志）上的最新学术争论。

对那时的我而言，看一篇不熟悉领域的文献通常都需要5~6个小时，更不要说跳过实验本身来理解这项研究对整个领域的推动。但是，经历了一年的折磨后，我们对大部分领域的生物文献都能略知一二，而且看文献的速度大大加快，从开始的逐字逐句阅读到迅速领会文章的重点，是一个量变到质变的过程。

3 人生的选择

经过一年的双向选择后，大家基本上都选定了导师。于是，第二年的课程则更针对日后的研究方向。我所在的是病毒和免疫学系，是我们学校最具有悠久历史的专业，教学体系也更完善，因此对大家的考核也更仔细。课程大致分为免疫学、病毒学和微生物学三个部分，邀请系里的教授们讲解专业基本知识以及现在的热点研究领域。

在第二年的4~6月份，大家会紧张地准备资格考试，这类似国内的"开题答辩"，但是不同的是，这里的学生被要求不借助导师的帮助，自己完成一份完整的标书，而且这份标书不可以与自己的所在实验室的研究领域有直接联系。考试形式是30分钟课题的背景、设计方案的讲述，剩下的时间由答辩委员自由提问。这个考试基本上只要认真准备，仔细精读文献，答辩委员会基本都不会为难大家，大都是在老师和学生共同探讨的气氛中轻松完成考试。

经历了这一年的魔鬼训练以及在实验室里的亲身感受，大家也充分考虑了关于人生抉择的问题：你是否真的愿意放弃生活中的诸多乐趣，而把未来4~5年的光阴全身心投入在这充满神秘色彩，却也枯燥，甚至可能充满失败与颠簸的神奇、浩瀚的科研中吗？

其实，在每一年，都会有人发现自己并不适合博士生涯或者不适合生物研究，申请退学。他们中有的人继续从事实验室技术员的工作，有的人追随心灵去做了牧师，有的人去学了高大上的法律。退学在美国真的不是什么大事，继续寻找让自己更开心更擅长的事情，让自己的人生在无限的可能中放出光芒，这似乎是所有人所共同认可的最大的真理。

自由和平等，就这样在校园里无数年轻人的不同选择中彰显着它独有的光芒，而我们每一个人都如此自然地尊重这样的自由。

4　博士生活的真正开始

资格考试之后的课程相对比较简单，大家也开始了真正的博士研究生课题研究。作为传统的学系，我们系还有两门很有意思的课程。一门是文献阅读课（Journal club），主要是邀请目前活跃在研究领域的项目负责人（principle investigator）进行演讲。系里每年会邀请30位左右的校外教授做学术报告。这个课程的基本安排是，教授们先做一个小时的学术报告，讲一讲自己实验室或领域内的的研究进展。随后我们可以与研究者有1个小时单独交流的机会，交流范围是完全随意的。有时候大家各自谈谈尽管辛苦但让人兴奋的研究，更多的时候也会聊一聊为什么我们会选择读博士。

那时候，迷茫是我们的常态，因为在实验室每天都很辛苦，但是，往往都没有什么实质性的进展。很神奇的是，每一次和这些嘉宾交流完后，我们都会看到他们身上那种对探索未知科学世界最简单和纯真的好奇心，还有那种理想主义者一样的乐观。每次交流对我们都是一针满满的鸡血，对博士研究生活又恢复了最初的热情。

还有一件很有意思的事情。每年系里都会让我们以学生的名义邀请一位最心仪的学术大咖来做学术报告，被邀请的嘉宾由我们自己投票选出。我们作为直接邀请者，还有机会和这位学术大咖一起共进晚餐。

注意，还是在没有本校教授在场的情况下。对于每一个博士生，能如此近距离地接触学术大咖，而且是在没有本校教授"干扰"的情况下畅所欲言，是一件想想就让人期待的事情。

记得有一次，我们邀请了一位学术大咖。这位专家平时很忙，很难约到时间和他交流，而我们系的一位教授非常想借此机会和他做进一步学术的探讨，于是发了封邮件给我们的学生代表，想申请加入晚餐活动。遗憾的是，请求被学生代表迅速而"不留情面"地拒绝了。她给出的理由是，如果您在场的话，两位教授之间的交流就会变成主导，而我们则成为了聆听者，这破坏了让我们学会在不同场合与教授交流的初衷。这不仅是这门课程的规则，也是学生作为邀请者应当享有的权利，它不可以被任何理由破坏。你看，规则就是规则，哪怕你是教授，在我们的地盘也得遵守。

5　表达的意义

有趣的另一门课是学生演讲，所有我们系的学生每一年都被要求做一次公开的学术演讲。第一年在实验室轮转的学生会有15分钟的演讲时间，而高年级的学生会有30分钟的演讲时间。别小看这一次演讲，如何将你的课题背景做深入浅出的介绍，以便不同领域的观众都能听懂，如何调整演讲的节奏，以便在规定的时间内清晰而完整地讲述自己的故事，如何在面对台下的教授和同学的各种提问时面不改色心不跳，这些都不是那么容易的事情。

经过了这门课程的操练，我们都从开始的紧张焦虑到了后来的从容不迫，最后毕业答辩的1个小时学术报告忽然也就觉得不在话下了。这样的训练在学术界其实尤为重要。当你成为了一名PI，你需要在大型学术会议上，在有限的时间内让人们理解你的研究，并记住你的名字。你需要在学术大咖面前表现自己对某个领域的深刻见解，并愿意与你进行学术合作，这嘴上功夫更是占据了置关重要的作用。这或许并不比一些创业故事中创始人花2分钟打动一个投资人的传说更容易。优秀的演讲并不是靠耍嘴皮，而是用逻辑和事实来说服别人接受你的学术假说的一个过程。这需要年复一年的历练，没有半点捷径可走。

其实，在第一年的暑假我们还有一门专门的写作课。与演说一样，写作真的是科研中一个非常重要的技能。如何通过一篇文章把自己的每个实验串联起来变成一个有趣的故事，写基金的时候又要如何打动评审，说服美国国立卫生研究院（简称NIH）信任你的研究能力，这都需要扎实和严谨的写作功底。上课的老师经常举例说，同样的数据，写得不好的人，可以被一个3分的杂志拒掉，而调整了讲故事的方式之后，却可以被一个顶级期刊接受。在这门课中，每两周我们都要写一篇文章，从小的科学博文，再慢慢到写基金的一部分，到最后会要求完成一份你熟悉领域的标书。每次作业都会有同班同学进行盲审，并由专门的写作老师给予点评。

表达在很多时候真的很重要，它不仅仅是说与写的能力，也不仅仅是文学创作者的特权，我们每一个人都有义务去学习良好的表达方式和能力。你会发现，你生活中的每一处其实都有它们的存在。

6　我的心得

总的来说，这里的课程体系设计的初衷是培养未来有独立思考能力的学术领导者，因此课程形式非常多样化。第一年的笔试考试虽然繁重，回首再看，却只是博士研究生涯中一朵微不足道的浪花。

而大量精心设计的课程所带给我们的独立思考的能力、表达的能力才是真正给我们指明了方向，让我们走上了研究的道路。不过课程只是课程，真正的质变则需要每个人自身长期的修炼与领悟。当然，也有些教授抱怨这些课程太过于冗繁，耽误了学生做研究的时间。不过从长期来看，这些课程带给我们的不仅仅是形而下的知识，更是一种形而上的对待科学的态度，一种敬畏又不失活泼的态度。

笃学者： 陈雨欣，南京鼓楼医院
访学地点： 美国麻省州立大学医学院
访学时间： 2009年9月—2015年7月
相关分享： 慨乎言之–走进盖茨基金会——催化式新慈善
邮箱： yuxin_chen2015@163.com

第二十七章　与美国乡村音乐之都的Vandy
相遇

1　初来乍到

范德堡大学（Vanderbilt University，昵称Vandy）位于美国南部田纳西州（Tennessee）首府、美国乡村音乐之都纳什维尔（Nashville）。Vandy成立于1873年，是一所历史悠久，全美高校排名前20名的私立综合型大学，有10个学院，医学中心（Medical Center）包括医学院、医院及诊所、图书馆、研究中心等共计21个单位。

报到的第一天，我就迷了路。导师的办公室在医院大楼，我工作的实验室在另一座大楼，可通过路面或地下通道到达。从导师的办公室出来，找到记忆中的门牌发现却不是我工作的实验室。后来才了解到，医学中心的实验室主要集中在相邻的3座大楼内，有200间左右的实验室，分属不同的学科领域。3座大楼之间通过负一楼走道纵横交错相连，每栋同层并列位置的门牌都一样，只记门牌是不行的。了解原因之后，我在前后两栋楼转了一下终于找到了实验室。

医院和3栋实验室大楼的地下走道全部相通，因此员工主要通过地下通道往来或运送标本，不会受地面天气的影响。

导师的实验室有几间，我平时做实验的地方是由几家实验室共享的一个大的实验室，十几个长型的工作台双列排放，中间有试剂架相隔，冷气，供、排气系统，减压系统等都是中央控制的。原来，为节约资源及安全管理，医学中心各实验室内的基础实验设施均采用集中式配置。实验室24小时开放，各实验室均设有中央门禁系统，下午5:00以后，各门禁系统只能凭智能身份识别（ID）卡出入。医学中心提供各种配套服务，文献资源可在各实验室通过网络直接获得，非常方便。

报到时医学中心会给新人办好智能ID卡，访学者的ID卡身份为"Visiting Research Fellow, Visitor"。凭着这张Visitor ID卡，我们可以自由进出实验室。

初到学校，对Vandy的环境很好奇，迫不及待地在校园里四处观看。

Vandy是百年名校，校园很大，建筑别具风格，一些古老的建筑，古朴大气。校园内植物茂盛，正逢秋季，各种树叶呈现出不同的颜色，葱绿中红、黄、粉纷呈，五彩斑斓，非常美丽，让人赞叹。校园中有很大的草坪，中午有很多人在草坪上休息、晒太阳。

逛完校园，我又去了图书馆。Vandy的图书馆很大，是美国南方比较重要的研究图书馆。藏书超过200万册，另有350万册手抄本、期刊及重要资料。图书馆对外开放，在图书馆可自习或在图书馆网页上搜索所需书籍，按照相关页面上标注的索书号（Call Number）到相关图书馆的具体位置取书阅读。

2　临床实验室轮转

我的导师是医学中心临床分子生物实验室主任，在经过几天的环境适应后，导师给我安排了为期一个月的临床微生物实验室、病毒室及分子生物室的轮转学习。

临床微生物实验室轮转安排了两周时间，早晨主要是观看、了解微生物室的正常工作流程，接收标本、操作程序、电话通知及报告程序。下午由实验室主管专门讲解微生物实验室的工作流程。实验室每个流程都要有规范的操作程序，当有疑问时，工作人员会让我们先看操作程序，而主管会对流程做解释。微生物实验室的主任都是医学博士（MD），还有一位主管，其他就是操作人员了。为了及早发出报告，微生物室早班工作人员上班很早。每天早上8：00我到实验室时，大家都已在各自的工作台前有条不紊地工作，岗位分工明确。9：30左右，进行完住院医生病例报告分析培训（case report）的主任、主管医生及住院医生开始到各个工作台巡查，看工作人员有没有什么问题。有问题就解答，或者与巡查人员一起讨论。

两周的学习，让我对微生物室的常规工作有了深入、明确的了解，尤其是真菌室与结核室的工作、各项安全措施，如负压环境、隔离衣、防护镜等都在日常工作中得到切实的执行，工作人员都非常专业、敬业。

随后我在病毒室、分子生物学实验室分别轮转了一周，学习、了解了各种最先进的病毒检测技术、分子生物学技术，大开了眼界。病毒室、分子生物学实验室管理模式与微生物室一样，由主管与主任进行管理，各室主管人员负责日常的管理工作及解决疑难问题，不能解决再找主任。各实验室所有项目都有标准化操作程序，操作程序现行有效，主管负责修订操作程序，任何修改都有标注。

　　当时国内医院临床实验室规范化管理还没有像现在这样开展得如火如荼，一个月的学习，不仅让我学习、了解了最新最前沿的各种检验技术，也让我对实验室规范管理有了最清晰的认识，对于现在检验人几乎人人皆知的"做我所写、写我所做"的规范化操作程序的认知瞬间明晰。

　　而操作人员严格遵守程序要求让我感慨。印象最深的一件事是分子生物学（PCR）实验室的"ONE WAY（单向）"要求的执行。

　　为了避免扩增产物污染，PCR实验室根据空气流向布局，要按照空气压力递减方式进行，以防止扩增产物顺空气气流进入扩增前的区域。依空气流动方向，布局为试剂储存和准备区、标本制备区、扩增区、扩增产物分析区。同样，工作人员的行动方向也是一样的，不同的区之间均要有缓冲间，更换工作服。

　　医学中心的PCR室没有单独的房间，是在一个大型实验室的角落里，由两个长条工作台组成。一个工作台相当于一个区。在试剂储存和准备区穿白色工作服，在样本制备区穿蓝色工作服，工作服均挂在工作台旁边的挂钩上。虽然没有任何实质上的阻隔，但两个工作台之间的工作人员不能任意走动，只能从试剂准备区往样本制备区方向行动，虽没有缓冲间，仍然必须脱、穿工作服。而若想从标本制备区回到试剂准备区，则不能倒回去，必须脱了工作服后，穿过整个实验室从大门出去，再从外面的走廊绕一大圈过去。我跟着走了一次，非常震惊。由于条件限制，没有真正的墙去分隔实验区，没有气流系统确保单向，但操作人员心中却有一个明晰的实验室的架构，严格遵守。这是真正的"做我所写"。

3　参与住院医生临床实验室轮转培训

　　临床实验室轮转是医学中心培养、带教住院医生及低年资医生的一种方式，也是临床实验室参与临床、将实验室检测结果与患者临床症状相结合、跟踪了解检测有效性的一种方式，一般由各实验室的主管人员参与，以病例报告分析（case report）的形式开展。病例报告每天早上9：00进行，约半小时，地点就在微生物室门口的4平米左右的走道，没有座位，参与人员全部站着。住院医生进行病例陈述（case presentation），病例可来自工作中的实例或文献中报导的典型或疑难感染性疾病病例。首先介绍病例中患者的病症、各种检查结果等临床信息，由各参与人员自由发表看法，根据已有的资料和实验室检测结果分析、推测可能的感染源，提出可行的治疗方案，或需要进一步检测的项目，最后再由资深医生总结并作疾病相关知识及诊断方法等讲解。通过病情症状、检验结果、临床治疗情况的联合分析，医生与检验人员的临床思维能力得到了培养，这样检验人员可以有能力根据临床医生的送检目的或要求，针对性的进行重点病原菌筛查。

走道墙上的书架里，全部是专业书籍，现场一旦有疑问，会立即有人翻书查看，或者主任会回到办公室查找，不放过任何一个问题。讨论会水平很高，大多病历都能从症状和各种检测结果中推论出感染的病原体。这些主任们渊博的专业知识、丰富的经验让我惊叹。

我是五年制医学检验专业的毕业生，我想当年学校专业的设置是为了培养像上述专家一样的检验医生，可是工作后国内医院并未有检验医生的岗位，我们最终从事的就是检验操作的工作。对于临床越来越生疏，习惯关注检验技术本身，而非临床诊疗信息。

历经半年的病例报告分析培训，让我学到了很多，也让我明白了医学知识是需要多向融汇贯通的，不能只局限于某个专业，而检验技术最终是服务于临床诊疗的。

4 学术讲座

学术讲座在医学中心非常常见，几乎每天都有各种形式的讲座及技能课程，讲座内容涉及医学、生物医学相关的各个方面，有基础医学的，有临床应用的。讲者多为某一专业领域的资深研究人员，有从其他医学院校、研究机构请来的，也有本院内的教授。所有大型讲座的信息都会在讲座前一周的周五以电子邮件方式发送到个人信箱中，系里的讲座信息也会由秘书发到邮箱中。当然，传统的告知方式（如海报）也被广泛采用，这样学术讲座的主要信息都可以预先知道，各级人员可以选择自己感兴趣的讲座内容，按时到会参加。讲座会按公布的时间准时开始与结束，现场秩序井然，演讲完毕提问者踊跃，整个讲座氛围良好。中午的很多讲座都有免费午餐，多是三明治、汉堡、比萨等，鼓励、方便大家利用中午时间去学习。

5 研究工作

一个月的临床轮转、半年的病例讨论及学术讲座，丰富了我的医学知识，做课题写论文还是我的主业。做了几个月准备之后，我也开始了实验工作。接受了多种新技术培训，开始了几个研究项目。每天到临床实验室搜集样本，再回实验室做试验，分析数据，与导师、技术人员交流。导师非常严谨，每一个实验设计都很精细，需要多方合作的项目也会安排得很好，在导师的指导下我顺利完成了所有工作。

医学中心为期一年的学习进修，让我学到了很多高端技术、专业知识和管理经验，也看到了美国同行严谨治学、敬业的工作态度。我的导师与其他专家们孜孜以求的态度，深深震撼了我，在回国后的8年时间里，一直激励着我前进。

笃学者： 何英，中山大学附属第八医院（深圳福田）

访学地点： 美国田纳西州范德堡大学医学中心（Vanderbilt University, Medical Center）

相关分享： 慨乎言之-朋友，异国他乡的温情

慨乎言之-围城——美国访学感悟

访学时间： 2008年11月1日—2009年11月8日

邮箱： yuxin_chen2015@163.com

第二十八章　坦帕湾初升的太阳：我们都在为小儿血液肿瘤患者努力

　　我在出发前，和一起去美国坦帕总医院（TGH）的小伙伴按照美国院方要求，提前在线学习了TGH的各种岗前培训课程，学习后自行参加机考，留存考试合格证书。这种学习、考试途径对人员出入频繁的医院管理来说很方便，对时间紧张的医务人员来讲也很人性化。需要学习的内容很多、很详细，并且每年度根据具体情况还有更新，包括患者隐私保护、工作风险预防以及院感防控等等，就连怎么避免在医院滑倒都有一个课程。都说美国的信息化、人性化做得好，真是"未见其面，先闻其声"。匆匆告别家人、朋友，带着医院同事和领导们的殷切希望，我踏上了这片自由的土地。

　　坦帕市位于美国佛罗里达西海岸，靠近墨西哥湾，是一个常年有着无尽阳光的地方，天天蓝天白云，风轻云淡，难怪是美国人养老和度假的胜地。听医院的老师讲，坦帕在我们来之前刚刚经历了飓风，不过只是"轻轻飘过"，难道是因为我们要来，不舍得破坏了这美景吗？

　　出访之前我在南佛大学和坦帕总医院的官网上对医院和儿科做了简单初步的认识。坦帕总医院位于坦帕市的戴维岛，是南佛大学医学院的教学医院，属于私立医院，为整个坦帕湾的患者提供优质的医疗服务。坦帕总医院儿科是坦帕湾地区首推的儿童治疗和关怀中心。秉承为儿童服务的理念，医院精心选用装饰材料和极为柔和的颜色标识为儿童营造清新、明亮和恬静的氛围。

　　一踏进儿科，立刻就被各种朝气蓬勃的装饰吸引，包括各种精美的海洋风格的贴画，活泼可爱的热带鱼病房门标识，甚至孩子们自己的画也被张贴和布置，还有配备各种玩具的接待室、活动室，孩子们都快把这里当成娱乐中心了。开放的护士站更是让护患沟通方便，更有安全感。

1 儿科构架和人员设置

坦帕总医院的儿童医学中心主要由内-儿联合门诊（日门诊量50人）、专科门诊、普通病房（床位数43）、儿科重症病房（床位数9）、新生儿重症病房（床位数82）和日间病房（床位数10）、过渡病房（床位数12）、儿童透析中心（床位数7）几个部门组成。全儿科有近20名主治医生，有20多名住院医生，还有相当一部分医学生，可提供从出生到21岁年龄段、从急救到康复、涵盖儿科各个亚专科范围的医疗服务，坦帕湾绝大多数的儿科规培医生都是从这里成长起来的。

普通儿科病房共43张床位，有单间，也有两人间，但两人间通常也是住一个患者，可能是考虑患者隐私保护吧。儿科重症和新生儿重症病房的床位基本都是满的。新生儿重症病房都是独立的单间，每间10余平方米，设备一应俱全，随时可以接待患儿的父母及家属来探视和陪伴，单间门口就是责任护士的工作台，时刻守护着脆弱的生命，能及时地完成病情的观察和处置。

普通儿科分成3个组，由普儿组、血液组和肾病组组成。医生办公室的黑板上分别标注好每天各组住院医生和医学生及其患者的名字，新患者和出院患者都用不同的颜色标注，一目了然。

查房时一个组通常由一名主治医生（attending），两名住院医生（resident）和一名医学生组成。在查看感染的患儿时，病房门口都有相关标识，所有医生入病房前须从病房走廊墙上的柜子里面取出隔离衣、口罩和手套一一穿戴好，即使我只是旁观也都要穿戴好。一趟查房下来穿脱无数，但他们并不在意耗材，洗手更是非常自觉执行的，对感染的防控措施体现了对人的关注。

坦帕总医院的肾脏移植在全美都名列前茅，这里慢性肾脏病患儿较多，儿童肾脏透析中心作为佛罗里达州三个儿童透析中心之一，提供血液透析和腹膜透析医疗服务，腹膜透析的患者多数都在家或门诊治疗。在医院是处理患者急性发病，迅速救治，对症下药，很多患者都可在2~3天后出院，住院周期很短。例如，一个小儿免疫性血小板减少性紫癜（ITP）的患儿，本周六晚间因外周血血小板计数为0急诊入院，确诊及治疗后的下个周一（即入院第3天）查血小板为$39×10^9/L$，还有陈旧的皮下出血就安排出院了，但是出院时已经约好门诊一周后复诊，并且详细告知患者哪些情况下需要及时就诊。出院后的门诊是随访治疗的主要环节。

日间门诊10张床位，主要提供血液肿瘤患者的常规化疗、抽血、输血、输液、抗生素治疗、骨髓穿刺、腰椎穿刺及肾脏患者肾穿刺等相关医疗服务。这样的医疗结构恰恰是为了节省医疗开支，避免院内并发症的发生及加快患者的康复。缩短住院周期，降低费用，医院高兴，患者高兴，保险公司更高兴。

2 不一样的门诊

在美国，医生的主要时间是在门诊。坦帕总医院的内-儿联合门诊是他们特有的规培项目，看小儿也看成人，通常是一些新患者和随访的出院患者。墙上挂着每一年参加规培的学员的照片，从1998年开始一直到现在，近20年的光阴。看到同一个医生连续4年都出现在照片中，并且每张照片还注明了是哪一年。每一年都有人员的替换，让人不禁感叹医生的成长就溶在了岁月历练中，这也让参加这个项目的人员有一种归属感，让带教老师有一种成就感。

在美国，所有医学院的毕业生都必须经过美国的住院医师规范化培训（Residency program，规培）才能在美国行医，规培始于1889年，发展至今已形成严格规范化的教学和评估系统。美国的带教老师因为全都经过住院医师培训，有切身体会，所以都很有带教经验。在内-儿门诊我深切地感受到了他们的带教理念。

门诊患者都是提前预约好的，每天哪些住院医生看患者、哪个住院医生看哪些患者也是排好的，预约单贴在墙上，一个主治医生同时带2~3个住院医生完成门诊工作。患者来到诊室后先由护士接待，患者填好生命体征和勾好问题表后在不同的诊室等候，不管空调凉不凉，小孩子都脱得光溜溜的便于体检。

护士会提醒医生进入接诊流程，医学生或者住院医生先看患者，如果有特殊情况老师会提前告知，看完患者后向老师汇报。汇报的过程就是病史归纳的过程，绝对锻炼临床思维，并且要汇报患者的疑问以及自己的处置计划。老师对整个汇报会有非常积极、鼓励性、引导性的反馈，气氛活跃而友好，然后两人一起再回到诊室跟患者沟通。一般来说，看一个新患者用40分钟，看一个随访老患者是20分钟，而且一半的时间要用于患者教育、预防咨询。跟患者沟通的气氛也是非常耐心友好，医患关系非常融洽，医生一见面就亲吻、拥抱他们的小患者，对于大孩子会像朋友一样聊天、开玩笑，患者会带着开心的笑容离开。

我跟着不同年资的医生看不同的患者，明显感觉到随着规培年资的增加，医生的能力和魅力逐渐显现，这确实得益于美国规培的渐进式培养效果。高年资的住院医生也勇于给患者发放名片，做自我介绍，争取更多的患者资源。

3 强大的信息化电脑医疗系统

看完患者并不是一天工作的结束，一整天需要回复很多患者的来电和处理每个患者的检查结果。患者的病情变化或要求药方Refill（药方的联系处方）都会通过护士转到医生电脑上，医生需要及时地给患者打电话或告知护士如何处理。这时强大的电脑化流程就显示出优势了。全面电脑化方便了医生，也方便了患者。坦帕总医院使用的是EPIC医疗电脑系统，非常强大及人性化，充分体现了科技为人服务。

患者可以自行注册后查看门诊时间表，预约就诊时间，显示检查结果，可以给自己的医生留言或要求咨询。在有些地方还开始open note，即患者看完医生后，医生书写的病历会自动传输到患者自己的网页上，便于患者查看。

对于医生，患者所有信息都在电脑上，查看方便。即使患者不在这个诊所或医院看病，如果另一家单位用的是同一个电脑系统（例如EPIC是个广泛应用的电脑系统），经过患者同意，一秒内患者的信息便可以传输到电脑上。只要用账号登录，不管在医院还是在家，都可以进入系统。

医院内到处都配置了电脑，医生办公室、护士站、病房走廊、患者房间，活动的、固定的，取用非常方便，医生们还随身带着笔记本电脑，走到哪里用到哪里。即使电脑不在身边，医生用手机也可以进入系统，查看相关资料。同时，对患者隐私的保护意识深入骨髓，只要人离开，时间不管多久，会立刻退出病历界面。由于信息电脑化，所有开具的检查结果都会传输到电脑，便于临床处置。医疗的全面电子化、无线化增强了患者与医生的联系，而且进一步避免了医疗差错的发生。

4 优质化医疗和严格的临床试验研究

刚开始还不习惯，觉得他们患者量不多，但是通过上面介绍的ITP患者的诊治流程及预后，我开始反思我的一些医疗观念。以前的医疗注重数量，强调看了多少患者做了多少手术，收入与工作量成正比。一种很常见的衡量医生工作量的指标是相对价值单位（relative value unit， RVU），我们知道，数量和质量是不能划等号的。

近年来，美国医疗已从注重数量转向质量，评价医生的标准是看是否遵循了正确的医疗方针及患者的相关预后。可能你今天看了150个患者，但是他们并没有好的进展，数天或一个月内还需要看你或者其他的医生门诊，在这种情况下，你就不能从对这些患者的服务中得到应有的经济回报，可能还会有一定的惩罚。

讲到质量，这里不得不说他们强大的秘书团队，包括前台预约秘书、主任秘书、科室秘书、分管秘书等，高级医生还配备科研秘书来配合完成临床研究。记得那个急性淋巴细胞白血病复发的小患者到日间门诊那天，科研秘书就拖着一个箱子过来找医生，里面是一堆文件和各种标本试管。秘书告诉医生相关的临床试验到了哪个治疗阶段，需要采集什么标本，标本袋里还有早早打印好的申请单、告知书等。这样，医生跟患儿家属沟通时，可以清晰地交待病情，指导家长完善检查，根本不会遗漏项目，不仅提高了效率，而且保障了临床试验的完整实施。

临床科研有很多方案性的事项，需要完善的专科病例管理和细节化的临床数据管理，用他们的话说，诊断疾病需要实验室证据的支持，临床处置遵照一整套流程，绝不含糊，科研秘书在其中起了非常大的作用。坦帕总医院作为美国儿童肿瘤协作组（children's Oncology group，COG）的成员单位，站在儿童肿瘤研究的第一线。通过Rico教授非常耐心的讲解和说明，我了解了一些COG研究项目。但同时，他们非常注重知识产权保护，有些文件可以分享，但对一些新的临床研究还是很慎重。

5　丰富实用的临床教学

作为教学医院，坦帕总医院的儿科临床教学工作进行得有条不紊。每周一到周五都有晨会（8:00—8:30）和午餐会（12:00—13:00），由总住院医生主持，内容涉及广，形式多样。

晨会的形式基本固定：周一早上是病例报告分析（case report），选取最近有意思的患者，主任们都在，大家讨论起来经常碰撞出思想的火花，年轻医生也踊跃发言；周二是请临床相关科室的医生讲解儿科的内容，体现了多学科交叉的特色；周三是请主治医生就一个病例展开，构建临床思维；周四最大牌，在大会议厅外请教授做专题学术讲座，要求全科医生参加并签到；周五最特别，就周一病例选取一篇文献（文章会提前两天通过邮箱发给每个人）进行讨论，讨论的主要内容是这篇文献的研究设计是否合理、研究方法是否恰当，如何改进等。

午餐会的形式多样，内容涉及儿科专业及医学通识等多方面内容。我最喜欢的是做题的形式，大家围坐在一起，主持人先进行知识讲解，而后每人发一个答题输入器，题目出来后输入自己的答案，可以现场在投影屏幕上看到答案选择的比例和正确情况，然后进行讲解。《新英格兰医学杂志》的knowledge+也是他们经常使用的继续教育平台。还有临床工作模拟，针对某一个病例，让大家自行分成工作小组，选择下一步诊疗计划，并且计算患者的花费，最后讨论出相对最佳的方案。

平时在查房过程中，老师也很注重床边教学，耐心讲解，还要求大家每周就各自主管的患者选择感兴趣的内容进行自学并作汇报。大家一有不懂的问题就习惯性地用上了uptodate（一种临床决策支持系统）、谷歌（google），电脑的使用大大提高了信息交流和学习的效率。在临床技能的学习和培训方面，医院有一个使用了5年的临床实践中心（center for advanced medical learning and simulation，CAMLS），设备配套丰富，有电脑模拟患者、同步操作学习、标准化患者，功能非常强大。

6 东西方差异的临床操作体现人文关怀

我轮转时发现，所有的患儿在进行骨髓穿刺、腰椎穿刺的时候，都是执行全麻。麻醉方式采取的方式是，先"连哄带骗"让孩子安安静静躺在床上，家长可以全程陪同，由麻醉医生从静脉推入丙泊酚（俗称牛奶），心电监护一切准备好后，血液医生才开始操作……操作后患儿醒来，毫无疼痛的记忆，玩笑如常。有一个肾穿刺的患儿，病理科医生也在场，一针穿刺后取得的标本经病理医生现场在显微镜下确认标本质量、数量合格后，就无需再穿第二针了。

护士在执行化疗医嘱前要核对患者的治疗方案并计算药物剂量，确定无误后再执行，使用培门冬酶的同时床边已经备好过敏的抢救用药。进行肾脏透析治疗的孩子可以在医院病房同层的一个学校继续学习，同时还有社会工作者和特殊营养师为他们提供服务。种种情况，充分体现了以人为本的医疗理念。

我在返程前跟老师告别，老师说"我们都在为小儿血液肿瘤患者努力"。每天清晨的坦帕湾初升的太阳如此美丽，看着平静划过的皮划艇，一切都是新的开始！

笃学者： 代艳，广西壮族自治区人民医院
访学时间： 2017年10月—2017年11月
访学地点： 美国坦帕总医院（TGH）
邮箱： 3677458@qq.com

第二十九章 耶鲁访学：向着真理和光明砥砺前行

1 初来乍到，领略耶鲁校园文化

耶鲁大学始创于1701年，是美国历史上建立的第三所大学，常春藤名校之一，是全球无数学子向往之处。

耶鲁校园建筑以哥特式和乔治王朝式风格的建筑为主，多数建筑有百年以上的历史。古典建筑和少数现代风格的建筑交相辉映，把整个校园点缀得十分古典和秀丽。耶鲁校园和整个纽黑文城市互相交错、密不可分。走在路上，经常可以看到耶鲁的校车大巴驰骋在校园里，校车路线环绕整个纽黑文城市，跟随校车的路线，就可以游览整个校园。校车分为蓝线、橙线和红线，几条路线的起点都在耶鲁医学图书馆的门口。

耶鲁医学院图书馆（Harvey Cushing Library）于1932年由著名神经外科医生哈维·库钦建立（图1）。他退休后带着7 000多册医学古籍图书回到母校耶鲁大学，在这些古籍图书基础上建成了医学院图书馆。图书馆目前收藏有第一版达尔文的《物种起源》，15世纪的解剖学教程，最早的Andreas Vesalius的解剖书等著名医学古籍图书。

耶鲁大学医学院主要分布在图书馆所在建筑和对面的建筑群，是世界级的医学中心，近200年来，为世界培养了大量医学前沿管理人员和医护人员，开展了卓有成效的临床和基础研究。我此次访学的实验室，隶属耶鲁大学医学院血管生物与治疗中心（the Vascular Biology and Therapeutics Program，VBT）。VBT人才济济，其中，我的合作导师Wang Min教授是耶鲁大学的终生教授、血管研究领域的知名专家，楼下的Laura E. Niklason教授2015年入选国家医学院院士（the National Academy of Medicine），同一楼层的Jordan Stuart Pober教授则是免疫学界资深教授。

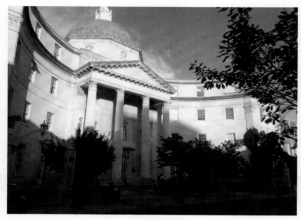

图1　耶鲁大学医学院图书馆

　　校车离开医学院，经过耶鲁–纽黑文医院，很快就到达菲尔普斯门（Phelps Gate）。菲尔普斯门对于这所大学有着无与伦比的重要意义，新生来到耶鲁从这里进入，毕业生也从这里走出。走进菲尔普斯门，就是耶鲁的老校区（Old Campus），里面环绕着古老的建筑群。左手边不远处可以看到内森·黑尔（Nathan Hale）的雕像，雕像的底座上雕刻着黑尔的名言："I ONLY REGRET THAT I HAVE BUT ONE LIFE TO LOSE FOR MY COUNTRY."（我惟一的遗憾，就是只有一条性命可以献给祖国。）黑尔雕像的后面，就是他当年在耶鲁就读时住过的宿舍楼，如今是每一届耶鲁大学一年级新生的宿舍。老校区的中央竖立着耶鲁的第10任校长西奥多·德怀特·伍尔西牧师（Theodore Dwight Woolsey）的雕像，旁边还有德怀特堂（Dwight Hall）、巴特尔教堂（Battell Chapel）等典雅的建筑。

　　另外，不得不提的是耶鲁斯特林纪念图书馆（Sterling Memorial Library）（图2）。斯特林纪念图书馆是一座1931年建成的哥特式建筑风格图书馆，拥有四百多万册的藏书，是耶鲁大学最大的图书馆。图书馆大门的上方雕刻有许多国家的文字和图画，其中一段中文是颜真卿撰并书《颜氏家庙碑》中唐肃宗皇帝御批褒奖颜真卿堂兄的一段内容。

　　图书馆里伫立着中国第一位留学生容闳的雕像。他不但是中国近代史上第一位留学生，而且是中国近代留学事业的真正开创者。图书馆左前方的女生桌（Women's Table）由耶鲁大学建筑系毕业的林璎设计，她是著名建筑师林徽因的侄女。1969年起耶鲁大学才正式招收女生，这个桌子记载着所有就读耶鲁的女生的年份与人数，从无到有，从少到多。桌中央一股清水涌出，水流平缓地流淌在黑色椭圆的大理石桌面上，象征着女生拥有平等享受教育的权利。

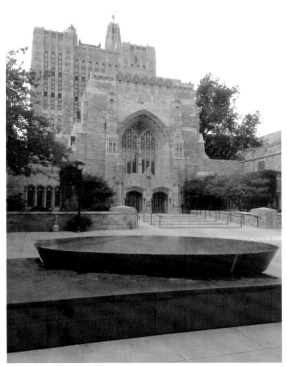

图2　耶鲁斯特林纪念图书馆（Sterling Memorial Library）

耶鲁校园虽然风景优美，但校园并无围墙，与城市融为一体，因此治安还是不太稳定，时有执枪抢劫案件发生。耶鲁校方为了保障学生的安全，在晚上9点以后，提供"Door to Door"（指门到门的服务）的专车服务。只要有耶鲁的学生ID号，晚上随时致电耶鲁校车中心，都可以享受免费的接送服务。我在耶鲁访学期间，每当实验做到较晚的时候，都是打电话预约专车服务。司机们会开车到实验室楼下等待，将我送到我租住的房屋门口。耶鲁大学在保障学生的权益上，还是非常贴心的。

2　学术交流，思想碰撞的火花

我在耶鲁访学的主要任务是开展课题研究，学习国外的先进医学科研理念和方法。刚到耶鲁，就被耶鲁严格规范的管理震撼。在我报到之后，根据我的具体科研工作内容，耶鲁校方就列出了七八项我必须进行的培训，包括实验动物培训、生物安全培训、干细胞培养培训等；包括专人培训、实地参观、网络视频等多种方式，只有在通过所有的培训之后，才能开展科研工作。而在高强度科研工作之余，耶鲁的学术交流氛围让我印象深刻。耶鲁医学院的校历上会展示每一天学术讲座的时间和地点、演讲题目、演讲人。只要对讲座有兴趣，就可以自由地参加。

我所在的Wang Min教授实验室主要开展血管生物学方面的研究，在血管炎症性疾病领域方面国际知名，已经在Nature Medicine、Circulation、Circulation Research等心血管领域顶级刊物上发表多篇论文。实验室隶属多个不同的部门或研究中心，每一个部门定期都会有讲座举行，一般是每个课题组的博士生、博士后或专职科研人员甚至教授本人来进行课题汇报。

Wang Min教授除了在科研上严格要求之外，也要求我们要注重学术交流。我每周都会参加周一下午4点举行的心血管研究中心联合组会，周二早上病理系的汇报，周三早上的VBT联合组会，周五中午干细胞中心的讲座。每一个讲座都有相应时间段的茶点或比萨提供，让大家在紧张的工作之余，有一个稍微放松的间歇。但这个间歇也不是完全的休息，都是利用1小时左右的时间，让一群聪明的脑袋凑到一起进行头脑风暴，解决一些课题开展中的困惑，或者提供新的研究思路。

每周三早上9点在300 George ST大楼里举行的VBT联合组会让我印象最为深刻。每次不到9点，大家就在门口排着队倒咖啡拿面包，不足十分钟学术厅便坐得满满当当。第一排都是学术"大佬"——主要研究者（Primary Investigator，PI）们，后面坐着博士后、博士生和其他像我一样来访问学习的人员。教授们有时候来晚了也会没有位置，他们就站在后面或者门口，静静地听讲座或提问。

学术讲座的演讲者一般有两个人，每人半小时。演讲者从讲研究背景时就会开始不断被打断，待讲到自己的研究结果时，问题就更多了。提的问题五花八门，有些问题相当尖锐。想要能够从容地回答问题，讲者必须在平时广泛阅读文献，对本领域非常熟悉，而且思维逻辑性要很强，才能应对接踵而来的提问。讲者汇报的通常是在进展中的课题，经历了这样轰炸式的提问，再不断完善课题，最后写出来的论文各方面都会更完善，也更容易被挑剔的审稿人接受，发表在权威的国际刊物上。

另外，我所在的Wang Min教授课题组，每周四下午也是课题汇报和"One on one meeting"（一对一会议）时间。首先每周有一位课题组成员做阶段汇报，大约3个月轮到一次，课题都会有一个阶段性进展。汇报后，教授会提一些意见，课题组其他成员也会给一些建议或意见。然后就是每位成员单独和教授进行比较深入的课题讨论，把一周的结果做一个梳理和汇报，实验中遇到哪些困难，教授会给出指导意见，再开展下一周的研究。

科研工作确实是一个需要团队合作的工作，每个人不可能所有的技术方法都擅长，而且有时候自己单独思考时容易钻到死胡同里，经过和别人讨论，通常能豁然开朗，这种方式很有助于科研工作的推进。在我的访学即将结束之前，通过在实验室辛勤的工作，课题已经有了基本的轮廓，我也作为主讲人进行了几次进展汇报。每次汇报之前必须精心准备，在演讲期间也会不时被感兴趣的人的提问打断。来自各个国家的研究人员提出五花八门的问题，还是非常考验人的。然而，经过这个过程，确实能够有很大的收获。

3　英语学习，建立沟通的桥梁

提高英语水平，增加国际竞争的能力也是我此次访学的主要目的之一。虽然我出国前在外国语学院接受了为期半年的英语培训，通过了教育部的公派出国英语考试，并且在教学工作中会给留学生进行全英授课，但是真正到了英语国家，还是觉得英语水平有限。因此，我利用耶鲁大学提供的各种学习英语的途径来提高英语水平。

每周日上午，我都会乘车前往Whitney Center（惠特尼中心）和86岁高龄的老太太Carolyn进行愉快的对话练习。Carolyn女士是耶鲁国际学生和学者办公室（Office of International Students & Scholars，OISS）为我匹配的英语对话老师。Whitney Center是一个老年公寓，集中居住着很多像Carolyn一样的长者。Carolyn女士是一位非常和蔼可亲的老太太，虽然年过八旬，但是相当睿智。她有两个儿子和一个女儿，她在丈夫离世之后就卖掉房子，搬来老年公寓生活。

每次Carolyn女士会提前从《纽约时报》上选择1~2篇文章，我俩轮流朗读一段，段落里有不懂的词语她会给我做详细生动地解释。如果有其他感兴趣的话题，我们会聊得很远，聊到各自的家人、朋友、阅读过的书籍，时不时开怀大笑。到最后Carolyn和我都感叹，我们来自不同国家、年龄差距这么大，却居然对很多事物都有着如此相似的看法。通过和Carolyn的对话练习，我也深入了解了美国人的生活、文化和思想。

每周一和周三的晚上，纽黑文拉美文化中心都有免费的英语口语学习班（English as Second Language，ESL）。ESL课堂的老师们都是志愿者，他们多半是退休的教师、医生或者其他职业人员。我印象深刻的是Marion女士，一位很优雅的老太太。她特别有爱心和童心，每次从报纸上挑选文章的时候，她都偏爱有小动物或者有趣故事的内容，大家在阅读分享的时候她经常会被逗得咯咯直笑，课堂氛围特别轻松。

她也十分贴心，有时候有些人因为初来乍到或英语不好，还不太敢开口，她不会施加压力，会让人慢慢适应，在合适的时候给机会发言。她和其他美国人一样，特别喜欢填字游戏，每次玩这个游戏的时候，感觉她的眼睛都会放出光彩，非常投入。另外一位Bob先生也让我记忆犹新，他是一位退休的历史系教授，因此学识特别渊博，对社会问题的看法也很深刻。到现在我还记得他富有磁性的声音，阅读时特别悦耳动听。

耶鲁本科生社团每周六上午专门举办英语"桥（Bridge）"活动，由耶鲁本科生和外国留学生配对学习英语。在那里我匹配到了耶鲁的一年级新生Gabrielle，她习惯让我叫她Gabi。Gabi来自普通的美国家庭，父亲是菲律宾人，母亲是墨西哥人，是典型的二代移民家庭。她家姐妹三人，只有她凭借自己的努力考上了耶鲁大学，是家中的骄傲。她说在中学时学习压力也很大，还需要练习乐器特长，才能够申请到耶鲁大学。她的专业是国际政治，她对中国也很感兴趣，也选修了中文课。上了大学之后，他们的压力不仅来源于学习，而且社团活动的竞争也非常激烈。虽然她自己的学业非常繁忙，但她每次都会提前准备好课程内容，帮我拓展词汇、掌握句型、能够更流利地表达自己的意思。另外，针对我的医学背景，Gabi还在网上找了医学案例的网站，每次通过阅读案例，学习医学相关的词汇，熟悉医学常用的表达句型，对我回国后给留学生授课有很大的帮助。

一年的访学生活丰富多彩，既提升了我的专业知识和技能，也锻炼了英语语言，而且拓宽了视野，感受了世界名校的底蕴。在这个过程中，我结识了各个国家不同背景的朋友，也认识了不少和我一样访学的中国人，有些成为了一辈子的朋友。一年归来，收获满满，这段经历成为我人生经历中不可或缺的重要部分，也成为永久的美好回忆。而我最大的感触就是：比你优秀的人，都比你更努力，你还有什么理由懈怠呢！耶鲁大学的校训是Lux et Veritas，意思为"真理和光明"，这段在耶鲁难忘的人生经历将不断鞭策我，向着真理和光明砥砺前行。

笃学者：向秋玲，中山大学中山医学院

访学时间：2015年6月—2016年6月

访学地点：美国耶鲁大学医学院

邮箱：xiangql@mail.sysu.edu.cn

致谢：作者特别鸣谢国家留学基金委（CSC NO. 201506385025）资助为期一年访学耶鲁大学

第三十章　MSKCC学术氛围之我感

纪念斯隆–凯特琳癌症中心（MSKCC）位于纽约曼哈顿中城约克大道和第一大道之间，是美国名列前茅的癌症医院，也是世界上历史最悠久、规模最大的私立癌症中心。MSKCC病原微生物科主任汤一苇教授（Dr. Tang）是一位美藉华人，他以转化医学研究开发工作著称，其在病原体检测方面独树一帜，在国际上享有较高声誉，十分荣幸能够结识这样一位良师益友。在这一年访学的所见所闻，所感所悟，让我受益匪浅，也为我日后的职业学术生涯做了良好的铺垫，在此与大家分享。

刚到MSKCC（图1），办理好一系列的报到手续，受益于严格的入职培训、考核，让我得以以最快速度熟悉环境，投入到正常的工作学习状态。规范化，制度化的入职培训考核让我深刻领略到这里严谨的教研态度。MSKCC是集临床、科研教学一体的研究型医疗机构，特别重视教学与科研，几乎每栋大楼的第一层都是学术会议厅，每层楼也有会议室。其图书馆格局设计极具匠心，读者之间互不干扰，且随时能够给大家的需求提供支持与帮助。坐在图书馆电脑前，身心顿时沉浸在其中，对于长期战斗在临床一线工作的国内医务人员，此时的感受绝对是不可多得的奢侈。浓厚的学术氛围以及严谨的治学态度再次深深地感染了我，图书馆内部情况见图2。

在国内我所从事的是日常临床检验工作，每天面对的是大量的临床患者，偶尔也参与临床应用研究工作。在MSKCC我是作为一名研究人员（research fellow），专心从事临床检验新技术转化课题研究，对于一个在国内从事临床检验工作人员，能潜心学习，内心是从未有过的平静。每周参加Dr. Tang组织的科研小组学术讨论例会，主要是教授指导课题的设计和规划，同时对工作进行阶段性的总结。在汇报工作进展以及沟通交流中培养了科研思维，收获良多。

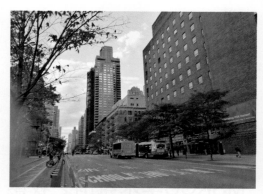

图1　MSKCC正门

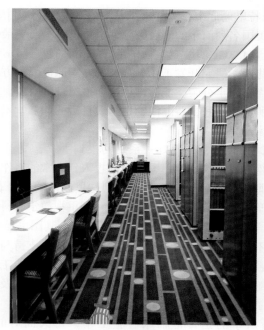

图2　图书馆内部

　　MSKCC每年会有针对工作人员以及进修人员的教学培训计划，授课的有本单位的教授、临床研究员（clinical fellow）、博士后医生（postdoctoral）或者是外面机构的专家教授等。内容包括新技术、最新进展、临床病例讨论、疑难杂症、专题讲座以及医学基础研究课程。在不同的时间段，我们可以根据自己的时间自由参加。我所在的病原微生物实验室，每周三上午10:30开展实验室与感染科联合举办的临床微生物感染讲座，地点在实验室，每次时长约30分钟，有专门的人员讲述临床思路以及病例讨论，现场提问作答，参加人员为病原微生物实验室人员以及感染科的医生（自由参加，不强求），但我很少缺席此类讲座。另一个重要的课程是每周五下午1:30开展的午餐沙龙（ID advance lecture），为感染性疾病诊断进展课程（为拓展研究思维），授课人员不定，有感染科的临床医生、实验室专家教授、临床研究员（clinical fellow）或邀请的外面机构的专业人员。由于利用的是午餐时间，不占用大家的工作时间，在放松的环境中学习，拓展视野，学习最新的进展，提升专业知识。（MSKCC没有午睡的概念，如果不适应且犯困就在图书馆找个角落打个盹）。这类似于我们单位目前的午餐沙龙，利用午餐时间将大家聚在一起交流，不同的是MSKCC更多的是多学科交叉的沙龙，次数频繁，这一点很值得我们借鉴推广。

　　MSKCC的临床检验科由微生物实验室，生化实验室和血液实验室组成，我访学所在的是微生物实验室，因此参加的学术会议是与感染相关的内容。既然是带着学习目的而来，更不想错过如此难得的学习机会。到下半学年，我主动跟管理科教的老师Diane沟通，希望能参与生化实验室和血液实验室举行的讲座，Diane非常友好，很快便安排其他两个实验室的负责科教的老师沟通，把我的邮箱加入他们的课程定期发送名单中，让我能及时收到课程信息参加学习。因此，在原来课程基础上，我每周会多参加2次关于生化或血液实验室与临床的学术交流讲座包括临床病例讨论课程。这里的人员都非常友好，很愿意跟大家分享探讨医学知识，也愿意给我们提供学习机会。记得有一次我因为错过一次非常感兴趣的讲座而感到失望时候，实验室的科研助手提醒我，可以给讲课的教授发邮件，看能否分享课件。我很感动教授非常乐意地给我刻录了一个光盘（中间不小心格式化了光盘，但说明原因后，教授竟耐心地再一次为我刻录了光盘）。还有一次，我跟授课者申请课件，对方听到我对他的授课内容很感兴趣，居然比我还感动，把所有其他相关课程的学习内容也发给了我。实验室的同事跟我说："其实你对他们讲课内容感兴趣，申请课件，他们会为自己的授课得到认可感到很高兴的，因为他们很愿意跟同样喜欢这领域的人员分享知识。"

　　除此之外，我每周还会参加若干次针对整个MSKCC人员开放的基础医学研究课题报告，激发学术灵感（内容包括细胞学、病理学、免疫学、生物化学、分子诊断学、微生物、肿瘤等医学基础）。临床与基础研究相结合是医学发展的必然，也是趋势。由于有来自全世界不同国家的人员来这里求学，对于母语非英语国家的学生，MSKCC还提供了每周两次的英语提升课程，大家根据自己不同级别的英语水平选择班级，充满人文关怀的工作让人备感亲切，在英语班学习中结识了不同的访问学者，也在交流中增强了信心。每周四下午

6点学生俱乐部（免费提供饮料和糕点）向MSKCC学习人员开放，给大家的社交提供一个平台。既是放松，也有利于不同领域学生之间的交流。没错，就是这么一个包容的环境，到处是学习的机会，能来到这里学习，总感觉很幸运。

我在临床微生物以及分子诊断实验室为期两周的轮转学习，并在临床血液室、临床生化室观摩参观，了解目前国外最新的用于临床的诊断技术，新技术的临床应用转化评估以及质量管理模式，学习其精华。并且，我在MSKCC这样大型的研究型医疗机构进行一年的访学，在浓厚的学术氛围中提高了见识，开阔了视野，在医学理论基础、医学技术操作以及疑难病例分析拓展思维上得到了很大的提高。

一年的学习让我收获良多，内心充实，很值得。医学是学无止境的学科，医学的道路是充实而漫长的，但我们依然愿意前行。有人说，看过不同的风景，也比不上回家的美丽，我想说，看过不同的风景，更知天地宽，更珍惜家乡的美丽（尼亚加拉瀑布彩虹见图3）。

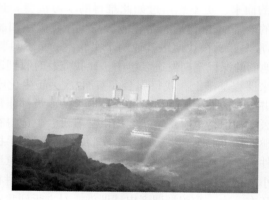

图3　尼亚加拉瀑布彩虹

笃学者：凌利芬，中山大学附属第八医院
访学时间：2016年10月3日—2017年9月29日
访学地点：美国纪念斯隆-凯特琳癌症研究中心病原微生物分子诊断转化研究实验室
相关分享：饮食起居-国外就医之我见
邮箱：251207003@qq.com
致谢：作者特别鸣谢汤教授悉心指导，MSKCC病原微生物实验室同事的热心帮助，感谢医院和陆主任提供难得可贵的学习机会

第三十一章 "医学麦加"梅奥访学游记之笃学篇

梅奥诊所的住院病房在Saint Mary住院部和Rochester Methodist住院部,心胸外科在Saint Mary住院部,分为心脏外科和普胸外科两部分,病房床位大多数是常设床位,少部分是弹性设置的。心脏外科部分在Joseph 大楼的五楼(80~120张病床),普胸外科部分在Francis大楼的五楼(70~100张病床),监护室在Mary 大楼的七楼(外科共用,50张病床),手术室在Mary大楼的二楼。Saint Mary 住院部各建筑之间的交通是十分便利的,电梯、走廊、通道均有。普通病房床位大多数是单间,病房内结构配置大体与国内高档病房相当(图1)。

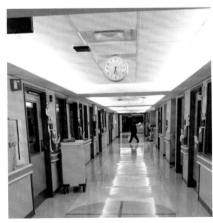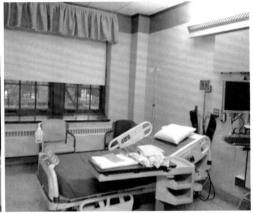

图1 Saint Mary住院部病房走廊和普通病房,看上去干净、宽敞

　　心脏外科共有9名Consultants（相当于国内的带组医生，都是副教授级以上的高年资医生、上级医生）、普胸外科有6名Consultants，每名Consultant下面都带有2名左右的专科培训医生（Fellow），心胸外科没有住院医生（Resident）。普胸外科的Dr. Shen是个不会讲汉语的华裔，但对中国访学者特别耐心，手术量在梅奥医生群体中也是比较多的。

　　梅奥的外科医生一般是一天门诊、一天手术日交替工作。我一般早上6点多随Fellows查房；7点到8点参加由某个Consultant主持的学习会议；8点到9点相对休闲，或跟在某个Consultant后面看看门诊，或与他们在手术室的休息室喝喝咖啡聊聊天；9点左右开始观摩手术，在护士长那里有手术安排表，一般每天挑选两台观摩；下午四点左右离开手术室到图书馆就所观摩的手术查文献，或与Fellows观察术后的患者；晚间常参加各种各样的会议沙龙之类的活动，或是到图书馆下载手术视频；稍晚后，手术模拟室人流较少，即可去练习。

　　梅奥的心脏二尖瓣膜成形手术在全美是权威，左室流出道梗阻（hyperthrophic obstructive cardiomyopath）的手术更是世界级的，我们在专著中看到的那一段就是这里的Schaff写的，但是这种病在东方人群中的发病率远低于西方国家，对应的手术——左室流出道疏通术，我国也做得少，所以我重点关注老主任的瓣膜成形、置换手术。梅奥一年2 000多台心脏手术中，过半是心脏瓣膜手术，以主动脉瓣位和二尖瓣位的为主，瓣膜成形修复的比例高于置换的比例，瓣膜置换手术所选的人工瓣膜种类较多，其中新型的牛心包材料的生物瓣应用较多。梅奥普胸外科现有6名Consultants，个个都有特色，年手术量为1 200~1 500台次，数量上可能不能算是特别多。

　　在肺癌方面，外科治疗原则就是他们倡导的，所以我们这些访问者对其手术指征、禁忌证方面肯定耳熟能详。印象深刻的是这里很少有开放的肺切除手术，九成以上的手术是在腔镜下完成的。与国内相比，这里最大的特点是患者在手术室都要做纵隔镜检查，从颈根部开个小口子，在纵隔镜下采集第三组、第四组及第七组淋巴结，送快速病理检查，术前最后作病理分级，再确定手术方案。

　　在梅奥，做纵隔镜做得最好的医生应该是Dr. Cassivi，他可以在纵隔镜下游离奇静脉，完成第四组淋巴结的清扫，用镜头很娴熟地推开主动脉弓，在主动脉弓的后方顺着器官前壁向下达到器官隆突，再用带电凝的负压吸引头游离，可以显露肺动脉的后缘，完成第七组淋巴结清扫，清扫后充分显露食管结构。所以，Dr. Cassivi可以用娴熟的手法在纵隔镜下完成这三组淋巴结清扫，而不仅是活检。

　　更难得的是Dr. Cassivi非常愿意把他的手法技术推广出去，用字正腔圆的慢速英语耐心地讲解，他表示愿意接受邀请来我院表演手术或是讲学等，也愿意邀请我院医生到梅奥访问他。

纵隔镜下完成淋巴活检或清扫是非常有意义的，其作用及意义上可能和超声内镜下针刺活检（EBUS）有些重复或是争议。EBUS我接触得少，梅奥也没有使用该技术，从文献看EBUS应该操作简单，诊断效率高，但估计不便宜；而纵隔镜设备简单，价格低，虽然操作难度似乎要大些，但我还是会选择纵隔镜操作。

普胸疾病第二大板块是食管疾病。梅奥食管手术不少，其中食管良性病变手术占一半以上，2013年共计做了各种食管手术313台，2014年更多，前8个月就已接近300台了。西方人的食管癌以腺癌居多，且多在下端。所以，梅奥的食管癌基本上都是做的Ivory手术，这里的几位医生都可以用腔镜完成腹腔内胃的游离和管胃制作，尤其是Dr. Cassivi和Dr. Wigle腔镜下操作熟练、精妙。他们在操作时，左右手协调配合非常妙，而在开放手术时对单手灵巧性要求极高的血管吻合操作中，却表现一般。这可能与东西方人平素用餐习惯有关，西方人双手使用刀叉吃饭，所以双手配合协调性更好，而中国人单手用筷子吃饭，所以单手的灵巧性更胜西方人。

在梅奥诊所的学习，可以说是我外科生涯的一个里程碑，在某些外科技术上有一种豁然开朗的感觉，突破了一些技术局限；在普胸外科某些特殊技术上选取了一些回国可能展开的项目重点学习体会，期待有机会施展。

笃学者：虞桂平，江苏省江阴市人民医院
访学时间：2014年9月——2015年2月
访学地点：美国梅奥诊所
相关分享：整装待发－"医学麦加"梅奥访学游记准备篇
　　　　　　饮食起居－"医学麦加"梅奥访学游记之生活篇
　　　　　　慨乎言之－"医学麦加"梅奥访学游记印象篇

邮箱：xiaoyuer97103@163.com

第三十二章　哈佛大学麻省总医院骨科访学的学习体会

1　在麻省总医院的学习

　　首先从出门诊讲起。教授每周上午7:30开始门诊，下午5:00结束，中午12:00~13:00是午餐时间，每天要看40~70名来自全世界各地的患者。这些患者会被导医分诊到各个诊室，教授在诊室间来回走动，而患者不需要来回跑，充分体现了以人为本。教授在进入诊室前，由每一位哈佛住院医生花费大概50秒的时间，精炼地介绍患者病情。教授进入诊室后先向患者问好，然后首先介绍旁听的医生，"This is Doctor Liu. He is a visiting surgeon from China. Do you mind his listening?"（这是从中国来访问的刘医生，您不介意他旁听吧？）大部分患者都会欣然同意我旁听，有的来自俄罗斯、日本等亚洲的患者，还会亲切地跟我聊到"We are neighbors"（我们是邻居）。对于语言不通的患者，诊室内会有设备与医院的同声传译中心相连接，给患者提供免费的翻译服务。

　　第二项是每周的业务学习和文献学习（Journal Club）。麻省总医院骨科分为创伤、脊柱、关节（膝关节和髋关节）、运动医学、小儿骨科、上肢和手、骨肿瘤、足踝和肩关节9个亚专业，每个亚专业每周早上都有业务学习，主要是住院医生们汇报上周的疑难病例，然后大家充分讨论。脊柱和上肢为每周二早上6:30~7:30，创伤是每周四早上6:15就开始，肩关节和运动医学分别为周一和周四早上8:00开始，时间上相对比较人性化。我如果要去听创伤和上肢的病例讨论，基本早上5:00就得起床。住院医生们更加辛苦，波士顿最早一班地铁上几乎都是穿着洗手衣的住院医生们，被戏称为"波士顿蓝"。

　　这些病例讨论非常讲究，以上肢为例，所有幻灯片均有统一模板，开放骨折患者均有急诊室伤口大体照及手术室（冲洗伤口消毒、铺无菌巾后，背景干净）伤口大体照，患者关节功能均用相关评分量化表达，并配有关节活动的相关视频，均需列出JBJS等骨科知名杂志中的经典文献是如何治疗此类患者、我们医院是如何治疗以及有何经验和体会。

有趣的是，上肢有Jupiter和David Ring两位世界闻名的大专家，住院医生幻灯片中所引用的经典文献好多都是出自两人之手，他们可以现场指点江山，回忆当年做出这种手术方案的状况，我们常常听得如痴如醉，淋漓尽致！

每个月会进行一次Journal Club，有时会在科室内进行，有时会到某位医生家中，大家会对JBJS等杂志上近期发表的文章进行讨论。年近70的Jupiter喜欢踢足球，当在他家进行Journal Club时，大家会先到他家足球场踢足球，然后再一起讨论文献。Jupiter毕业于耶鲁大学，他的文笔很好，是名著*Skeletal Trauma*（《创伤骨科学》）的主编，与梅奥诊所的Morrey是业内公认的治疗上肢骨折，尤其是肘关节骨折的大师，著作颇丰。每次听Jupiter讲评文献时，总会有很多独到的收获。

第三项是参观手术。上肢组的取内固定物、腱鞘炎等小手术一般在周一进行，安排在麻省总医院分院；大手术在周五进行，在本部的手术室。我已经有了一定的临床经验，周一会选择去分院看创伤和肩关节科等骨科其他领域感兴趣的手术，周五会在本部看肩关节和肘关节置换等复杂手术，分院与本部距离很远。

观看手术给我留下了深刻的印象。每次手术开始前，教授会先介绍患者病情，由护士核对，然后才宣布开始；手术室的层流做得非常好，先做老人和小孩的清创手术，再做关节置换等清洁手术；医护人员穿自己的鞋子进入手术室；骨科手术室铅衣的重量很轻，防护效果却很好；透视次数并不多，打破了以前听到的"外国人不怕死，做骨科手术疯狂透视"的传言；会有工程师定期对透视机进行检测，保证每次的X射线剂量都是安全的，这一点非常难能可贵，在国内，有的医院买了机器之后，都是等到不能出图像了，才请工程师来维修。

第四项是科研。哈佛非常重视科研，教授必须有足够的文章和基金，副教授的指标要求相对宽松，这能吸引大批青年才俊来哈佛奋斗，当然，每年也有大批人因为熬不到教授黯然离去。

Jupiter领导团队在肘关节不稳定骨折、肘关节复杂骨折脱位方面进行了几十年的临床研究，为行业发展做出了卓越的贡献。Jupiter是行业的领军人物，是国际内固定研究学会（AO/ASIF）上肢骨折指南的执笔者。

在这边做临床研究的人员以荷兰学者为主，他们一般都会学习2年甚至更长时间，会做一些高水平的随机对照试验（RCT）等前瞻性研究。我的学习时间比较短，因此负责了锁骨远端骨折回顾性研究的一部分病例数据分析，通过参与此项研究，我熟悉了哈佛的科研流程。其中，给我印象深刻的是麻省总医院的病案系统，该病案系统由工程师驻扎在医院5年，通过不断完善而成，可以实现语音录入病例，可以看到患者在哈佛其他医院就诊的所有信息，可以提前看到麻省总医院所有手术室的手术信息。我就是根据该病案系统中的信息，在相应的时间去参观自己喜欢的手术，这极大地提高了工作效率。该病案系统预算1亿美元，实际花费3亿美元，是麻省总医院慢工出细活的杰出代表。

2　美国最佳医院排名

对于大家关心的美国每年的最佳医院排名，我也谈一些看法。

麻省总医院从2016年的排名第1跌落到了2018年的第4名。布莱根妇女医院甚至破天荒的跌出了前20名，只有波士顿儿童医院还是第1名。但为什么业内人士仍然认为这三家医院是世界顶尖医院呢？到了美国后，与麻省总医院感染科一位医生聊天才知道，美国的医院排名是患者满意率排名，跟中国复旦大学医院管理研究的医院科研临床综合排名完全不同。

梅奥诊所在冰天雪地的明尼苏达州，那里堪称"一年下一次雪，一次下半年"，1996年到了零下45摄氏度的记录，在这种极寒天气下，是不适合穷人生存的。聪明的梅奥兄弟让梅奥诊所走的是高端医疗路线，让全世界的富翁们开车、私人飞机去体检和就诊。事实上，通常富豪们得的病相对简单，简单疾病到一流中心就诊，当然满意度就高，这就是梅奥成功的秘诀，当然也不可否认梅奥技术也同样是一流的。然而，贫穷和疾病总是形影不离，小儿复杂先天性心脏病的患儿许多都是贫困家庭的孩子，因为没有产前筛查条件。我在麻省总医院跟教授出门诊时，见过给医院捐资亿万美金的超级富豪，但是见得更多的是普通百姓，其中不乏低层劳动者，对这一点也是深有感触。

但是，梅奥的伤痛就是没有一流的医学院，梅奥医学院在美国医学院排名30开外，在冰天雪地的小镇内孤独存活，没有世界一流大学相依赖，这是其发展的重大瓶颈，梅奥医院的官网上介绍了他辉煌的150项成就，但其中诺贝尔医学奖只有两项。麻省总医院是西医历史上第一所成功实施麻醉下无痛手术的医院。麻省总医院依靠哈佛医学院、哈佛大学和麻省理工学院的肥沃土壤茁壮成长，拥有13个诺贝尔医学奖，是世界医学上获得诺贝尔医学奖最多的医院，天下无出其右。

3　英语学习

最后谈一下大家最关心的英语学习，在临床学习本身就意味着有大量的英语学习机会，无论是出门诊，还是参观手术，参加病例讨论，都是大量的听说训练。如果您觉得这还不够，波士顿公共图书馆、哈佛大学教堂以及著名的波士顿教堂（Park Street Church）等诸多地方都有免费和收费的各种各样的英语学习班。我刚来波士顿时，为了提高英语口语水平，参加了哈佛本科生在中国城开展的英语班，里面以中国城的中老年人为主，我算是最年轻的。当然面对这些19岁的哈佛小鲜肉，我属于大叔级别。

我的英语老师Lisavo是越南人，3岁时移民来美国，十分优秀，除了英语还会西班牙语，她的英语发音十分纯正，似天籁之音，动听极了。我曾经开玩笑说，听她说英语，就像基督徒听上帝读圣经。在这些哈佛本科生中，她俨然一幅学霸的样子。年纪轻轻的她能把英语课讲得如此之好，能掌握学生的情绪，控制讲课的节奏，真的是难能可贵，将来必是人中之龙凤。其他英语老师讲课有拿不准的问题时，经常请教她。每次上完她的课，我脑海中总会出现曹孟德青梅煮酒论英雄的那些精彩语句："龙能大能小，能升能隐；大则兴云吐雾，小则隐介藏形；升则飞腾于宇宙之间，隐则潜伏于波涛之内。方今春深，龙乘时变化，犹人得志而纵横四海。龙之为物，可比世之英雄。"我想借用曹操的一句话来作为这一段的结束语：Lisavo久历四方后，必为当世英雄。

我出国前已经写过不少英文文章，读写并不差，单词量大，到了美国，才知道自己很多单词发音不准确，明明知道对方说的啥意思，就是不能清晰表达不出来，这就如同一个亿万富翁，守着金银财宝，却不知道如何去花钱。Lisavo这位语言高手给了我很大的帮助，她深谙教学之道，以简单有效的方法打通了我的任督二脉，使我的英语口语水平有了很大提高，从此之后我就不用再花钱报剑桥英语学校（Cambridge English School）学习班了，我对她充满感激，课程结束那一天，用英文给她以及其他老师写了一封感谢信，恭恭敬敬打印出来，签上大名，送给了他们。

Lisavo收到感谢信后也很高兴，她在短信上回复了我：Hi Yueju, thank you so much for your kind letter. All of us teachers really enjoyed it and were impressed by your command of the English language.（谢谢您的感谢信。我们所有老师真的很喜欢它，并且惊讶于你驾驭英语语言的能力。）这条短信对我来说很是鼓舞士气，增强了我学习英语的信心。

希望对大家有用。

附感谢信全文如下：

Dear Lisavo and all the English teachers,

Before the last English Lesson, I want to write the letter to express my appreciation of your guys. Simultanously, on behalf of all the students of Class Level Three. We thank all the excellent works you have done for us. It is your hard work, that our oral English has been greatly improved!

As you know, China is a country with five thousand years' history. In our history, respect for teachers is our tradition. Just on the building of this class, you can see the statute of Confucius. He is also known as "The Model Teacher for Myriad Ages". He has taught all the Chinese the sense of propriety, justice, honesty and honor. He is the man in our country, just like Jesus for the western culture. Respect to the teacher has been deeply rooted in the blood of every Chinese people. When I was a child, I remembered that we ate very delicious food when the teacher visited our family. Now I am 34 years old, which should be the age of your big brother. Some of other students are even bigger. They are at the age of your father and mother, or even at the age of your grandpa and grandma. But all of them are your students. Thank your wonderful work in teaching us in the past days! It will be the best memory in our life.

Another big writer Han Yu in Tang Dynasty had written a very famous article named *What is the Teacher*. He gave a definition of the teacher: "A teacher is one who transits knowledge, provides for study and dispels confusion." He also said: "people are not born with knowledge, who can be without confusion? If one is confused yet does not learn from a teacher, then one will stay confused, and this will never be resolved." For all the definitions of Hanyu, you are the qualified teacher of us. You have used a lot of methods to help us improve our oral English. We learn how to pronounce like native speakers. We learn that "want to" is pronounced like "wana". We have a lot of such examples. In shorts, you are even more qualified teachers, you are great teachers!

Before I came to USA, I heard my friends said that the Harvard College students are nobles from the upper class. It is very hard to make friends with them. When I come to Boston, what I see is a different scene. In one week, you teach us at night from Monday to Wednesday. You still provide day class from Saturday to Sunday. And it is all free! It touches me a lot! For myself, I can't do it to help others using so much time. In short, what I want to say is that "You are worthy of the glory of Harvard!". As you know, you can hardly find so free and so good English classes in China. You let let me see the beauty of humanity again, which has been deeply stored in memory.

Finally, please allow me to express our gratitude again! Best regard for all your teachers!

Yours Yueju Liu
07/28/2017

感谢信翻译成中文全文如下：
亲爱的Lisavo及哈佛其他英语老师：

在最后一课即将结束时，我写下了这封信以表达我的感激之情！同时，请允许我代表三年级的所有学生说一声感谢。感谢你们这些天来卓有成效的工作。你们的辛苦劳动使我们的英语口语水平有了极大的提高！

中国是一个有五千年历史的文明古国。尊师重教自古以来就是我们的传统美德。就在中国城这所教学大楼的前面树立着孔夫子的雕像，他是我们中华民族的"万世师表"。他交给中国人懂得礼义廉耻。他在中华民族心中的地位就像耶稣在你们西方世界的地位一样崇高。正是由于他的巨大影响力，尊重老师已经被深深地植入到了每一个炎黄子孙的血液之中。我年幼时，就记得有老师家访时可以吃到美味的食物。如今我已经是而立之年，是你们的大哥哥。其他学生的年级更大，他们大部分是你们父母亲的年龄，有些甚至是你们爷爷奶奶的年级。但是此时此刻，你们是我们尊敬的老师，我们是热爱你们的学生。感谢你们杰出的教学工作，这将是我们人生中最美好的回忆。

中国盛唐时期的大文学家韩愈曾经写下了《师说》这篇不朽的作品，在这篇文章中，他对老师进行了定义："师者，传道授业解惑也。"他又说："人非生而知之者，孰能无惑，惑而不从师，其为惑也，终不解矣。"从一代文宗韩愈的《师说》而言，你们是我们合格的老师！你们采用了各种教学方法提高我们的英语水平，使我们发音更像地道的美国人。我们学会了"want to"应该读成"wana"。这样的例子不胜枚举，此时此刻，用合格这个词来形容你们应该是用词不当。你们岂止是合格的老师，你们是伟大的老师！

我来美国前，一些朋友曾告诉我，哈佛大学的本科生大都来自上流社会，跟他们交朋友很难。我到了波士顿后，却看到了另一番景象。在这一周之内，你们不仅从周一到周三晚上教我们英语，而且还在周六和周日白天教我们英语。更重要的是，这些课程都是免费的！这使我非常感动。将心比心，我自己都很难拿出这么多的时间去奉献社会，去帮助别人。此时此刻，我想说你们无愧于哈佛大学的光荣！你们可能不知道，在时下的中国，很难找到这样高质量的免费英语课程！你们再次让我看到了人性之美，唤起了我埋在脑海深处的对雷锋的记忆！

最后，再次表示感谢！

刘月驹

2017年7月28日

笃学者：刘月驹，河北医科大学第三医院
访学地点：美国哈佛大学麻省总医院
相关分享：整装待发—如何前往哈佛大学麻省总医院访学
邮箱：liuyueju1983@gmail.com

第三十三章　梅奥胸外科访学的十点体会

　　梅奥诊所（Mayo Clinci）是一所拥有悠久历史的综合医学中心，于1864年由梅奥父子创立。在美国南北战争时期，有一个叫Mayo的英国医生在部队行医，内战结束后，他开始在罗切斯特建立自己的私人诊所——Mayo Clinic。后来他的两个儿子William James Mayo和Charles Horace Mayo从医学院毕业也加入到诊所行医，他们陆续又聚集了很多医生、护士等医疗人员，实行大家合作、优势互补、知识技能和经验共享的行医方法。

　　1889年，Mayo父子与圣弗朗西斯修女合作创办的圣玛丽医院开业。此后，越来越多的医生加入其中，使之发展成为世界上最早的多学科综合性医院。1915年，在世界上最早建立了医学研究生训练项目。1972年，梅奥医学院正式成立。1986年，罗切斯特梅奥诊所与圣玛丽医院（Saint Mary's Hospital，SMH）、罗切斯特卫理公会医院（Rochester Methodist Hospital，RMH）正式合并，发展成为今天的梅奥医学中心。

　　从20世纪初，梅奥诊所逐渐创建起了一套新的医学管理模式、医学理念和治疗手段，成为一家多专科协作管理医院，创立了住院医生培训系统。如今，梅奥诊所在佛罗里达州和亚利桑那州设有分院，同时拥有自己的医学院和涵盖周边几个州的数十家医疗诊所，员工超过50 000名，在美国甚至全球享有盛誉。梅奥的三个盾牌的标志代表了梅奥的核心价值，也是其得以发展的基础，即通过医、教、研的协同创新发展，为每个患者提供最佳的医疗服务。尽管是私立医院，梅奥诊所却是非盈利性的，采取年薪制，医生的收入不受患者数量的影响，这种方法使医生不必为追求多诊治患者而加快诊疗的速度，从而使医生能在每个患者身上花费更多的时间，从而使患者得到最好的治疗。

　　梅奥的胸外科在St.Mary院区，有6名经验丰富的高责医生（Consultant）组成，年手术量超过2000台。擅长胸部复杂疑难疾病的诊治，如支气管胸膜瘘的手术、胸壁重建手术、微创食管癌切除术、肺移植手术、气管切除手术和机器人手术，总体微创手术的比例约为50%。胸外科6名医生的手术技巧高超，各有特色。他们对我们访问学者十分热心，对我提出的专业问题都能耐心细致地给以解答。科室里除了我以外，还有来自西班牙等各个国家的访问医生，医院医护人员和其他工作人员对待我们这些访问医生都非常友好，在学习和生活各方面给予我们许多照顾和帮助。

在梅奥访学的过程中，有一个总体印象是美国的医生工作非常辛苦，十分敬业。科室每天的日常工作从早晨6:00的查房开始，由住院医生（resident）和主诊医生（fellow）（比国内的主治医生资历稍高）访视患者，修改医嘱，完成常规的诊疗工作，如果有疑难病情则汇报上级医生；早上7:00全科开科会，内容包括住院医生的培训，病例讨论和多学科会诊。约早上8:30开始手术。由于美国的国情和梅奥的规定，访问医生是不能参加手术的，这点确实比较遗憾。梅奥的手术室配备非常先进而且合理，手术室内配备了胸腔镜、纵隔镜、纤维支气管镜、麻醉工作站、影像系统等设备和各类手术器械，手术由外科医生主导，整个手术团队包括麻醉医生、巡回护士、外科技师、外科助手等工作人员，专业化程度高，配合默契，在处理紧急情况时尤其能够体现梅奥的水平。

十大专科特色体会

第一，非常强调规范化治疗。美国的食管胃连接处癌和食管腺癌发病率较高，明确诊断的患者往往都是进展期，此类患者都会接受正规的术前放化疗，肿瘤得到控制后再进行手术，从而提高了手术的切除率和预后。

第二，详尽的肺癌术前临床分期。根据患者的病变位置和大小，术前选择纤维支气管镜、CT、穿刺活检等检查，争取明确病变性质。必要时行PET-CT和支气管内超声引导针吸活检术（EBUS-TBNA）或纵隔镜检查，EBUS-TBNA力争明确术前分期，从而判断手术指征，选择合适的手术方式。

第三，充分尊重患者的隐私。梅奥在保护患者隐私方面有严格到不近人情的规定，任何员工只要违反都会被医院解除合同。此外，术前与患者进行详尽的沟通，根据病情和诊疗指南向患者推荐治疗方案，而最终治疗方案则充分尊重患者的意愿，而并不完全局限于指南。

第四，强调手术的规范性。解剖层次清楚，手术流程和步骤都是规范的，可重复的。不冒进，不过分追求手术速度，首先保证手术安全，降低可控风险。在手术中充分预估各种可能性，做好预防措施，把术中风险控制在最低程度，这也是梅奥"以患者为中心"理念的体现。

第五，胸腔镜手术以三操作孔手术为主。观察孔位于第7或者第8肋间腋前线，主操作孔位于第4或者第5肋间腋前线，辅助操作孔位于肩胛下角下1~2 cm，其观察孔位置与国内常规位置有所不同，且主操作孔长度为5~6 cm，远远长于国内常规的切口长度。我的体会是这是由于医生的操作习惯不同，并没有明显优劣之分。而单操作孔和单孔胸腔镜手术梅奥并未开展，可能与美国胸外科医生主流的操作习惯不符。

第六，复杂手术常规开展。在梅奥观摩了巨大胸壁肿瘤切除联合胸壁重建手术、隆突切除重建手术、气管血管双袖式切除手术及气管切除手术等复杂手术。这些手术复杂、难度大、风险高，对麻醉和手术配合有很高的要求。患者多是慕名转诊而来的，这体现了梅奥高超的医疗技术水平和巨大的影响力。

第七，术中做纤维支气管镜检查。在麻醉完成后手术开始前，主刀医生首先做纤维支气管镜检查，再次确认病情。手术中，特别是切断气管前，麻醉医生会再次行纤维支气管镜检查帮助主刀医生确认手术部位和范围。手术结束后主刀医生在第一时间行纤维支气管镜检查，观察气管残端或者吻合口情况。术中纤维支气管镜的图像资料也会作为手术记录的一部分加以保存。

第八，积极的并发症处理。由于复杂手术较多，以及有些其他医院的术后患者慕名而来，所以梅奥对于术后并发症的处理非常有经验，其处理比较积极，只要对疾病治疗有利，二次甚至三次手术也会毫不犹豫进行。我在梅奥就看到一例支气管胸膜瘘的患者先后接受了四次手术，这也体现了梅奥麻醉和ICU水平之高。

第九，重视疼痛管理。开胸手术常规留置硬膜外间隙阻滞麻醉用于术后镇痛，切口一般采用不切断背阔肌的前外侧切口，减轻术后疼痛和呼吸功能的损失。手术结束时在切口及留置引流管的肋间注射长效局麻药物控制疼痛，胸腔镜手术也不例外，术后对于疼痛的处理也非常积极，重视患者的体验。

第十，准确的冷冻病理检查。手术中的切除标本立即送快速冷冻切片检查。梅奥是冷冻切片的发源地，其病理科在全球都享有盛誉，快速病理检测的效率非常高，有利于主刀医生根据病理结果在术中调整手术方案，对于患者的治疗非常有帮助。

这只是我在梅奥访学的一点体会，希望对你们有所帮助。

笃学者：陈少慕，苏州大学附属第一医院
访学地点：梅奥诊所（Mayo Clinic）
邮箱：michaelchensm@163.com

第三十四章　在天使之城 @CHLA 学习

1 初识洛杉矶

第一次飞越重洋，第一次踏上美洲大陆，第一次被彼岸的海风吹拂，第一次俯瞰美国广袤的土地，第一次仰望美国蔚蓝的星空，仿佛伸手就可以摘下几颗星。这里有自己太多的期许、太多的猜想、太多的惊喜、太多的思绪和向往。

这就是洛杉矶（Los Angeles，LA），空气中没有多少水分，温暖而不炙烤的夏季清风吹过，令人感到的不是厌倦，而是一丝清爽。四季如春的温暖让人忘却了泉城闷热的夏季和刺骨的冬天。当中国国际航空公司的CA987次航班降落在洛杉矶国际机场，我们的心情就开始不平静了：第一次离开国门来到了美洲大陆，排着长长的队伍等待出关，心中早已没有签证时的紧张，而是轻松地面对海关和边境管理局的工作人员，处理好我的I-94卡。踏入美国关境的一刹那——美国，我来了！

走出Tom Bradley航站楼，发现导师黄胜和教授和师哥彭亮亲自来机场接机，顿时感觉很幸福！目标是洛杉矶儿童医院（Children's hospital of Los Angeles，CHLA），CHLA是一所非营利性儿童医院，成立于1901年，是美国西部最好的、南加州的第一所儿童医院，儿童肿瘤学、心脏内科&外科、糖尿病&内分泌科、新生儿科是其优势学科。

CHLA环境优美，让人丝毫感觉不到医院里的压抑，跟国内的医院不同，这里给人的感觉更像是酒店或幼儿园。这里没有喧嚣和嘈杂，没有紧张的医患关系，有着四季如春的气候，有着人与人之间的单纯和善意，当你有困难、迷茫无助时，总有人善意地问道"Do you need any help？"每个舍家撇业漂洋过海来访学的学者，都是怀揣着能满载而归的信心踏上这片土地的。

2 访学印象

医学从业人员到美国访学的基本上是以下两种方式：临床型的学者希望掌握本学科国外的新技术；科研型的学者希望归国时带上一两篇SCI论文并与国外导师建立起良好的关系。

科研型就是到实验室做基础研究，这是最容易申请的，大部分实验室都不收费，只有一些著名的实验室是收费的，有些虽然不收费，但是也有要求来学习的人自带实验经费。特别是近几年来美国NIH科研经费压缩，使很多实验室的日子过得捉襟见肘。最初，我申请的是宾夕法尼亚大学附属费城儿童医院，所有的面试都通过后，最后导师问我是否可以拿出一定的经费作为科研经费时，我立马掉头了，因为我知道做科研钱不是万能的，但没有钱是万万不能的。

在科研条件方面，其实国内有些实验室的硬件是优于国外的，国外有些实验室的仪器还是三四十年前生产的，比我的年龄还大，但仍然在正常运转。那国内与国外整体科研水平的差距为什么很大呢？我理解的原因有两点：其一，国内缺乏原创性的新药，实验室缺乏原创性的研究，甚少能发现原创性的致病机制。其二，国外的研究专注性强，在国外实验室，教授可能几十年只做一个研究方向，也可能一辈子只研究一个病、一种菌，还很可能几代人（导师的导师的导师）就一直在做一个研究方向，而在国内，很多研究方向都没有连续性。

给我印象最深的是国外的研究大都是原创的，所以现代西医几乎所有的检查仪器（不管是CT和MRI，还是血细胞计数仪，再到生化仪、细菌鉴定仪）都是欧美国家首创的，大部分的临床药物也是欧美国家首次研发的，像国内的抗菌药物卡泊芬净（50 mg）1支1700多元、替加环素（泰格，50 mg）1支900多元，一个严重感染患者，一天的治疗费用仅抗生素就得花费三五千元，国内医药行业在基础研究和原创性研究的缺乏导致了国内在相关领域缺乏话语权和定价权，从而导致国内相关医药费用虚高。但我们国家现在已逐步认识到基础研究的重要性，加强基础研究，强化原始创新，发挥科技创新在全面创新中的引领作用。

在黄胜和教授的办公室里，很显眼的位置就摆放着他20世纪80年代读博士期间他和导师Holcenberg John教授的合影，在这里可以明显感受得到国外的研究非常讲究研究文化的传承。事实上，不管是实验方法的建立，还是特殊菌株或质粒的构建，抑或是基因敲除的动物模型都是通过很多年的摸索才建立成的稳定体系，因此，专注性强也就是国外的实验室高产的原因之一。同时，有很多方法都是自己实验室独创的，前面已经有很多研究结果发表，而且因为专注一个方向，审稿专家之前已经对此实验室的成果给予了充分肯定，所以同样水平的文章，如果是出自国外实验室，可能会发表到更高级别的期刊上。

3　学习、成长

做科研有时就像挖金矿，刻苦努力是必须的，但有时也需要点运气，6条可能的信号通路，逐一筛选，运气差的话，可能最后验证的一条通路才是真正的信号通路。

我在美国主要的研究方向是做主要促进调解超家族蛋白2A（Major facilitator super family domain-containing protein 2a，Mfsd2a），它是目前为止第一个确定的可以抑制脑微血管内皮细胞跨膜胞吞转运的分子，同时Mfsd2a亦被证实是DHA（二十二碳六烯酸）进入血-脑屏障的主要受体，2014年Nature连续发表了2篇论文，报告了Mfsd2a在血-脑屏障功能方面的研究。这个方向虽然占用了大部分时间和精力，但产出的实验数据却不是很理想。

恰好实验室在做宿主抑菌药的研究，因此我的另一个研究方向是结合在国内研究耐药菌的经历和基础，探索了治疗耐药的新的理论和思路，投稿到 International Journal of Antimicrobial Agents（IF=4.307）杂志不到一周的时间就被接收在线发表了，题为：Characterisation of a multidrug-resistant meningitic Escherichia coli strain (O75:K1:H5) isolated from an infant that is sensitive to memantine, a newly identified host-directed antimicrobial drug。

一个人孤身在外，晚上会有大把的时间，再加上在做实验的间隙，我就想，结合导师几十年的研究能不能写篇英文综述（review）。其实，综述在国内都是研究生在写，而在国外review大多都是约稿，都是"大牛"们才能写的，比如影响因子最高的杂志，CA-A Cancer Journal for Clinicians（IF=187.040）上大部分都是约稿的review。当时，我也是初生牛犊不怕虎，阅读了300多篇文章，经过30余次的修稿完成的review，终于在我回国后，发表在了 Frontiers in microbiology（IF=4.165）上，题为：Pathogenic Triad in Bacterial Meningitis: Pathogen Invasion, NF-kappa B Activation, and Leukocyte Transmigration that Occur at the Blood-Brain Barrier。

多学科协作的交叉研究可能更容易出成果，而出国做访问学者，什么专业的人都会有，有一位访问学者是复旦大学的博士后，他的研究方向是传染病数学模型，我有幸跟他有合作，以共同第一作者在Scientific reports（IF=5.578）发表了一篇论文。

纵观国内外研究，国内的研究人员还是应该潜下心来、耐得住寂寞，少受一些跟风和追名逐利的影响，这样才会多产、高产，也才能获得一些真正的有价值的原创性成果。

9个月的实验室研究工作后，在Larry wang（王亮）教授的帮助下，通过层层面试，我有幸进入CHLA的Pathology and Laboratory Medicine（病理学与检验医学），其由Anatomic Pathology（病理科）、Laboratory medicine（检验科）和Microbiology（微生物科）三个部分组成。在国外病理科和微生物科在医院的地位是国内无法比拟的，特别是微生物实验室。CHLA的床位数只有400张，但其微生物的工作人员就有28个人。与国内显著不同的是其组织架构，国外医院的的微生物实验室有点像国内的放射科，分为微生物技术和微生物诊断，这两个组的权利和收益是有显著差异的。在CHLA，技术人员是无权签发检验报告的，而且其收入也只有诊断人员的2/3左右。国内的部分专业水平比较高的医院，如上海交通大学医学院附属瑞金医院、中国人民解放军总医院等，其临床微生物科都是被列为单独的科室，与检验科平级，这种趋势已经和欧美发达国家的情况接近。微生物科的独立设置可能更有利于学科发展和抗生素的合理应用，同时，在收费方面，国内微生物检测项目收费低，还无法与全自动生化免疫检测等同。在国外，生化和免疫室的工作人员数量加起来都比微生物实验室的人少，而在国内，因为微生物专家培养周期长，临床服务能力有待进一步提高等，限制了微生物学科的发展和抗生素的合理应用，这也恰恰说明了国内微生物发展具有广阔的发展空间。

临床型的学者基本每天会跟着导师查房，一般没有科研硬性指标的要求，除非自己有这方面的愿望或导师在科研中有这方面的要求，所以临床型的学者相对轻松一些，自由时间可以参加医院的各种讲座。此外，经常会有一些国内医院的医务人员来洛杉矶儿童医院进行短期（1周或1个月）临床或行政管理参观学习，这一般是通过第三方合作的方式开展的。

我也在临床学习了三个月，聆听了每周一至周五早上7:30开始的全院住院医生病例讨论，真心感受到国外住院医生培训的严格和自由，你可以吃着面包喝着咖啡参加会议，但你必须发表观点和思考，通过这种方式训练每位住院医生的临床思维。

笃学者： 王世富，山东大学齐鲁儿童医院
访学地点： 美国南加州大学附属洛杉矶儿童医院
相关分享： 慨乎言之－天使之城@CHLA——访学归来
邮箱： wshfu709@163.com

第三十五章　美国强大的医疗诊疗能力来自哪里？

作为美国专科医院的佼佼者，费城儿童医院多年综合排名第一，在访学期间，我也深深地感受到这家医院在管理和临床医学各方面的独特之处。期间，去哈佛大学波士顿儿童医院和全美排名第一的综合性医院——梅奥诊所进行了为期1个月和2周的临床学习，进一步增加了对美国不同医院的了解。在这1年的时间内，我参与了2项小儿麻醉的临床研究，独立完成了其中一项科研课题，包括从设计、实施到论文撰写的全部过程。

从坐上出国的飞机那一刻起，我就想知道，作为世界的一个超级大国的美国和一个快速发展的、全球影响力日益加强的中国，到底存有什么样的差异，和美国一些比较好的方面相比，我们的差距在哪，我们到底缺少什么？

1　文明

刚到美国的日子里，我对美国是比较失望的。预想中的美国应该是到处高楼耸立，夜晚灯火通明的，来了之后才发现，城中心的高楼也是屈指可数，道路和国内的相比显得是那么的狭小，甚至有些主干道也不过2个车道而已（费城是美国的五大城市之一，属于美国历史比较悠久的城市）。马路两侧一些木制电线杆发黑的表面，不经意间提醒着它久远的使用年限。而城中心的周围多是一些低矮的、颜色看上去不那么艳丽的老房子。

我心想，这就是那么多人向往的美国吗？后来慢慢地发现，道路虽窄，但车道线路的规划合理，人们遵守交通法规，礼让驾驶，即使是高峰期也很少发生拥堵，甚至连喇叭的声响也难以听到；建筑及房屋虽然陈旧，有些是100年前的房子，但使用性能完好，极少遇到管道堵塞或者渗漏的问题。

在美国时，在街上行走，许多素未谋面的人会时不时地传达友好的问候和善意的提醒；遇到困难时，他们总是很乐意帮助你甚至可以停下自己的事情很投入地帮助你。他们都是一些再普通不过的民众，但他们总是能让你感到快慰。

在医院里，我经常被一些小的事情感动。一些五六岁的孩子会主动把乘坐电梯最好的位置留给他们认为更需要帮助和关怀的人，当我看到他们为了别人的需要挡住电梯门，而自己的手臂上竟有静脉通道时，我才意识到他们也是患者。看着他们稚嫩而带有一丝稳重的表情，没有一点的异样，也许这对他们来说是一件再普通不过的事情了。

什么是文明？高楼大厦、宽广的道路、奢华的豪车、全身的名牌、各种现代化的设施是文明吗？带着名表在星巴克喝杯自己并不是很喜欢的咖啡是文明吗？真正的文明是一种发自于内心的善良、友爱、质朴、包容和谦让，是一种能够潜意识地规范自己的公众行为，又愿意为他人带去帮助和温暖的一种内在感知，是一种自我和他人的认同，是一种能够让别人竖起大拇指的个人魅力，而不是华丽的不真实的表象。

而人类发展的文明也是一种包容，在能够获得对新事物了解的同时，还能够与过去的一切文明和旧的事物并存，并且能够从它们身上获取促进当代社会发展的灵感，是一种过去、现在和将来的理性结合，是一种海纳百川的气魄。

2　医患关系

初到费城儿童医院，经常被一些小的事情所触动。有一次和我的老师进行术前麻醉讨论时，我用了patient（患者）这个单词，结果等我说完后，老师很平静地对我说，这不是个"patient"，这是个kid（孩子）。我顿时觉得很羞愧。是啊，在我们眼里，我们和患儿就是单纯的医生和患者的关系，而在这个美国麻醉医生的眼中，他不仅是个患儿，而且更是一个需要我们医生去关爱的孩子。

医生和家属之间的交谈总是在一种信任和欢快的环境中进行的，家属们似乎忘了自己的孩子就要做手术的事情。医生除了了解相应的病情之外，总是尝试着缓解患儿及家属的焦虑和担忧，而家属在获取自己的想知道的事情之外，总是给予医生以极大的信任。

在这融洽的医患关系背后，是医护人员耐心和细致工作的付出，当然，这与美国的文化也不无关系。有时候，6个医护人员花费了1个多小时，就为了减轻一个不肯服用术前药物的孩子的术前焦虑；经常会碰到，家属和医护人员一起在歌声中完成对特殊患儿的麻醉诱导；甚至在做有一些不可避免会给患儿带来不舒适的操作时，医护人员都会满怀内疚和歉意。患儿苏醒后，第一眼见到的总是医护人员充满爱意的笑脸。

有时，我会和一些国内医生探讨国内医疗环境和医患关系的问题，几乎每个人都说国内医疗环境和医患关系不理想是因为体制出了问题，但若问体制哪里不合理、为什么不合理以及怎么去解决，几乎没有人能给出深刻的见解，无非是人云亦云。我也承认我们的体制是有需要改善的地方，我同样也给不出合理的见解。

我们国家还在发展过程中，发展就不可避免会存在多种问题。要求一个正在摸索中前进的国家或机构，在发展之初就能够建立一个让社会各界都满意的医疗模式是不科学，也是不公平的，而我们需要给予国家的是信任和时间。同时，把国内不理想的医患关系全部归咎于体制也是不够客观公正的。

可以认为，能够到国外学习的大部分医生都拥有高学历、受过良好教育、在医院工作多年、对医疗内部环境比较熟悉，应该是一个可以引领国内未来医学界走向的群体，可在交谈中，往往会发现，我们充满着迷茫、流露出抱怨。其实，迷茫并不可怕，这可以看出我们对国内医学发展的担忧，并十分爱国，但我们需要的不是过多的抱怨，而是一种自我的深刻反思。

如果单从医患关系的层面上来讲，我们的医生对患者的关爱够吗？医疗服务是否还有很多的不足？是否主动换位思考过？个人医疗水平是否还有待提高？医生自己的定位正确吗？是患者需要医生，还是责任感驱使了医生主动去救治患者的病痛？医生这个职业的责任不是施舍医技，而是能运用不断进步的临床诊疗技能去主动服务广大需要帮助的患者。假如医生都能够把患者当作自己的亲人时，医疗行为是否会与目前有所不同？假如医生眼中是kid（孩子）而不是patient（患者）时，是否也会增加几分对患儿"人父人母"般的关爱呢？

3　临床诊疗

费城儿童医院、哈佛大学波士顿儿童医院和梅奥诊所都是全美综合排名前列的医院，他们的手术操作能力非常高，尤其是一些复杂大手术，总是让人看得赏心悦目。虽然，有时也会出现意外，但几乎都能通过冷静地思考和团队合作而解决。美国执行的是医师规范化培训制度，医疗操作几乎都是按照相同的模式进行，虽然不同的医院会有不一样的地方，但都是按照这个大体的框架来指导临床工作的。

单从麻醉角度来说，在围术期管理制定的大前提下，对不同疾病的不同患儿都有着各自相应的管理指南，对一些麻醉突发情况也都有着明确的解决方案，这就降低了安全隐患，尤其对于一些低年资的医生来说，这是十分有帮助的。我个人认为美国强大的医疗诊疗能力来自于以下几点：

第一，牢固的理论基础和临床操作能力。这首先要得益于他们的医师规范化培训体系。普通本科毕业生要考入医学院并非一件很简单的事情，对医学生质量的高要求能够对医学生源的质量加以控制，这会使得医学生本身就是一个高素质群体。在医学院接受理论学习的后半期，到医院各个科室轮转后选出自己比较喜欢且适合自己的专业，然后是4年的住院医生和各个专业年限不等的主诊医生（fellow）（比国内的主治医生资历稍高）培训。这多年的培训是十分辛苦的，几乎每天都是从早上6点就开始了一天繁重的工作，期间不仅要掌握各自专业的实际操作还要对相应的理论基础知识加以补充学习。每天都会有医生对他们进行理论知识的授课和医学新进展的传递，经常是由一本本厚厚的专业书陪伴，作为fellow，定期会有小的测试。翻阅他们的教科书，会发现知识面的广度和知识点的深度都是国内的医学教科书无法比拟的，高质量的教科书使得他们从接触医学的初始就有最直接的渠道获取更多、更好的医学知识。在培训期间，几乎每名受训者都会至少有一名医生进行直接指导，再加上他们本身对医学的热爱和好奇，使得他们能够快速地掌握自己所需的医学能力（图1）。

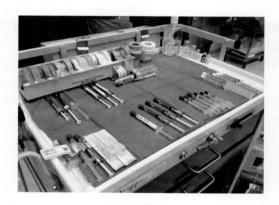

图1 操作台

第二，制度的执行和指南的应用。他们能正确地看待存在的每项制度，即使在我们眼中有些是没有必要去做或是重复做的，比如手术安全核对制度，有时一个患者的麻醉准备需要核对3次，每次麻醉医生都会很主动地和相关人员落实，相关人员也会很及时地提醒大家按照制度做，这种多人多次数的核对就可以降低错误诊疗的发生概率。对于一些突发的事件，都会有相应的处理指南在手术室大家都能够看到的地方显示出来，在紧急时刻，有理论依据可以遵循，可以在第一时间降低医疗风险（图2）。

第三，个人业务素养和团体能力的有机结合。他们的麻醉医生和手术医生始终都是在平静的心态下有条不紊地完成各项操作，出于医疗质量和教学等方面的考虑，有时候工作时间的长短好像不是他们考虑的因素。对于风险因素比

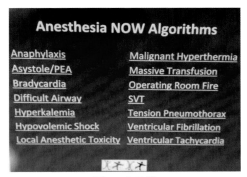

图2 麻醉学

较高的麻醉来说，出现紧急情况时，应急呼叫系统总是在非常短的时间内就能召集到许多人员来参与问题的处理，随时待命的人员，能够迅速组成一个由高年资医生和当值医生为首的高效抢救团队。在他们眼中，团队的力量是不可替代的。个人的危险抢救意识总是在事故发生的初始就让他们想到团体的力量，高业务素养、高效而且分工明确的团队合作是医疗安全的基石。

第四，性能良好、先进的医疗设备也是保证高质量完成高难度手术不可缺少的一部分。

4　医学研究

在费城儿童医院我问过几位做临床研究的医生，做科研的动力在哪？他们给我的答复大体分为两种：一是个人兴趣——想知道这个问题的答案，也想告诉别人这个事情应该怎么去解决；二是作为美国儿科专科医院中的佼佼者，有责任做一些研究去引领本专业的发展，如果不发展，优势还能够保持多久。他们带着兴趣和责任去做研究的目的，这也许就是我们所欠缺的。

跟许多位在美国工作多年、比较成功的中国学者聊天，谈及做科研的体会时，总是能够感受到他们"专注""严谨"和"坚持"的态度。一位美国医生知道我是名中国医生在医院做临床研究后，他对我说："我也遇到许多中国的学者，他们总想在很短的时间之内写出文章来，要知道我的1篇文章用了8年的时间，科研是需要时间的。"我听完之后竟不知道怎么样回应他，虽然我非常赞同他的观点。

美国医生有很多在做住院医生和fellow培训时，就有机会参加到临床研究的队伍中来，从早期就开始接触医学研究。能够早期加入到规范的科研团队中，这是我最为羡慕的。在科研团队中，总会有一些从事多年研究的人员定期的组织讨论会，时刻关注着科研的进展并给予他们指导和鼓励。在这样一个年龄梯队非常合理的科研团队中，每个人员的分工十分明确，每个人都尽职尽责，大家围绕着一个共同目的在工作。医院的投入和社会的影响力，总是能使得团队在短期内就可以获得需要的仪器设备。其实，国内一些科研机构的硬件条件并不差，甚至还要优于国外，但是科研的成果却不理想。不可否认，美国医生的自学能力也非常强，总是能够通过各种资源渠道获取一些与科研相关的知识和技能。

不可否认，美国也有很多不合理的地方，中国也有我们自己的优势。一个成功人士必须要学会正视他人的优点，敢于发现自己的不足并能够虚心接受，从而去努力去弥补。每当看到国外的某些方面在一个相对比较好的状态下运行时，心里总是莫名地难以平静，总是告诫自己是否需要做些什么事情。所以，我们要做的不是逃避，而是勇敢而自信地接受挑战。

我们能够看到我们的国家正在朝着一个正确的方向发展，每一个有着爱国心的中国人，尤其是我们这些比较幸运、能够拿着国家资助去海外留学的学者，有义务和责任在各自的岗位上为我们的国家和民族做些平凡且有意义的事情，把毕生所学奉献给自己所热爱的事业，这不就是人生的价值吗？

笃学者： 张彬，山东大学齐鲁儿童医院
访学时间： 2013年11月—2014年11月
访学地点： 美国南加州大学附属洛杉矶儿童医院
邮箱： binzhang1980@sina.com
致谢： 作者特别鸣谢山东省政府对本次国外学习深造的支持

第三十六章　美国犹他大学 ARUP 实验室
印象

我曾在美国犹他大学进行了为期半年的访问学习，期间有幸到犹他大学区域联合病理诊断（associated regional & university pathologists，ARUP）实验室进行了为期一周的参观访问，在这里谈谈我对ARUP实验室的感受。

第一，ARUP对参观学习以及培训等很重视，有规范的制度，完备的体系。我是经犹他大学肾脏病纤维化实验室老师推荐，以个人身份申请参观学习的，ARUP很快就通过邮箱发来了申请表，申请表的内容真的不少，除了常规的个人信息、目的、拟参观学习时间等，还有保密协议、安全须知、是否愿意遵守ARUP实验室的规章制度等，我所有的申请表填完、签字，扫描后通过邮箱发给ARUP。很快就收到了他们的反馈：同意我去进行为期一周的参观学习，并根据我的申请详细地安排了日程表，日程表上列举了我应该什么时候到哪、和谁联系；参观学习的内容、方式，基本满足了我的要求。

因为我和其他长期学习进修的人员不同，我想通过短短的一周时间，对ARUP实验室的运行情况、实验室的特色进行大致了解，因此我在ARUP的一周，基本每天都有专人陪同，给我讲课，回答我的问题，一周面对面、一对一的交流让我深深感到口语好是多么重要。我很惊讶于他们对我这样一个异国他乡来的同行的热情和耐心，因为这并不是他们的义务，也没有官方的安排，更没有一分钱的经济收入，尽管时间短，但他们确实付出了很多。

第二，实验室对安全、个人隐私非常重视。因为我是短期学习，并没有接受他们详细的安全教育，只是在申请的时候填了安全须知，以及第一天整体介绍时稍有提及，所以实验室没有给我通行证，我在实验室的活动都有人陪同，我想这是从我和实验室双方安全的角度进行的安排。我要求拍照时，凡是可能暴露个人信息、实验室机密的都不被允许，陪同的人也告诉我哪些地方不能拍照。另外，每个操作者只能看到自己所做的项目，并不能看到与自己所做项目无关的信息及其他检测结果。当时有一个实验室员工的夫人在ARUP做了检查，他也不能看到或者代拿报告。

第三，实验室规模大，检测项目多，技术先进，特色鲜明。作为美国排名前五的独立实验室，规模自不必说：实验室面积有13 000平方米，拥有2 800名员工，开展约3 000个检验项目，年营业额约10亿美元。ARUP的部门设置与国内不太相同，国内一般按照检验方法分类，比如生化室、免疫室、微生物室等；而ARUP的部分设置更多地考虑了疾病本身，比如过敏与免疫学、内分泌学、胎儿风险评估、感染性疾病等。

此外，ARUP在检验技术上很有独到之处，比如质谱技术，ARUP实验室在质谱技术的应用方面全美领先，并且和仪器厂商合作开发了很多新的检测项目。2012年我去参观的时候，ARUP已经有二十多台质谱仪，广泛应用于激素、药物浓度、甲状腺功能、各种结石成分的分析等常规检测；而到目前为止，质谱在我国临床实验室的应用也主要限于微生物的鉴定。

ARUP实验室另外一个特色就是遗传学检测和遗传咨询，ARUP除了拥有包括基因测序、片段分析和基因组检测等检测技术，还有数十位出色的医学遗传学家和遗传咨询师，可以帮助客户选择检测项目、对检测报告进行解读。我想这些特色是其能够吸引美国东部那么多知名大学、医院的法宝。

第四，实行公司化管理，工作时间灵活安排，员工福利较好。ARUP实验室通过美国病理学家协会（CAP）认可，按照其要求进行管理。整个ARUP实验室真正在一线直接从事检验的员工并不多，有很大一部分人从事质量控制、患者咨询、教育培训、市场调研分析、后勤服务等工作。实验室不同部门的作息时间并不相同，而是和各部门的工作需求相关，比如遗传检验是他们的特色，标本来源比较分散，实行的是24小时工作制，标本随来随做，保证报告的及时性；而生化检验部门的质谱检测部，每天工作10个小时，其余时间只接受标本。员工的工作强度也不大，比如质谱检测部，每天10个小时，工作10天休息10天。质谱检测部有一位中国老乡，他说，一天说起来工作10个小时，除去中午吃饭、上下午的工间休息（coffee break），真正工作的时间也就六七个小时，而且每年有带薪休假，实验室还设有图书馆、健身房、托儿所等设施，以方便员工。

由于时间所限，我的走马观花之旅不能让我对ARUP有深刻的理解，但短短一周的时间也让我深有感触：一个大型的实验室，不管是独立的第三方还是医院检验科，要想管理好，都离不开良好的管理体系。通过对ARUP教育培训体系的体验，我体会到其整个管理体系的良好运行。此外，一个实验室要想办得好，除了具有一定的规模、较为全面的检测技术外，一定要有自己的特色，在某一领域走在发展的前沿！

笃学者： 彭海林，泰州市人民医院

访学时间： 2012年4月—2012年10月

访学地点： 美国犹他大学

邮箱： hailinpeng@126.com

致谢： 作者特别鸣谢江苏省卫生厅"青年医师海外研修计划"的支持

第三十七章　一个人的海外进修之路

在海外进修之前，大家是否十指不沾阳春水，还被长辈调侃道："把你赶到国外溜一圈，你就十项全能了。"

2015年3月1日，我拖着行李箱背着大书包，第一次独自一人踏上留美之路。尽管访学申请流程很顺利，但是上飞机的那一刻不免有些激动、紧张忐忑。我那时怎么也想不到，迎接我的将是一个半月封闭式考验。

我参加的项目是三个月海外师资培训计划，以旁听研修为主要任务。由于到访的圣路易斯大学校园管理非常规范和严格，不仅对将要到访的人员进行犯罪背景检查（criminal background check），而且落地之后还需二次确认。我拿到校园一卡通才能畅游校园内所有建筑和教室，那已经是两周后了，而我的专属一卡通于2015年4月13日正式发放。

困在宿舍的日子里，除了倒时差和做家务，我大部分时间都在网上。在美国，至少是密苏里州，短期留学一般不考虑办手机卡，原因有二：成本太高、流程太慢。wifi不像国内公共wifi和消费登录的wifi，能搜到的全部加密，网速飞快的校内wifi，只能通过一卡通ID登录。尽管宿舍开通了有线网，打开Pubmed速度还不错，但和国内一样，高质量文章只能由内部网下载，也需要一卡通ID。那么国内网站视频总可以看吧？对不起，没权限。憋到第三周，我在大家的帮助下见到了给我发邀请函的彭教授。他递给我一本书，说道："暂时听不了课，那就看看书吧。"

这本书叫*Molecular Biology of The Cell*。回到宿舍，随手翻了两页目录，我找到了与本科基础课程教材《细胞生物学》相近的章节，本以为凭借攻读博士期间累计的知识读起来应该是朗朗上口，其实不然。英文原版教材在目录部分很细化，分为大目录和小目录；落实到具体章节，内容由表及里，图文并茂，相关知识点全部串联在一个章节里，除了涵盖基本知识介绍，实验室结果也囊括在内，示意图也做得非常漂亮、美观，完全能达到杂志发表的要求。这本书是医学本科生2年级的教材，试想，学生进医学院首先接触到的就是这种有内容、有广度和深度、读起来非常有趣的教材，临床科研领悟力能不高吗？

解禁随堂听课后，我大概估算了一下一节课的授课内容，大致相当于这本书的7~10页/1小时。试想，没有研究基础的医学2年级本科生，如果想跟上课堂进度，他们课后的阅读任务是相当繁重的，而且不是说通读就可以，还得读懂记熟，才能在频繁的中期考核中取得足够的平时分。于是，读书研习便成了我每天必须完成的任务。按照日期制定当天计划，里面规定了上午和下午的开始时间和结束时间，以及要完成阅读的章节。那时，我投稿的文章在第二次审核回来要求补细胞机制实验，正好活学活用，同时再听听课堂上教授的讲解与演示。我赶紧列出实验计划，联系国内实验室补做，结果出乎意料却又在意料之中的令人满意。

离开美国前夕，我在出版社的官网上购买了最新版（第六版）*Molecular Biology of The Cell*以及另外三本*The Biology of Cancer*、*Cellular Signal Processing*、*Genetic Association Studies*。最后，为了能够将这些书搬回国内，我强硬地把行李箱原本留给衣服鞋子的空间挪给了这些书。

引用朋友说的一句话来结束这段故事。"到国外学习，不管是长期的还是短期的，时间完全是自己的，对于有家有室的人来说是多么珍贵啊。"我深以为然。世间人事，有偶然，更多的是必然。我相信，只要付出时间和精力，目标将来定会以某种形式展现出来，便是获益。

笃学者：张洁心，江苏省人民医院
访学地点：圣路易斯大学
邮箱：475138766@qq.com

第三十八章　多伦多总医院普胸外科二三事

多伦多总医院（Toronto General Hospital，TGH）是加拿大大学健康网络（university health network，UHN）中的主要综合性教学医院。TGH拥有加拿大最大的器官移植中心，涵盖心脏、肺、肾脏、肝脏、胰腺以及小肠等的多种脏器的移植。TGH分别于1983年和1986年完成全球首次单肺移植以及双肺移植手术，2015年为一位19岁的患者（Reid Wylie）完成了世界上首例多器官同时移植（肺、肝脏以及胰腺）。

TGH普胸外科共有9位主治医生，其中Shaf Keshavjee教授是UHN外科联盟的主任，Thomas Waddle教授是胸外科的主任，Marcelo Cyple教授是肺移植项目负责人以及加拿大肺移植研究项目主席，Marc de Perrot教授是肺动脉高压外科取栓以及胸膜间皮瘤等项目的负责人。

TGH普胸外科的临床和科研并重，在西方移植学界以及普胸外科领域享有盛誉。科室对于研究员（fellow）的培训分为两部分：一部分为普胸外科手术，主要集中于普胸外科疾病的外科治疗；另一部分专注于临床肺移植及其研究。两部分的培训人员互不参与对方的培训。主治医生一般进行日常普胸外科手术，而移植则为排班制，轮到哪一位值班，那么那一位主治医生就负责召集安排，对捐献脏器的质量进行评估，选择术式，并指导肺移植团队的fellow完成手术。

科室的主要研究方向为肺移植与体外肺灌注（ex vivo lung perfusion，EVLP），Cyple教授专注于EVLP的临床与基础研究。EVLP主要用于离体供体肺的支持与移植前对于肺质量的评估处理。目前临床上遇到有潜在损伤可能的供体肺首先使用EVLP支持灌注4~6小时，然后评估供肺功能，如果能够有效维持肺氧合能力以及较为理想的肺的干湿比，再行肺移植，从而提升肺移植成功率。

在肺移植与EVLP方面，有若干有趣的研究。其中有一类研究是，当临床上遇到有病毒性肝炎感染的供体时，可以采用EVLP进行灌注，观察是否可以有效降低感染率——先在灌注液内加入病毒抗体进行离体治疗，经过若干小时治疗后再行移植。另一类研究是，在阻断肺循环的基础上，将灌注仪器接入人体，用于治疗一些肺内转移的肿瘤，有一个专注于肉瘤肺转移的研究正在进行——将化疗药物加入灌注液进行灌注治疗肿瘤转移的双肺，接受治疗后再行脱离灌注仪器，观察是否可以改善这类患者的生存。

关于EVLP研究，TGH发表了许多标杆性的研究成果，其中多项成果奠定了EVLP在肺移植应用领域的地位。现在，越来越多的机构选择EVLP作为肺移植的辅助工具。

肺移植吻合是较为传统的一项技术，在TGH普胸外科，各位主治医生都能很好地掌握该项技术。双肺移植都是横断胸骨，壳式切口，一般左侧先行。吻合支气管采用膜部单纯连续吻合（可吸收PDS缝线），软骨部采用单纯间断缝合（prolene），肺动脉采用单纯连续吻合，心房与供体肺保留的部分采用心房单纯连续吻合。吻合是在主治医生指导下由专攻肺移植的fellow完成。几位2017年7月刚来的fellow完成7~8例肺移植吻合后，就基本将该项技术掌握了。对于肺功能较差的患者，医生一般会事先建立动脉–静脉的体外膜肺氧合（ECMO），建立方法为主动脉起始部至下腔静脉。完成左侧肺移植后，观察移植肺的恢复状态，如果无法单独完成供氧，那么打开ECMO支持循环氧合，同时完成另一侧肺移植。

普胸外科肺移植手术的安排采用值班制，不同于科室其他手术的安排，当某位医生轮到肺移植值班，不论遇到多少例肺移植，都是他来完成，有时会喊其他医生以及fellow来帮忙，总之会非常辛苦。

并且，很多脑死亡患者遗体器官的获取都是在凌晨（交通的原因，便于器官转运），而等待肺移植的患者往往病情比较严重，因此都需要急诊手术。有时供体肺的状态并不理想，这种情况下，需要先进行4~6小时的EVLP后，才能决定是否可以进行移植——负责肺移植的医生只能先等4~6小时，获取到灌注师对于供体肺的汇报后才能作决定。医院手术室的一位护士也曾表示，的确非常辛苦而且没有规律。所以，在TGH普胸外科，有个不成文的规律——超过55岁的主治医生就排班排得少些，刚提上来的主治医生（attending）就要多做些。

有一次，Shaf Keshavjee教授为一位25岁的患者进行心肺联合移植，手术从中午做到了晚上10点多，花了十几个小时，可当天晚上患者出现胸腔大量出血，循环不能有效维持，值班fellow进行紧急床旁开胸，建立了ECMO，后又转入手术室止血。Shaf Keshavjee教授也是半夜赶到医院为患者止血到第二天中午，患者情况仍然不稳定，因此又带着ECMO转入了ICU。直到第二天中午，Shaf Keshavjee教授才有机会吃东西、喝水，跟着他的fellow都已经累得在护士的电脑旁睡着了。

可以看出，国外的外科医生与国内的同道一样，非常辛苦。以移植为主业的科室，注定是一个"没有黑夜没有白天"的艰辛行当。

TGH普胸外科其他手术的水平与多数北美综合性医院接近，包括食管癌、肺部肿瘤、肺部转移瘤、纵隔肿瘤以及胸膜间皮瘤等。其中值得一提的是，在肺动脉高压的治疗上，Marc de Perrot教授的肺内取栓技术——经过深低温降低代谢率后，在体外循环的支持下，完成肺动脉内取栓。每周一是Marc de Perrot教授完成这类手术的固定时间。另外，Marc de Perrot教授对于胸膜间皮瘤有独到研究，与放疗科联合开展的高剂量半胸新辅助放疗后进行胸膜外全肺切除治疗胸膜间皮瘤的研究正在进行，有望丰富目前对于胸膜间皮瘤的治疗手段。关于高剂量半胸新辅助放疗对于胸膜间皮瘤的治疗影响，2017年9月，Marc de Perrot教授在*Lancet Oncology*上发表了一篇详尽综述（https://www.ncbi.nlm.nih.gov/pubmed/28884702）。

普胸外科的传统技术仍然值得称道，硬质支气管镜下支架取出和硅胶支架置入等技术熟练且一丝不苟。经颈部全胸腺切除治疗重症肌无力技术成熟，他们将腔镜与这一术式进行了整合。据Keshavjee教授介绍，他在1993年做总住院医生的时候，已经开始将腔镜用于经颈部胸腺切除手术，而今他已是UHN外科联盟的主任了。

在新兴技术方面，TGH仍处于方兴未艾的阶段，机器人辅助普胸外科手术正在开展。该技术目前主要用于肺叶切除、纵隔肿瘤切除等方面。在胸腔镜技术方面，TGH与其他北美医院大致相同，目前采用的还是比较传统的4孔胸腔镜手术。

Keshavjee教授、Waddle教授与Cypel教授等几位大牌都非常重视基础研究，他们都有自己独立的科研团队，每周的实验室会议（lab meeting）严谨、务实、紧凑、翔实。每次会议，位高权重的Keshavjee教授都会坐在会场中央，听每一位研究人员甚至每一位博士后的汇报，询问数据中存在的问题。甚至，Keshavjee教授还会到动物实验台前观看每一次动物肺EVLP记录的数据格式是否符合实验室规范。基本上每一位主治医生都有自己的研究项目，不同的研究方向有不同的安排，但是，严谨与创新性是这些项目共有的灵魂。每位主治医生都真正是项目的设计者与思路的规划者，这点与国内的情形不完全一样。正是这些创新而扎实的研究，使得TGH保持着学术上的活跃，并且一直走在学术的前沿。

　　优良的传统、不断地创新、重视科研、勤奋严谨的临床作风，以及几位主治医生的杰出能力，演绎了TGH在全球普胸外科界的赫赫威名。

笃学者：范江，上海市肺科医院
访学地点：多伦多总医院

第三十九章　英国伦敦皇家自由医院访学见闻

　　2015年的9月，我有幸作为浙江省卫生和计划生育委员会国际合作中心（国合中心）组织的临床进修英国项目成员之一，在国合中心、医院和科室的关心支持下，到英国访学3个月，地点是伦敦皇家自由医院（Royal Free Hospital，RFH）。现将我在英国的学习与生活情况做简单介绍。

1　出行

　　我的房东家地处伦敦的东北方位，距离医院快走需1小时行程，需穿过大片绿地；如乘坐地铁公交都需转乘，时间差不多，费用不便宜，需3~5英镑（人民币30~50元）/天。在反复比较各种交通工具后，我和舍友决定：天气好时走路，锻炼身体又省钱；天气不好时地铁出行（尽管伦敦地铁线路繁杂如蜘蛛网，刚开始时会坐错地铁）。事实证明，尽管走路基本是连走带跑，但一路上广袤的绿地以及初升的太阳给了我们极大的鼓舞。

2　皇家自由医院简介

　　RFH成立于1828年，有着悠久的历史。在霍乱肆虐的19世纪，该院是伦敦唯一一家开放并提供免费医疗服务的医院，如今则是英国国家医疗服务体系（National Health Service，NHS）的成员，并在当地其他医院和NHS单位设有诊所提供医疗服务。作为英国领先的教学和研究医院之一，在血液、神经内分泌肿瘤、骨髓移植、预防和控制感染以及传染病等领域都处于尖端地位。床位有1 500张，是英国唯一一家高安全性传染病治疗单位（HLIU），曾治疗过3名埃博拉病毒感染的护士，也是英格兰死亡率和感染率最低的几家医院之一。关于NHS已有比较多的介绍，不再赘述。

3　初期的培训

学习伊始，RFH国际临床&发展部主管Reyon给我们进行总体概况以及患者安全的介绍，当天下午即为人人必修的感染控制讲座。RFH的感染控制相当出色，尤其在传染病的防控方面，无论是埃博拉的感染控制实战经验，还是中东呼吸综合征（MERS）期间对于中东地区的防护用品实践指导，都为人称道。Reyon提到，医院的耐甲氧西林金黄色葡萄球菌（MRSA）、难辨梭状芽孢杆菌的感染情况以及手卫生等都列入了医院的患者安全目标之中。

感染控制科主任Yvonne在介绍中提到，10多年前，在英国医院感染预防与控制（infection control and prevention，IPC）排名中，RFH表现不佳，但通过监测、多重耐药菌患者的隔离、抗菌药物的正确使用、环境清洁、手卫生、培训等综合措施的实施，以及感染控制团队的推动，目前该医院已是伦敦市感染控制表现最好的急性病医院，每年会接受全国医疗质量委员会（Care Quality Commission，CQC）1~2次不定期检查，结果公示于CQC网站。

近年来，医院IPC在MRSA、难辨梭状芽孢杆菌等方面的感染控制成就突出，结合全国的MRSA主动筛查检出率目前已<1%，IPC的主动筛查对象亦将由MRSA转为耐碳青霉烯类肠杆菌科细菌（CRE）。这里必须要提到CQC，其独立于NHS体系，监管所有公立和非公立的医疗服务提供者的服务质量，任何机构要提供医疗服务，必须先向其申请许可。在英国CQC关于医疗质量和患者安全的16项核心标准中，医疗机构的清洁及感染控制情况是很重要的一项，充分体现出英国对感染控制的重视。始业教育中亦有关于衣着的专项介绍。医生都是穿自己的衣服上班，IPC要求衣袖都要在肘部以上；腕部无首饰，可以有戒指，但不能有钻饰；鞋子鞋面必须要保护脚部以防锐器伤等。

4　感染科概况

RFH的感染科（infectious diseases unit，IDU）位于主楼的11楼（共12层，12层为VIP病房），与IPC各自独立，但又紧密结合。感染科有25张床位，位于11楼西侧，北侧则为神秘的HLIU隔离病区。科室主要收治病毒、细菌等不同病原体所致各个系统感染的患者。其中热带病、结核病、病毒性肝炎、不明原因发热、艾滋病等为其主要特色。各系统的感染中，蜂窝组织炎、颅内感染、肺部感染、肝脓肿、沙门菌感染等较为常见。作为NHS成员之一，RFH的相当一部分患者是社区全科医生（GP）所转介的患者，感染科亦不例外。此外，还有不少患者来自海外。我学习期间，就曾遇到来自尼日利亚、埃及、迪拜等地的患者。

感染科的工作非常忙碌，从上午9时开始交班，包括患者的详细情况、异常检查结果的分析、指南的检索对照、与患者及家属关于病情的交流等。

往往查房结束时，已不知不觉到了下午2时。治疗以team（治疗组）为单位，一个team由初级医生（junior doctor）、高级医生（senior doctor）和会诊医生（consultant）（相当于我国的副主任医师以上职称）组成，consultant对患者的诊治起决定性作用。由于与GP的紧密联系，病区内床位周转非常快，患者在感染稳定后经征求意见可以回家，需要继续静脉使用抗菌药物者回家后在GP处继续接受治疗。这期间主管医生会花不少时间与GP的邮件往来，交代患者情况。在诊治过程中，IPC的要点都要融入其中，如特殊患者的交班资料中IPC注意事项需特别标出、手卫生指征的严格执行，特殊患者病房前相应隔离标识的悬挂，楼道内每间病房前一次性隔离衣、手套等个人防护用品（PPE）的放置以便医务人员取用，等等。新入科的医生必须参加一对一的防护用品穿脱培训，以应对随时可能发生的不明原因传染性疾病的诊治。在培训过程中我们也对各自的穿脱顺序进行了交流，互相取长补短。（图1）

　　从RFH以及相关公共卫生网站来看，英国感染性疾病的疾病谱、流行病学、病原菌的耐药情况乃至抗菌药物的选择都与我们国家有所不同。众所周知，英国是同性恋合法化的国家之一，而同性恋又是艾滋病感染的高危因素，因此在收治感染性疾病患者时，医生首先会考虑排除人类免疫缺陷病毒（HIV）感染。两国都有抗菌药物的管理，与英国不同的是，我们的抗菌药物使用指南基本遵循国家层面的指南，而在英国NHS的医院基本都有自己医院的抗菌药物使用指南。RFH的抗菌药物管理非常细致，以医院微生物学室为主的抗菌药物管理委员会根据医院病原学的流行病学制定自己医院的抗菌药物使用指南，并公布于院内网中，开具抗菌药物处方的医生根据指南的导引进行选药，以保证尽可能给患者以最佳的治疗（在交流过程中我们也得知，与我国类似的是，如有医生无理由未根据指南开具抗菌药物，将会受到医院的诫勉谈话，这对医生来说是很难堪的事）。其中，令我印象深刻的是对于儿童庆大霉素使用的规定。在我国，由于氨基糖苷类抗生素具有耳、肾等毒性，其不作

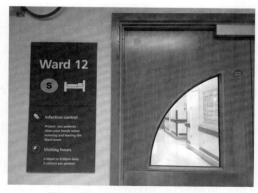

图1　各病区入口处感染控制提示

140

为儿童抗菌药物使用。RFH的抗菌药物指南中明确规定，儿童可以使用庆大霉素，但前提是对药物浓度有严格监测。对于特殊患者的抗感染治疗，多学科合作的优势凸显——抗菌药物应用专家、微生物室、药学共同合作，选择合适的抗菌药物品种、给药方式以及给药剂量，以期给患者最佳的治疗。在我访学期间，医院曾收治过严重肺炎克雷伯菌脓毒症的患者、体重250 kg患蜂窝组织炎的患者，经治疗，病情均缓解得以出院。

　　感染科的学习气氛浓厚，每周都有不同主题的小讲课或病例讨论。医院里多学科的相互交融，紧紧围绕患者，给患者最佳的治疗。其中比较有意思的是医院的病毒室、微生物室的医生参与临床治疗。在病毒室和微生物室，工作人员有不同的职能，有负责检验的技术人员，也有接受过临床专业培训，专门负责解读报告、联系临床的医生。RFH的病毒室有6位医生，微生物室有7位医生，各自负责不同的临床科室。

　　作为全英国唯一一个高安全性传染病治疗单位（HLIU），HLIU在众人眼中蒙着一层神秘的面纱。2015年10月8日，这里因收治此前治疗过的护士Pauline Cafferkey而再次受到全球瞩目。Pauline Cafferkey因感染埃博拉病毒后的脑部迟发并发症，于2015年10月8日转入院，10月9日英国BBC对此进行报道。幸运的是，在感染科团队的共同努力下，Pauline再次恢复健康，且脑部及血液中的埃博拉病毒检测均为阴性。对于HLIU，感染科主要负责人之一Michael医生曾说过这样的话："HLIU中最重要的部分是我们的员工，每一位进入HLIU的员工都要接受特殊的培训，才能在给患者提供最好的治疗同时，充分地保护好自己。"2015年10月28日，Pauline病情稳定转至感染科普通隔离病房，作为其治疗成功的见证者之一，这段经历对我而言极其难忘（图2）。

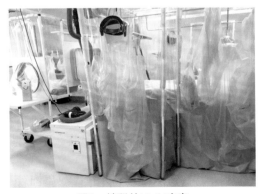

图2　神秘的HLIU病房

5 感染控制、人文及质量改进

医院的感染控制团队由医生、护士共同组成。良好的感染控制文化与英国的整体文化环境不无关系，环境清洁与手卫生作为基本要素，在每个角落都能得到充分体现。鉴于感染控制的实际成效直接关系到医院在CQC检查中的排名，医院在感染控制的投入上可谓不计成本，这也让进入RFH的每一位人员深切感受到医院无处不在的感染控制文化。从每个病区入口处的手卫生提示到各项具体工作，可以看出感染控制已经渗入到医院的方方面面。如多重耐药菌患者的隔离与床位中心的工作相结合：为减少医院的空床率以及遵循急诊患者4小时内必须得到妥善安置的原则，医院床位中心小组每天进行3次床位协调讨论，先由感染控制人员汇报多重耐药菌患者的情况，再根据相关科室的单人房间空床情况进行统一调整。这在单人房间数本身就屈指可数且又超级紧俏的国内医院是难以想象的。

手卫生以及医院的核心价值观——positively welcoming, actively respectful, clearly communicating, visibly reassuring（热情、有礼、交流、可靠），在医务人员的电脑屏保、病区墙展、医院各个入口的液晶显示屏中都有展示。但更重要的是员工们体现出来的高素质，从管理部门、医生、护士到志愿者、工人，无不真切体现出医院积极向上、互相尊重、乐于助人的文化。在不断追求医疗质量、患者安全的过程中，PDSA（Plan、Do、Study、Act，与国内的PDCA基本类似）是重要的改进工具。以sepsis（脓毒症）为例，急诊科的医生护士组成的改进团队共进行了45圈的PDSA，目的就是为了提高脓毒症诊断后6项干预措施在1小时内执行的依从性，以给患者最佳的治疗，减少并发症的发生。

随着医院的发展，医院的感染控制工作亦面临着患者、员工人数增加、各项服务工作量增加等可能导致感染率升高的挑战。此外，作为NHS的一员，RFH不可避免地也存在效率偏低的弊端。

6 中英文化碰撞

此次学习期间，正好遇到习近平主席访英，所有的团友都为之兴奋和激动！习主席的访英更进一步促进了中英交流。有幸带团去伦敦大学亚非学院孔子学院进行参观交流，期间遇见不少热爱中国文化的西方人士，他们学习中国文化的途径和方式令人甚是感慨。其中有位男士中文讲得很好，问他怎么学的？他回答，特别喜欢宋祖英的歌，通过宋的歌逐步学习的。随后他还唱了许多中文歌，令人捧腹又感动。

英国人保守的外表下也有颗幽默的心。在巴黎恐怖袭击发生后，英国报纸用了大量的篇幅进行报道，伦敦与巴黎被称为"双城"，有时不可避免地与房东会讨论到伦敦的安全问题，次日房东看到我回家，戏谑地问："Are you survived?"（你还活着吗？）令人哑然失笑。

3个月的时光飞逝而过，此次伦敦之行，让我开阔了眼界，拓宽了思维。感谢浙江省卫计委国合中心、医院和科室的关心支持，也谢谢家人的支持，让我能有这样的机会进行学习与思考，这是一段难忘的人生旅程。

笃学者： 王淑颖，杭州市第一人民医院

访学时间： 2015年9月—2015年11月

访学地点： 皇家自由医院（Royal free hospital，RFH）

邮箱： wsy7310@163.com

第四十章 "德"山之石，可以攻玉

课程的安排：

第一周（2017年6月19日—2017年6月23日）进行理论系统学习。

第二周（2017年6月26日—2017年6月30日）至吕贝克市不同层级的医疗机构参观实践。

1 难忘的欢迎晚宴

吕贝克市位于德国北部石荷州，距离汉堡60千米，曾是欧洲中世纪汉萨城市联盟的中心，人称"汉萨女王"。该市是北欧著名的旅游城市，被当地人称为"留比凯"，意思是"迷人的地方"，古城内至今仍保存着大量中世纪的古迹，有许多古老而美丽的建筑。负责组织工作的哈卡尔特·斯丹德教授为人和蔼幽默，他全程陪同我们，不过他在课程一开始就严肃地强调德国人非常注重时间观念。

第一天斯丹德教授为我们准备了欢迎晚宴，地点是吕贝克市中心有着数百年悠久历史的海员协会饭店（Schiffergesellschaft，1553年建立，为欧洲最古老的饭店，从吕贝克贸易鼎盛时期至今仍是船长们的定期聚会之所）。这家饭店的特色是精美独特的海航氛围内部装饰，供应北德名菜（图1）。

饭店的正门显得庄严、古朴，而里面的装饰更是考究，涂着金黄色油漆的屋顶上挂着各式各样的帆船模型及吊灯，墙壁和屋顶上有巨幅的壁画，中世纪的古典气息扑面而来。菜上来了，是当地一种特色生鱼，大家都皱了皱眉，用刀叉切了一小块尝了尝，味道还不错。斯丹德教授问我们："好吃吗？"我们说："好吃！"他开心地笑着说，到中国被逼吃蛇，所以到德国也让我们尝尝生鱼，算是一个惊喜！我们都笑了，和教授愉快碰杯，品尝德国生啤。对未来半月，大家充满期待和憧憬。在异国情调的餐馆里，打开心扉，热情倾诉。

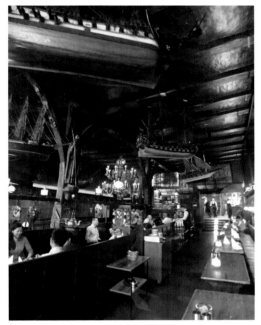

图1　海员协会饭店及特色菜

2　医师培训师培训课程（TTT）简介

德国有着非常完善和成熟的全科医师培训制度，医学生毕业后大约有60%的人经过5年的培训成为全科医生，而专科医生培训也是从全科医生培训借鉴而来，其流程与全科医师培训接近而侧重点不同。培训师培训（train the trainer，TTT）课程是德国为加强全科医生培训质量，而针对具有全科医生培训资格的医师（也就是带教老师）的培训课程。德国的TTT课程一般包括12个教学单元，包括以下内容：介绍加拿大CanMEDs（胜任力模型）的能力培训体系、反馈培训、培训医师犯错时的管理、医师培训的考核以及法律和组织等方面，培训时间为6天。

2.1　理论培训阶段

培训班的第一天举办了一场简短的开班仪式，参加的教授分别是负责组织工作的原海德医院院长哈卡尔特·斯丹德教授、吕贝克大学全科医学研究所负责人乔斯特·斯坦哈泽教授、石荷州医师协会副总裁亨里克·艾尔曼博士以及德语翻译郭昆女士。亨里克·艾尔曼博士负责当天的课程，向我们概括性介绍了德国医师协会的发展历史及职能，德国全科医师及专科医师培训制度的发展及实际操作情况，德国职业培训条例及其实施。第一周的余下理论课程全部由乔斯特·斯坦哈泽教授授课，他是吕贝克大学全科医学研究所负责人，在德国全科医学研究及政策制定领域有着举足轻重的地位。德方为了我们更好地理解授课内容，特地邀请在海德医院血透中心工作的曾嘉英女士为医学专业德语翻译，课间大家可以用英语或中文提问，教授用德语或英文回答，以便将每一个问题都能解释清楚。

2.2　参观实践阶段

第二周的行程是到吕贝克市不同层级的医疗机构参观实践。我们第一站去的是风景如画的吕贝克大学附属医院，德国的医院没有高楼大厦，也不像国内那样熙熙攘攘，因为德国的全科医生作为初级医疗照护将大部分患者留在了社区医院，患者需经过推荐转诊才会来大医院看病。医院的内部很温馨，墙壁多为暖色调的风格，还装饰有色彩斑斓的壁画。在微创培训中心我们实地观摩并亲手体验了"吕贝克工具箱"的使用。紧接着医院为我们安排了医院救援场景和急救模拟救护车、接生模拟器，让我们看到了德国在培训模拟教具上的先进性（图2）。经过简单午餐后，我们参观了麻醉教学中心的学生带教演示。

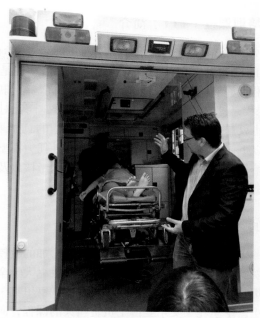

图2　教授讲解医院救援场景和急救模拟救护车、
接生模拟器

第二站我们去参观了当地SANA医疗集团的吕贝克萨纳医院（图3），SANA医疗集团在全德医疗体系中排名第三，其在吕贝克的萨纳医院是仅次于吕贝克大学附属医院的医疗机构。在萨纳医院我们受到了院长亚伯先生及医院管理经理的热情欢迎，先后参观了内镜诊疗中心、神经科病区、急诊病区及重症监护病房，在每个病区我们均受到了科室医疗主任的接待并亲自陪同我们参观病房及设施，并给我们详细讲解这些设备、病房设计的用途。最后，该院的外科主任（也是一位业余拳击运动员）为我们介绍了该院外科专科医师的培训情况。我们去萨纳医院参观的行程还被推送为新闻，上了当地吕贝克快报的头条。

第三站，我们被邀请到吕贝克当地有着全球影响力的百年知名医疗器械企业Dräger公司参观，Dräger公司的产品以呼吸机和麻醉机及手术室设备驰名全球，在中国也广泛使用，在上海浦东有他们的工厂。在该公司全球市场公关部总监施弗拉斯先生的带领下，我们参观了工厂的生产线以及总部，在总部有该公司的产品展览厅，我们看到了全球最早的呼吸机模型，也看到了现代先进的手术室设备，感受到了德国先进的工业化程度、精密的制造业以及悠久的百年企业文化。

第四站，我们去参观了吕贝克红十字医院，这是一家老年病专科医院，在德国老龄化趋势非常严重，因此在德国专科医师培训体系中老年病专科医师的培训是很重要的环节。我们受到了院长威科姆先生的热情接待，并在本院专家的陪同下参观了病房，对针对老年人阿尔茨海默病的康复治疗中心印象深刻。

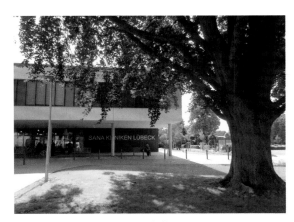

图3　吕贝克萨纳医院

2.3　颁发培训证书

第二周的周五上午，哈卡尔特·斯丹德教授用问卷调查的形式让我们对此次培训班的安排作出评价反馈，然后为我们每一位学员颁发了培训证书并亲切合影留念。2017年6月30日上午11时，我们离开吕贝克市，从汉堡转机法兰克福搭上回国的航班。

3　培训学习体会

德国的专科医师培训制度是国际医学界公认的毕业后医学教育制度。其历史渊源可以追溯到19世纪中期，德国柏林大学的 Langenbeck 教授率先提出了建立住院医师制度的思想，1876 年美国的Halsted教授参照 Langenbeck 教授的模式，在霍普金斯医院建立了外科住院医师制度。20世纪中期以后，德国建立并推行了专科医师准入管理制度。 总体而言，德国医师教育有着悠久的历史和鲜明的特色，我的体会有如下几点：

3.1　医学院严格的准入制度及完善的大学教育

德国的医学院录取比例为1∶5，保证了只有成绩优异的高中生才能进入医学院学习。医学培养的年限较长，一般包括3年的医学基础教育和3年的临床实践教育。医学教育计划包括基础课程学习、急救训练、3个月护理实践、4个月医院见习以及1年的临床实习。德国6年高等医学教育期间要通过3个阶段的全国统一国家医师资格考试，淘汰率均为30%~40%。再经过18个月的注册前住院医师培训，经考试合格成为完全注册住院医师。医学生毕业后需通过系统化、规范化的综合训练，才能获得住院医师及专科医师培训的资格，培训结束通过考核才能有正式独立行医的资格。德国医学教育有几百年的发展历史，曾经培养过世界上最优秀的临床医生，例如我国的外科之父裘法祖教授等大师级医学家，其特点为治学严谨、注重能力培养，强调学生主观能动性的发挥，注重理论与实践的结合，自然科学与社会科学的交叉渗透，临床前期课程与后期课程的融会贯通。

3.2　科学而全面的专科医师培训制度

德国的住院医师培训和专科医师培训是紧密连接在一起的，也就是住院医师在申请培训时已经确定了专科方向和基于专科的全面的培训计划。住院医师的准入门槛比较高，申请住院医师培训的条件包括：获得基本医疗资格认证，医学生必须通过医学资格考试的第三部分考试，并取得医师执照，完成规范化住院医师培训和一定期限的临床实践。开始专业训练的先决条件是医师必须持有完整或临时执照行医。

德国的专科医师培训非常严格，培训时间长，培训内容丰富。专业培训年限由德国医生委员会统一规定，专业医学训练通常需要 5~6 年才能完成。据医师委员会的专业训练法规规定，以普通外科专业为例，其培训时间长达72个月。其中前24个月为基础外科领域的培训；在接下来48个月中，前12个月为麻醉、解剖、妇产、五官、内科、胃肠病、颌面外科、神经外科、病理以及泌尿外科专业的培训，加上12个月的创伤、骨科以及12个月的内脏外科专业培训；（补充规定：如果申请两个外科专业的专科医师资格，则培训时间需延长为9年）。受训者绝大部分时间都在临床工作，在各专科轮转期间必须完成足够数量的病例讨论、病案分析以及小型临床论文报告。这种培训的结果是造就了一批临床知识全面、基本技能扎实，能独立完成各种常见病、多发病的诊治及术后患者随访工作的"全科"医师。

总之，德国的医师培训是真正基于能力为基础的培训制度，该制度也借鉴了加拿大的CanMed培训体系，要成为合格的医生需要具备6个方面素质：交流能力、协作能力、管理能力、健康促进、医学素养和职业精神。

3.3　严谨、灵活、公平、可量化的考核制度

在整个培训过程中，各级医师委员会对其专业培训内容有明确规定。住院医师要接受包括评审病案、培训期考试、各学科委员会组织的执照考试、临床操作考核和应用标准化患者的多方面考核。用以考核评价其医疗能力、医学知识、沟通能力、科学思维方法、职业道德、基于系统的实践等方面的综合能力。对于培训医师的测试，根据测试内容的不同可以有很多的形式，有些仅仅通过口头问答即可以完成，而有些则需要现场实践操作以及笔试（多用多项选择题模式）和应用标准化患者测试，这些测试均有详细的评分细则及完整的记录。在每年5月份，他们向州医师委员会提出进行结束培训前的评估。评估过程需要来自三个不同专业的高级医生参与，其中两个将在该地区的资格考试专家委员会以口头形式进行审查，初步确定专业培训是否已顺利完成。然后对受训者进行临床技能及其他综合素质的考核评估。一旦考试顺利完成，医生将获得国家医师委员会颁发的专科医师毕业证书。

3.4　注重医学人文精神

在本次培训的模拟患者场景阶段，教授针对在培训医师与模拟患者交流中的不足让我们分析问题所在，其中透露出医生对患者必备的人文关怀精神让我们印象深刻。医生照顾患者有三件法宝：药物、刀械和语言。语言代表对患者的人文关怀，在对患者的治疗中起到重要的促进作用。德国医学教育非常重视对医生人文素养的培养，认为其是必备的素质，其重要性甚至超过专业素养。在德国的医学教育阶段，医学生必须要学习如何与患者有效地沟通，还要通过

相关测试。医生不仅要有强烈的职业奉献精神、精湛的专业知识，还要学习医学心理学，了解患者的心理状态，从人文层面及时地安慰、帮助患者，可以有效地提高治疗依从性及效果，也有利于良性互动的医患关系发展。

3.5 对医生及医学培训有强大的法律保障

在德国，对医生的职业保护有着完善的法律系统并且得到有效的执行。例如德国劳工法规定，医院方面若看到医生带病工作，而不采取任何保护措施，院方将被罚款至少2.5万欧元（约合人民币21万元）。严重者甚至会被判罚1年以上有期徒刑。如果医生在医院里病情越来越重，甚至传染给同事及患者的话，院方被罚的可能性会更高。为此，德国卫生部门还设立了专门的部门进行监督。接受培训的医师同样受到保护，同时他们每日的工作时间不允许超过12小时。另外，立法还确立了专科医师管理的目标、原则、体制和运行机制。

短短的半个月的学习让我们看到了德国医师培训制度的先进之处，德国医疗制度及法制的完善性，同时也认识到了我们现阶段的不足。本次培训班也受到了德国石荷州医师协会的高度重视，我们在德国受到了热烈的欢迎，从住宿、餐饮、出行、培训等多方面都体会到了德国方面的精心安排。千里之行，始于足下。我们要把先进的理念、方法落实到中国的住院医师规范化教育中去，使我国未来的医师整体水平能得到不断提高，以更好地服务于中国患者。

笃学者：刘伟，安庆市立医院
访学形式：作为安徽省住院医师培训基地的19名师资代表之一公派前往
访学时间：2017年6月19日至2017年6月30日
访学地点：德国吕贝克市
访学内容：参加由中德医学交流基金会（DCTA）组织、德国石勒苏益格-荷尔斯泰因州医师协会承办的医师培训师培训（train the trainer，TTT）课程
课程目的：通过学习德国在医师培训方面悠久的历史和先进经验，使每一位培训师接受前沿的培训理念、了解德国医师培训的规章制度、掌握科学的培训方法，进一步借鉴并运用到符合我国国情的医师培训工作中去。
邮箱：anqinglw@163.com

第四十一章　瑞典医学科学博士是怎样炼成的？

1　写在前面

　　一晃赴瑞典攻读博士已进入第4年收尾阶段，随着上半年系里9位新科博士（其中4位中国人）的顺利答辩，计划下半年及明年上半年毕业答辩的准博士们也该陆续准备答辩申请了。这里简单梳理下瑞典医学科学博士的历练之路，为期待已久的答辩做个准备。

　　鉴于4年多来的种种经历，先帮大家审下题。这是瑞典（诺贝尔奖，沃尔沃，宜家，ABBA乐队的故乡，属于北欧），不是盛产名表、银行家的中欧国家瑞士。瑞典的医学教育算是中、美模式的一种折衷，瑞典的医学"博士"（MD）其实是本科教育（应该译作medical degree），只有高中3年17科课程全A的学生才能报考医学院（学制5年半），硕士（1~2年）和博士（4~8年）都算科研型。MD毕业实习结束后就可以考执业医师拿到执照行医，经历住院医师（AT）和专科医师（ST）培训考核晋升。当然，MD毕业生（在读生）也可继续（同时）读医学科学博士（PhD in Medical Science）（甚至可以兼职读），毕业后就是所谓的MD-PhD。这就是为什么题目只提到医学科学博士，因为瑞典压根儿就没有临床型的硕士博士。

2　在瑞典完成医学科学博士的主要步骤

2.1　申请

　　因为瑞典博士生（Doktorand）算是一个工作职位（employee），所以一般雇主（导师）起主要决定作用。但学校会要求将招聘广告公开挂在官网上，一般一个月内接受申请。据系里一位"85后"新科助理教授说，他在一次招聘中收到了将近120份申请，要从中选出2~5人进入面试环节。目前中国学生主要是通过国家留学基金管理委员会（CSC）和学校的协议，直接联系导师拿到邀请函申请CSC奖学金，这样导师能省一半的钱。

2.2 面试及录取

面试一般有直接来学校面试或者视频面试两种形式。导师小组（一般有1位主导师，2~4位副导师）及人力资源（HR）会参与面试，面试后通知录取结果。如果走CSC项目，就需要先和主导师沟通，拿到主导师邀请函后一起向CSC申请奖学金，等待CSC录取结果。

2.3 试用准备期

录取后，你会和导师商量何时到校开始工作，但到了工作岗位后不会马上注册，而是要经过3~6个月不等的试用准备期。期间你会和导师双向选择，并准备开题注册所需的研究计划、经费预算、伦理审核等材料。

2.4 正式注册（admission）

正式注册也叫开题，一般是以公开研讨会（seminar）的形式进行，但每个系的具体操作各有不同。有的系是每年有几次固定的注册时间，几位学生同一天各自讲15分钟研究计划后统一审核。但我们系的形式是每位学生单独进行（总共两小时），一般情况下，学生讲半小时，系里指定的3位助理教授以上职称的注册委员会再公开提问半小时，听众可在离席后再继续提问1小时左右。一般都会顺利通过，但也有被要求修改研究计划，导师小组人员分配不合理，4年科研经费（主要是工资）落实不到位等情况发生。总的来说，开题注册就是综合评估以后4年的博士研究是否能顺利进行。最后，委员会将注册表提交系主任，系主任签字同意后HR就会找你签正式工作合同了。

2.5 中期考核（half-time control）

一般是在开题注册后两年时进行。潜规则是第一个研究已经完成发表，第二个研究也应该完成待投稿。这次的考核委员会和答辩时委员会要求一致，由自己和导师邀请没有利益冲突（5年内没有和任何一位导师合作、共同发表过论文或者以前是师生关系）的3位副教授以上职称的教职员工（faculty）。中期考核也是以公开seminar的形式进行，程序和注册时大同小异。

2.6 毕业答辩（dissertation）

从提交毕业答辩申请到毕业典礼，可能会持续一年的时间。

2.7　毕业申请

一般修满30学分（一周的课算1.5学分，4年内自己选课，当然有几门必修专业课），发表两篇文章，写好两篇手稿就可以申请答辩，不要求发表文章的影响因子，但太差的文章导师和自己都是不好意思放到毕业论文里的。做实验的学科也不要求是第一作者，但我们系的"潜规则"是4篇论文都应该是第一作者。除了中期考核时的3位委员，还得再请一位你毕业论文相关领域的副教授以上职称并有博士学位的学者作为答辩对手（opponent）。同中期考核一样，3位委员及答辩对手都不能和博士生及导师们有利益冲突。确定好答辩委员、答辩对手及日期后，就可以向学校提交答辩申请（一般在答辩前3个月）。学校审核后会通知是否按期答辩，还是需要换答辩委员，再择期答辩。

2.8　毕业论文

确定了答辩日期后，就该集中精力写毕业论文了。毕业论文主要由30页左右的专论概要（monograph summary，瑞典人叫它"kappa"）和你的4篇文章组成。由于两篇文章已发表，两篇已写好，所以主要任务就是"kappa"。瑞典人叫"Kappa"的原因可能就是因为它有点像是包含到论文里4篇文章的"小马甲"，包括摘要、背景、方法、结果、展望及致谢等。大概在答辩前一个月让公司预印，校对后印刷100本左右，派发给朋友同事，选个日子邀请数十位好友同事到图书馆提交，并举行钉论文（nailing）仪式（图1），准备简单的零食和酒水庆祝下。

2.9　预答辩

一般在答辩前两周，博士生得邀请三位相关领域的学生或博后扮演答辩委员会进行公开预答辩。完全模拟答辩程序，让他们帮忙提提可能遇到的问题，出出意见。

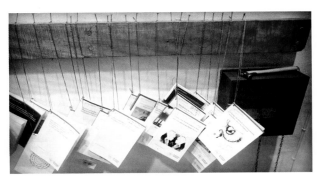

图1　毕业论文钉钉子（nailing）仪式

153

2.10　答辩前夜

一般opponent在答辩前一天到达学校，有的还会做一个公开的学术报告讲讲他/她的研究。随后导师们会请他/她吃顿晚饭，确认答辩流程。

2.11　正式答辩

答辩当天，会有一个主持人（chair）主导全程。首先，opponent会花半小时结合你的论文讲讲该领域的概括，引出你的研究课题。然后，作为主角的准博士上台半小时陈述自己的4个研究。中间休息10分钟喝点咖啡，观众可离席。然后比较痛苦的阶段就开始了，opponent会和准博士生一对一在讲台上坐着，对各研究课题进行一一辩论，过程可能持续1~2小时。然后3位答辩委员再提问0.5~1小时。大概3~4小时后，答辩结束，答辩委员会、opponent及导师们会集体讨论作出答辩通过与否的决定。我们系会为每一位答辩的博士生准备午餐或者下午的酒会（mingle），当宣布结果后学生、导师会依次发表感言。

2.12　答辩聚会（party）

当天晚上，还会有一个答辩博士生的私人聚会，邀请上好友、同事、导师及opponent共进晚餐。首先由party参与者中资历最老的faculty感谢学校，最后一一和导师们互赠礼物。当然，其中还可以穿插各种煽情的节目。

2.13　毕业典礼

学校一年举行两次毕业典礼（5月和11月），一般都是在答辩后半年到举行诺贝尔晚宴的斯德哥尔摩市政厅（图2）参加。和诺贝尔晚宴着装要求一样，男士统一穿白领结燕尾服，女士穿晚礼服。每一位博士毕业生都会上台接受授帽鸣礼炮仪式，然后举行毕业晚宴以及舞会（图3）。

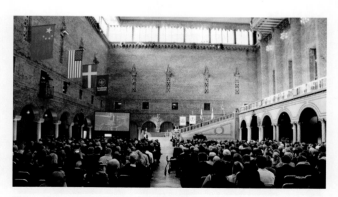

图2　学生到举行诺贝尔晚宴的斯德哥尔摩市政厅参加毕业典礼

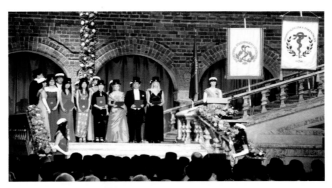

图3　着盛装出席的毕业生们上台接受授帽鸣礼炮仪式

笃学者：陈旭，瑞典卡罗林斯卡医学院

邮箱：xuchen87@hotmail.com

第四十二章　英国 BSUH 访学：布莱顿与艾滋病

1　适应阶段

1.1　布莱顿城市风貌及文化

我学习所在的医院位于英国最南面的海滨城市——布莱顿，是英国最古老也是最著名的海滨度假胜地之一，拥有着密布鹅卵石的海滩、湛蓝清澈的海水以及全英国最多的阳光。城市一隅有错综复杂的小巷、各种特色小店，使整个城市充满了艺术气息。

19世纪，国王乔治四世在此建立了无比奢华、充满异国情调的英皇阁，也成为布莱顿的标志性建筑。同时布莱顿还是公认的英国"同性恋之都"，它是伦敦以外partner（和同性婚姻拥有差不多的权利）注册数量最多的城市。布莱顿的包容性很强，对同性恋的政策特别的开放，这在中国似乎还遥不可及，但在布莱顿已经见怪不怪，而且还形成了一种特别的文化，每年七八月份会举行全社会支援LGBT（Lesbians，Gays，Bisexuals，Transgenders，即女同性恋、男同性恋、双性恋与跨性别者）的游行活动，声势浩大（图1）。

但这种开放大胆的文化也带了卫生问题，诸如艾滋病（HIV）等性传播疾病的流行，使得布莱顿的HIV团队工作非常的繁忙。

1.2　英国医疗体系和BSUH医院介绍

英国是世界上最早建立社会保障制度的国家之一，英国的社会保障体系主要由国民保险计划、国民医疗保健服务、社会救助和社会福利等制度组成。英国的国民医疗服务制度（National Health Service，NHS）是英国在二战后首创，于1948年正式实施的由政府税收统一支付的，以"医院专科医疗服务"＋"全

156

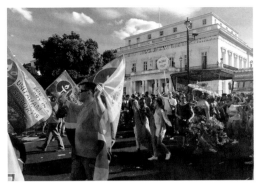

图1　LGBT游行活动

科医生为基础的社区卫生服务"构成的全民医疗服务。这一直是英国政府的骄傲和自豪，英国所有纳税人和有居住权的人都享有此权利，甚至游客和留学生也能享受到免费医疗。当然，加入国家社会医保体系的民众也可以购买商业医疗保险，与NHS并不冲突，但这通常属于较高收入人群的一种选择。

NHS通过两个层次的医疗体系向民众提供服务：

第一层次是以社区为主的基础医疗网，指社区诊所提供医疗保健，由NHS设在各地区的基础保健信托向其采购医疗服务免费向民众提供。每个居民都会在居所周围的全科诊所中指定一位全科医生为自己的家庭医生（general practitioner，GP），负责日常的卫生保健，患者有不适（急诊除外）时首先找到自己的GP进行诊治。大多数患者的疾病只需全科医生处理，只有少数需要转诊的患者凭转诊信才能转到二级医疗服务处—医院就诊。第二层次则为NHS的医院服务，由各科的专科医师负责，接手由GP所转介的患者，或处理一些重大的意外事故及急诊。提供服务的医院以NHS下属的公立医院为主，但此种公立医院通常采用慈善基金会等组织形式，与政府保持相对独立。患者在NHS就医只需负担处方药费，其他如诊疗费、住院费、检查与医护费用等均由NHS承担，低收入和社会弱势群体还能在药费、交通费等方面享受更多优惠。

但是，对于HIV和STI（性传播感染）患者以及避孕来说，就不需要GP的转介，而且患者不需要支付处方药费用，治疗HIV和STI的药物都是完全免费的。

布莱顿有两所大学——布莱顿大学和苏塞克斯大学，前者历史可追溯到1859年成立的布莱顿艺术学校，1992年获大学资格，改现名为布莱顿大学，其科研排名近年持续上升，因此被看作是英国大学中的一颗新星。后者是全英Top 20的大学，于1961年取得皇家特许证，获准成立大学，成立之初就以对战后社会的分析，以及各个学科的创新教学和研究方式而闻名。布莱顿和苏塞克斯医学院（Brighton and Sussex Medical School）是布莱顿大学与苏塞克斯大学联合办学的一所医学院校，它是英国东南部地区除伦敦外的第一所医学院，在2002年获准成立，涵盖了本科生和研究生教育。

布莱顿和苏塞克斯大学医院（Brighton and Sussex University Hospital，BSUH）全年门诊量约90万人次，包括皇家苏塞克斯郡医院、公主皇家医院、皇家亚历山大儿童医院、苏塞克斯眼科医院、苏塞克斯骨科治疗中心、派克乳腺疾病中心。我访学所在的是皇家苏塞克斯郡医院，成立于1828年，医院历史悠久、组织管理有序、部门之间协调良好，有着先进的服务及管理理念，目前由于主体大楼较陈旧（Barry building）（见图2），医院正在兴建新大楼，新楼建好后能在现有基础上增加500~600张床位。

1.3 HIV团队构成和导师介绍

我学习所在的HIV诊疗中心——Lawson Unit（罗森中心）是英国南海岸HIV诊疗的领导中心，也是英国最大的HIV中心之一，其临床和科研工作在国际上享有盛誉。

Lawson Unit的门诊分为普通门诊、女性门诊、银发门诊、合并肾脏/肝脏脏器损害门诊、心理门诊等。全部实行预约制，每个普通或专家门诊接诊患者在10个左右。在另外几个门诊，除预约制外，还可以直接进行看病，需要等待的时间视情况从1小时到3小时不等，全天共接诊80个患者左右。

Lawson Unit每年门诊量约32 000人次，实行一站式预约服务，至今共随访管理着近2 500名HIV感染者，其中约250名女性患者，2017年已有5例女性HIV感染者生下健康的宝宝。所有随访的患者中有93%都在坚持抗逆转录病毒治疗，96%的患者其外周血病毒水平不可测，这两项数据均高于英国整体平均水平（88%）。这得益于他们团队过去5年以来的杰出工作，布莱顿市有着全英国最低的HIV晚诊断率（31.2% vs. 45% 英国），而且失访率也是英国

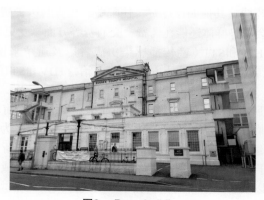

图2 Barry building

最低的（<1% *vs.* 5%）。

　　整个布莱顿的HIV诊疗团队很庞大，以Lawson Unit为中心，一方面与BSUH感染科（Department of Infectious Disease）联系紧密，合称为HIV／ID team，两者之间共同分享病房（共有13张床位）（图3），每周都有一次讲座交流；另一方面与性健康中心门诊一体，合称为HIV／GUM team，这两者联系更加紧密，更像是一个科室，分别位于门诊部的上下两层，可以互通，休息室也公用，医生分时间在这两个中心的门诊坐诊。另外，还有SHAC Central／West两个性健康门诊，医生护士也是轮换去工作的。

　　他们团队还与社区紧密合作，开展对HIV的全方位诊治和防控，包括社区护士对于从BSUH出院的HIV患者进行随访直至病情痊愈，以及Lawson Unit协助席金斯基金会（Terrence Higgins Trust，THT）对于社区、酒吧、学校等人群进行HIV传播的宣教和暴露前预防用药（PrEP）的应用等。

　　我的导师Gillian Dean，从事HIV诊疗工作已经24年，有着丰富的临床经验，5年前成为科室领导，代表科室能参加信托基金的决策；她也是"性健康计划委员会"的成员，能参与制定城市的相关决策；她还领导STI检测和治疗小组，致力于无家可归者、性工作者、男同性恋和药瘾者的HIV／STI检测。同时她也带领着科室成员共同努力组成了一个杰出的团队，为布莱顿的HIV和STI防控做出了极其重要的贡献。

　　我的导师带教也非常的认真负责，每周都为我制定了详细的学习计划，同时还结合我的意愿，不辞辛苦，尽量协调其他部门以满足我的学习要求。

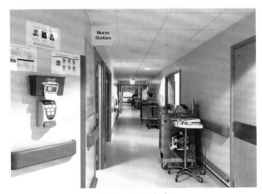

图3　HIV病房

159

2 科室工作及学习内容介绍

2.1 科室临床工作

BSUH科室临床工作分为病房工作和门诊工作（包括HIV门诊、性健康门诊、性健康和避孕门诊）。

病房团队每天需要对在HIV病房住院的HIV感染患者进行查房，制定、调整治疗方案，同时也负责全院住院患者中HIV阳性患者的抗逆转录病毒、继发机会性感染等的处理等，患者多的时候需查房到中午一点才能休息。

HIV门诊团队负责所有随访患者以及新患者的处理，平稳的HIV患者每半年或一年随访一次，随访内容包括抗逆转录病毒（ARV）治疗后病毒学、免疫学（CD4细胞计数）、生化学指标（血常规、肝肾功能、电解质、凝血功能）及骨密度等的定期监测，合并HCV／HBV感染的患者有无肝硬化、肝癌发生的监测、继发感染或肿瘤的监测。

性健康门诊团队负责各种STI／UI的诊治，有尿路感染快速诊断试剂条，也能做分泌物涂片、革兰染色涂片、显微镜镜检，可以快速诊断淋球菌、支原体感染，检测结果出来后直接给予处方药物，一站式解决患者问题。同HIV门诊一样，性健康门诊时间是早上9:00~13:00，下午14:00~17:00，中间休息一个小时。

除上述常规工作以外，还有一些特定时间的例会，介绍如下：

每周二、周四中午13:30分别是两个医疗组的病例讨论时间，由各个医生将自己的患者需要讨论的地方如出现病情变化、需要调整治疗方案及由其他特殊需要解决的问题等提出来全组讨论。

每周三下午14:00开始是病毒载量会议（viral load meeting），也是由各个医生将自己随访的患者中病毒载量控制不佳、耐药或出现药物不良反应的患者单独提出来，就其原因及对策进行讨论，有药师参加。

每周三上午是学术早会（academic morning），是科室每周活动的重头戏，门诊会停掉，并且需所有医生护士药师参与。第一部分是年轻/年长医生的教学会（teaching for junior／senior doctors），分为两个教室，初／高级医师讲授内容不一样，内容包括卡氏肺孢子虫肺炎（Pneumocystis Carinii Pneumonia, PCP）、抗感染治疗（arv treatment）、性骚扰（sexual assault）、生殖器皮炎（genital dermatitis）、contraception（避孕）等；第二部分包括临床会议（clinic meeting）、文献阅读（journal club）、研究质量管理（research management meeting）、科室质量评价会议等，内容涵盖有趣的病例介绍、病例总结、自己做的小型临床实验汇报、准备或已经参与的国际研究项目介绍、参编新指南征求意见、临床研究进展汇报、科室工作质量控制等。

每周四上午8:00~9:00是社区多学科会议（community multidisciplinary

meeting），由社区护士、药师、医生参加，介绍近期出院患者的随访情况、存在的问题及需要关注的地方。

每周五早上8:30~9:00是X射线会议（X-ray meeting），由临床医生汇报病史，由放射科医生重新帮助阅片及结合临床进行分析。

每周五上午9:00~10:00是感染会议（infection meeting），由感染科医生做PPT讲解一些少见的感染性疾病的病例或者感染性疾病的热点问题。

2.2　临床科研工作

Lawson Unit的科研工作是以临床型科研为主，目前在研的项目一共有10多项，包括临床药物验证，临床研究项目如PrEP（暴露预防用药）、MHV肝纤维化等。

整个科室做科研、收集真实病例数据的气氛浓厚。科室里的医生、护士也经常会基于临床问题做一些小的回顾性或前瞻性研究，并卓有成效，在2017年6月20日贝尔法斯特召开的第18届HIV和STI英国全国年会上，科室一共有10个口头报告、20个壁报参会，并获得了3个奖项。

2.3　临床教学工作

临床教学工作包括实习生的实习带教和轮转医生的培训两个方面。他们所有的教学都是启发式的，不是单纯灌输知识，而是以抛出问题–讨论–总结为模式，这样带教出来的学生或医生会拥有很好的独立思维能力和表达能力。

从本科第三学年开始，学生就可以进到各个科室进行实习了，在HIV/ID团队共实习五周。第一周是培训上课，然后两个地方分别实习两周，需要做小的汇报（presentation），还会让患者写对实习生工作的评价，另外会让学生评价科室以及科室的带教情况，并要提出对科室改进的意见和建议。

科室对于轮转医生的培训非常重视，除了每周三早上的专门授课外，还会让他们在每周三上午的例会上发言讲课。此外，还有在主治医师监护下的模拟查房，让轮转医生查房，主治医师提出改进意见。

3　学习感受

3.1　英国医生的敬业精神、专业态度、职业素养让人敬佩

在三个月的学习过程中，感受最深的就是关于英国科室内部团队协作以及英国医生表现出来的种种素质。科室内部成员目标清晰一致，分工明确，配合无间，为了团队的进步群策群力，当有人取得成绩时，都会给予欢呼鼓掌，这样的团队有凝聚力、工作有效率，个人能与团队同步成长。

英国医生的敬业精神也让人敬佩，常常查房到中午一点，可能中午还有会

议要参加，不能休息，下午两点继续工作。他们专业的态度和职业素养表现在任何的诊疗行为都以循证医学证据为基础，但同时亦保持着对医学科学孜孜不倦的探索，在临床工作中积累真实数据，只求达到更好的诊疗水平，只求工作更卓越。

3.2 以患者为中心的医疗服务体系可作为借鉴

英国的医疗服务体系为GP–专科医生协作共同为患者服务，需要转介时，GP负责联系好专科医生，患者在GP或者另外医院的就医经过、检查资料都可以通过医生之间的电子邮件共享，门诊患者的病历也由科室统一保存，随访时直接调取出来，这样既节省了患者重复叙述病史的时间，也避免了患者提供病史资料的不准确性。而从专科医院出院后，后续未解决的问题会由专科医生负责协调其他部门院外解决或预约本科室随访。这种方式能真正有效地解决患者的问题，避免了以医院为中心模式的弊端。

3.3 和谐的医患关系构建需要双方的努力

英国医生病房查房和门诊中均十分注意保护患者隐私，查体必须是拉上帘子，并且对待患者的态度是十分亲切和耐心的，宁愿自己蹲在地上甚至是跪下来查体，也不会麻烦患者挪动位置，处处表现出了对患者的充分尊重。同样，英国患者也十分尊重和信任医生，尊重医生的任何专业决定，碰到有尚未痊愈即出院、术后发生感染等情况的患者，也没有听到丝毫怨言，当然这样的患者都有良好的后续处理。这样的医患关系，受益的是双方，能让患者放心，也能让医生放手。

笃学者：熊雅莉，南京鼓楼医院

访学时间：2017年4月—2017年7月

访学地点：英国布莱顿和苏塞克斯大学医学院（BHGF）

邮箱：13057517206@163.com

致谢：作者特别鸣谢国际应急管理学会医学委员会（The International Emergency Management Society Emergency Medical Committee，TEMC）和北京华康公益基金（Beijing Huatong Guokang Foundation，BHGF）组织和支持的"第二十三期专科医师赴英国研修项目"，南京鼓楼医院为我提供这次难得的学习机会，感谢陈冉主任的深刻勉励，感谢孙大会老师、刘桂清老师为我们所做的坚实后勤保障，感谢Marie的细心接洽安排，感谢以Gillian为首的整个HIV团队对我的莫大帮助，感谢8位同往的优秀专科医生的相互扶持。

第四十三章　英国公共卫生研究院专项交流见闻

1　访问Public Health of England

英国公共卫生研究所（Public Health of England，PHE）是英国卫生部（Department of Health）下属的高级机构，为英国政府和英国国家医疗服务体系（National Health Service，NHS）提供专业建议和服务。英国没有疾病预防控制中心，由PHE承担相关职能。英国的国家菌株库（National Collection of Type Culture）设立在PHE，为了防止病原菌外漏和恐怖袭击，整个PHE由铁栅栏围着，安保程度非常高。

在PHE为期一周的专题交流与培训中，我们受到Neil Woodford和Nandini Shetty教授的热烈欢迎和精心授课。Neil教授是临床微生物会诊专家，PHE下属抗生素耐药与医疗相关感染国家参考实验室（Antimicrobial Resistance and Healthcare Associated Infections Reference Unit，AMRHAI）的主任，同时受聘于英国和其他国家数个大学的客座教授。Neil教授从事细菌耐药研究30年，发表SCI论文超过300篇，同时编著相关专著3部。作为皇家病理学院会员，参与了多个国内和国际的合作项目，包括著名经济学家Jim O'Neill爵士2016年发起的《全球抗菌素耐药回顾》报告。Nandini教授是临床微生物会诊及医院感染控制专家，PHE细菌参考实验室临床服务部主任，负责PHE研究生培训及微生物室的临床服务管理。Nandini教授同时为欧洲疾病预防控制中心（European Centre for Disease Prevention and Control，ECDC）英国微生物学副专员及WHO细菌耐药及抗生素合理使用顾问。

两位教授向我们系统阐述了英国临床微生物学科的发展现状、临床微生物专家的工作内容与方式、临床微生物专家参与临床感染咨询的过程及临床微生物专家在抗生素合理使用中的作用。授课方式为上午进行专题讲座，下午对这个专题举出几个实际发生的病例进行讨论，为了鼓励我们参与讨论，Nandini和Neil教授一再强调这些病例"没有绝对正确的答案"！

在一周的临床微生物专题交流中，令我感受最深的是英国学者的严谨甚至有些刻板，课程严格按照事先做好的教学计划进行，课后给我们发放相关表格，对该课程进行总结与评估。两位教授帮我们下载了英国自己研发的Micro Guide手机app，里面包含了不同医院、各种不同感染部位需要选择的一线、二线抗菌药物。即使是相同的感染部位，如果选择不同的医院，所选择的抗菌药物也是不同的。这是因为Micro Guide里每家医院的抗菌药物指南是根据自己医院的细菌耐药情况而定，而且根据耐药率的变迁，每年也会进行更新，所以不同医院之间会有些许差别。这个app对临床医师进行抗感染治疗很有帮助，更重要的是它有很强的医院针对性，毕竟不同地区、不同医院的耐药率不同，这一点值得我们借鉴。

课程安排得非常紧张，但也有一些小花絮。比如PHE员工在中午只有1个小时甚至半个小时的午餐时间，他们喜欢喝咖啡和茶，并配有蛋糕等甜点，每到下午三四点，两位教授便邀请我们去餐吧喝茶。由于刚吃完午饭，我们不大习惯这种作息方式，表示我们在会议室休息就行，但两位教授却执意邀请我们参加。于是大家入乡随俗，一起去体验英国人加奶加糖的浓浓下午茶。

在交流中，我们分别介绍了各自医院的临床微生物日常及科研工作，特别是给他们展示了中国临床微生物工作者通过QQ群、微信群进行热火朝天的细菌鉴定、药敏实验等方面的交流和学习，给两位教授留下深刻印象，更新了他们对中国临床微生物的认识以及我们国家对全球性细菌耐药所做出的努力。由此，我感受到祖国的日益强大，将来应该在国际讲台上发出我们越来越多的声音！

2 考察AMRHAI国家参考实验室

英国政府为了了解全国多重耐药细菌的流行情况，在英国不同区域选定几家大型医院，然后要求这些医院所有多重耐药菌的标本都要送一份到国家参考实验室做药敏和基因分型检测。这种做法从专业角度来讲叫主动监测，减少了基层医院因为实验技术原因而造成的监测数据不完善，同时还可以通过分子生物学手段进一步挖掘高通量信息，大大方便了临床医生对多重耐药菌的诊断和治疗，以及判断是否存在多重耐药细菌的暴发。

抗生素耐药与医疗相关感染（Antimicrobial Resistance and Healthcare Associated Infections，AMRHAI）国家参考实验室，就是上述专门从事主动监测的国家参考实验室（图1），隶属于PHE，由Neil教授担任实验室主任。同时，AMRHAI也是英国国家层面的细菌耐药监测网，负责统计分析全国的耐药数据，定期发布数据，为英国卫生部和NHS制定政策提供数据。

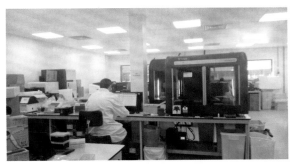

图1　AMRHAI国家参考实验室一角

AMRHAI另一个重要职能就是对重点关注的细菌进行耐药基因检测和高通量全基因组测序，发表科研文章。2015年11月，中国专家在《柳叶刀感染性疾病》杂志发表文章，在动物和住院患者中首次发现多粘菌素耐药的新基因MCR-1。该基因由质粒所携带，可以在不同菌株间进行水平转移。由于多粘菌素被认为是对抗革兰阴性菌多重耐药细菌的最后一道防线。此前仅报道过由基因突变导致的多粘菌素耐药，而这种耐药性是不会在细菌间进行传播的。因此，质粒携带的MCR-1基因一经发现，立即引起全球特别是欧美国家的广泛关注。Neil教授团队看了报道后立即对他们以往的全基因测序数据库进行分析，结果发现英国的个别菌株中也存在MCR-1基因，2016年2月便在抗感染治疗领域经典杂志《抗微生物化疗杂志》（*Journal of antimicrobial chemotherapy*）发表了相关文章，时效性非常高。

3　访问Royal London Hospital

伦敦皇家医院（Royal London Hospital），成立于1740年（图2），1990年由英国女王伊丽莎白二世亲自更名为伦敦皇家医院。扩建的新大楼于2012年2月正式营业，并成为了当时欧洲第一大医院（图3）。目前开放床位1248张，40%的病房都是单人间，配有独立浴室，其余为四人间。

伦敦皇家医院是伦敦大学医学院（University College London，UCL）的教学医院，也是国民信托（NHS Trust）旗下的一员。NHS系统是由英国政府资助的，它包括两个层级的医疗体系，一是以社区为主的第一线医疗网（community-based primary health care），通常为在社区驻诊提供医疗保健的一般家庭医生（general practitioner，GP）及护士；第二层则为NHS的医院服务（hospital-based specialist services），由各科的专科医生负责并接手由GP所转介（refer）的患者，或处理一些重大的意外事故及急诊患者。

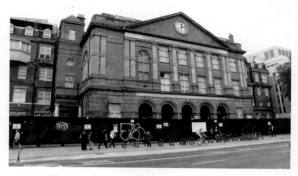

图2　建于1740年的伦敦皇家医院古建筑

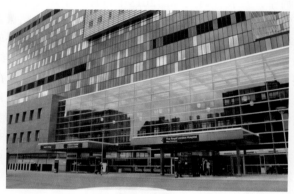

图3　2012年建成使用的伦敦皇家医院的病房大楼

伦敦皇家医院的临床微生物室属于病理科的一个部门，约40多名员工：真菌室2人，结核室3人，其余30多人负责培养与药敏工作。实验室每天标本量为1 800份左右（包含周围医院外送标本），工作量巨大，员工劳动强度也比国内同级别医院高很多。临床微生物专家在审核药敏结果时，进行选择性报告，即并不是实验室检测的所有抗生素都出现在最终报告里，只有临床微生物专家认为敏感而且能够达到治疗效果的抗生素才出现在报告里。他们通过这种"选择性报告"模式，限制了抗生素的不合理应用。临床医生如果想使用高级抗生素，需电话咨询临床微生物室进行申请，这也凸显出英国临床微生物专家在感染性疾病诊治中的重要性，他们拥有很高的话语权。

在伦敦皇家医院考察时间太过短暂，走马观花只是看到了冰山一角，但还是让我体会到了NHS系统的诸多优点，比如充分利用了医疗资源、分工详细、医疗用品先进等。但是NHS系统也存在很多不足，比如患者要进医院看病是不容易的，先要经过家庭医生就诊，而家庭医生水平参差不齐，这样也容易造成漏诊误诊。另外，目前NHS系统资金也存在短缺，实验室主任说因为拨款不到位，他们停掉了许多高端但是高耗值的实验。

这次短期的专项交流让我大开眼界，对临床微生物专业知识及许多事务都有了新的认识。在肖教授的项目支持下，Neil教授和Nandini教授随后也对浙江大学附属第一医院、山东大学齐鲁医院等医院进行了回访，建立交流合作关系。最后感谢肖教授提供的出国访学机会，搭建了与国际临床微生物专家交流的桥梁。

笃学者：李伟，山东大学齐鲁医院

访学地点：英国公共卫生研究所

邮箱：coachliwei@126.com

第四十四章 日本腹腔镜胃肠道手术进修体会

1 为什么选择日本进修？

目前提到腹腔镜胃肠道手术，众多学者还是非常认可日本的诊疗技术。日本的胃肠道指南和规约也会根据循证医学的变化进行不断更新，日本作为发达国家，其医疗体系十分健全。作为胃肠外科的主治医生，自然会向往这一方"圣地"去一探究竟。

2 如何选择日本进修医院？

在胃肠道手术方面，日本有名的医院和医生很多，如何选择适合自己的医院和带教老师直接关系着学习的质量和效果。我所在的大学和医院同日本几家医院有着紧密合作，但其胃肠外科的手术并不是全日本最顶尖的，而且公派出国学习时间往往较长，即使是短期（如三个月）访学也需要经过院里层层选拔，年轻的主治医生往往得不到很快出国学习的机会。日本很多知名医生都来中国参加过各种会议，我们可以通过参加国内大大小小小的学术会议，寻找自己感兴趣的学习方向，通过邮件沟通联系想要访学的医院和带教老师。我就是通过这种方式最终成功联系到日本大阪赤十字病医院金谷诚一郎教授（Seiichiro Kanaya），他曾在2002年发表文章介绍了腹腔镜下行三角吻合技术，目前该吻合方式有多种改良并风靡全球，同时他也是上消化道外科的专家（注：日本胸外科主要做肺手术，食管手术归属于上消化器外科），对于目前比较热门的食管胃结合部肿瘤，金谷老师的手术十分精湛。

3 如何办理赴日签证？

这一问题很多人都很关心，一般旅游签证都是2周左右，办理因公签证中途又不能回国且手续繁多，建议大家办理"文人·学者"这一类赴日短期多次往返签证，前提是必须持有国家执业医师资格证书，该类签证很容易申请，有效期为1~3年，但最多滞留90天，无需推荐信、邀请函等，按照网站提供所需准备材料即可：①护照；②签证申请书（照片要求：长4.5 cm×宽4.5 cm，白色背景，6个月以内近照）；③户口卡复印件（有记载事项的所有页，同时户口卡需出示原件）；④居住证或居住证明（户口不在本辖区的申请人提交）；⑤持有国家执业医师资格证书（在职证明等）；⑥数次签证申请理由书（网站：http://www.shenyang.cn.emb-japan.go.jp/cn/index.htm）。上述材料需要交给当地外事办公室即可，大概10天左右可以查到签证结果。此外，如果中途有妻儿要去长期探亲或陪读，建议同时将妻儿的材料一起提交办理1年以上签证。

4　日本的衣食住行

因为我进修的大阪赤十字病院没有住宿，所以提前通过大阪的朋友直接在网站租赁房屋，我选择的公寓离医院步行需10~15分钟，面积约14平米，因为地处天王寺区附近，是大阪比较繁华的地段，并且离日本旅客铁道（Japan Railways，JR）、地铁、近铁站比较近，所以房价不菲，房租约5 000元（人民币）一个月，日本房间面积虽小，但厨房、厕所、淋浴室都有，只是所有锅碗瓢盆、被褥都得自己配置。

日本食物种类丰富，食材新鲜，都可以很好满足个人口味。比如饭团，所有超市和便利店都有售，单价为100~150日元，还有各种三明治，都是当日供应的，许多食物下午5点之后会有折扣。鸡蛋的吃法和国内很不同，比较夸张的是生鸡蛋直接淋到米饭上，添上酱油进行搅拌后直接食用，十分新鲜。蔬菜和肉类价格都比较贵，各种拉面和寿司比较常见。

日本的公共交通特别方便，而且和打车相比便宜太多了。周末如果去大阪或附近的城市游玩，在手机上可用谷歌地图（首选）或者百度地图查好如何换乘，十分方便。日本主要有JR、近铁、地铁等轨道交通，分属不同的私有铁路公司，可以根据大家的需求自由换乘，虽然轨道交通网初看十分复杂，但坐过几回就体会到其方便、全面所在了！他们的指示牌十分详细，不会让你迷路的。

总的来说，日本的生活会让你觉得比较舒服，大多数日本人也都很有礼貌和素质。其中印象较深的是一次晚上和同事聚餐，我在几条街来回找吃饭的地方，当我询问一家餐馆门口的服务员时，他竟然放下自己手中的活，走了十多分钟把我送到了我要去的那家饭店门口，这让我十分感动。

5 日本的医院

日本医院给我的感觉就是像"图书馆",整洁、安静、有秩序。以我去的大阪赤十字病院为例,介绍一下日本医院的概况(图1)。

门诊:门口会有工作人员迎接每位患者,帮助租借轮椅。患者几乎都是预约就诊,整个门诊环境整洁、安静,如国内图书馆一般,每个医生按照自己分配给患者的时间(5~10分钟)进行诊治,都是直接讲给患者本人听,即使是恶性肿瘤疾病,这和我们国内都是交代给患者家属不同。据说在日本10多年前也是告诉家属而回避患者,后来可能因为肿瘤的治疗水平逐年提高,人们会很积极地面对这一问题,不再是"谈瘤色变"。门诊不同的专科医生或者科长(学术带头人)会绘制本医疗组的宣传手册,并定期更新,方便同患者进行交流。门诊还有一特点就是基本不谈价钱,日本是全民全国通用的医保,报销比例约70%,不存在转诊就医、自费等情况,医生所有的工作重点都是在病情本身,使患者最大程度获益。

急诊:日本的急诊转运患者归消防局管,救护车在送患者之前会往医院打电话,如果手术医生都在手术,没有接诊能力,他们会联系其他医院。一旦决定送往哪个医院,在快进医院大门时,医院保安就会挥舞着指引棒进行指路,使救护车以最快的速度到达急诊室门口,而急诊的工作人员也会提前做好接诊准备,在急诊门口等待患者的到来,使患者在第一时间得到诊治。

医局(图2):即医生办公室,这家医院的医生办公室位于5楼,所有科室的医生都在此办公,通过刷胸牌进出,家属、药商、器械商等是无法直接进入的。医局内设施完备,办公设备一应俱全,多台电脑可以用来下达医嘱、查

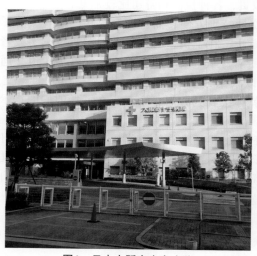

图1 日本大阪赤十字病院

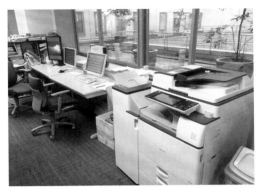

图2　医局内部

看患者检查结果等。医局的墙上贴有近期的学术会议通知和未来几周的手术安排。日本的医局就如一方学术的净土，每个医生都在做自己感兴趣的有意义的事情。上级医生会积极和管床医生探讨病情，讨论手术方案，观看讲授既往手术视频，准备各种演讲ppt，写/画手术记录等。日本医生给我的感觉是很敬业，很刻苦，同时他们作为术者的机会很多，上级医生很多时候都是作为助手全程对手术进行质量控制，在保质的前提下，尽可能培养年轻医生的手术技能，所以日本胃肠手术的时间有时偏长，但我们需要结合客观情况去客观评价他们的手术结果。

病房：日本的患者都很独立，除了探视时间很少有家属陪护，病房一般为四人间，都有隔断拉帘，可以很好地保护患者隐私（图3），进食时间都有专职人员根据患者所需发放食物，每人一个餐盘，上面有营养师配制的各种食物，既干净卫生又营养丰富。每个隔断间（病床）都有小电视、小冰箱、小衣柜等等，可谓"麻雀虽小五脏俱全"。患者如果需要做检查，也是预约后由护理人员将其带去，全程不需家属。每周二和周四早会后的大查房由科主任带领，只简单查看下患者情况，时刻保护患者的隐私。其他时间都是管床医生自行查看患者，有突发情况护士也会及时通过内线电话与医生进行沟通。

图书馆：医院的图书馆凭胸牌进入，全年无休，24小时开放，里面配有打印、复印、彩笔、订书器等服务和设备。而胃肠道领域权威杂志《消化器外科》和《手术》既有以往合订本也有当下月份的新刊，真的是读书人的乐园（图4）。

手术室：这是我待的时间最长的地方，看到的细节也是最多的，硬件和国内很多大医院可以相媲美，但细节的地方确是最值得学习的。手术室四面墙上贴着各种指示、标识。比如外科医生手套的尺寸，不同镜下闭合器的钉仓适用哪段肠道及如何拆卸。患者由病房护士带入手术室，巡回护士会亲自将患者带

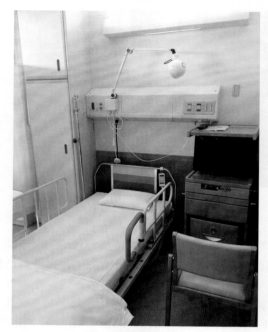

图3　病房里的隔断

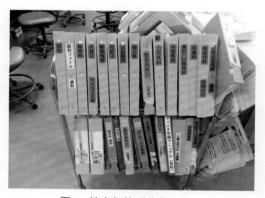

图4　护士们的"葵花宝典"

到手术间，患者在浴巾遮挡下脱掉上衣，躺下后麻醉医生穿刺留置静脉针，当患者麻醉插管后开始脱下裤子，留置导尿管（特别说明的是，导尿管连有温度检测装置，通过麻醉医生的监视器可以实时监测患者的体温）。弹力袜和加温毯都是每个患者的标配，术后患者用的滑毯也很方便。在入手术室前、麻醉前和开皮前会有严格核对制度，护士会逐条进行核对。麻醉时间、手术时间都在墙壁的显示器上显示，手术的纱布都会称重，计出血量。手术室的护士都有记录本记录不同医生不同手术的手术习惯，手术步骤，以及器械护士、巡回护士每一步应该做的事情，并且经常更新，手术哪个细节出现问题他们会找机会及时和手术医生沟通，并进行及时更新。记录本上图文并茂，必要时会附有手术室器械摆放照片，这一切也都是为了节省手术时间，方便主刀医生很好地完成手术，我觉得那个本子比手术图谱或者手术书籍都要珍贵且实用。所有的腹腔镜手术录像日本医生都会全程拷贝，方便数据的收集和日后资料的统计。手术室走廊有显示手术进度的大屏幕。

　　胃肠道手术患者的手术体位和国内类似，为分腿位。日本大部分医院的医生先站在患者左侧，游离清扫幽门下区（No.6组）淋巴结，进而离断十二指肠球部，然后更换至患者右侧进行后续操作。金谷老师团队的术者全程站在患者的右侧，助手位于患者左侧，扶镜手位于患者两腿之间。日本医生都是用开放法经脐置入第一个脐部穿刺器，日本患者的脐部都是扁平的，这与婴儿出生时脐带的切断结扎方法不同有关。故国内少有单位直接切开脐部进行置入穿刺器。置入其他穿刺器时，习惯用针头试穿定位，然后用穿刺器（不带芯）体表定位，再切开皮肤，有时还会用电刀切开其他腹壁组织，既利于穿刺器的置入又避免导致皮下气肿。Airseal吸烟雾装置常规应用，擦拭镜头的清洁器也是标配。这些装置确保了术野的清晰，保证手术的质量。如果是进展期肿瘤，会常规做脱落细胞检查，冲洗脾窝和Douglas腔，并分别送检。

　　具体手术步骤：以远端胃为例，首先游离4sb组淋巴结至4sa处，不常规切除大网膜，距离大弯侧3~5 cm开始游离，裸化清扫4sb组淋巴结，进而游离幽门下区，然后前入路开窗，应用闭合器（iDRIVE）离断十二指肠。国内也有部分单位开始先离断十二指肠，再做胰腺上区淋巴结的清扫，这种做法有一定的优势，他们遵循UV cut和神经鞘外切除（outmost layer dissection）的理念，根据肿瘤分期进行D1+或者D2淋巴结的清扫。然后从4sa组淋巴结和4sb组淋巴结起点连线的中点向贲门右侧离断胃，完成远端胃的切除，通过扩大脐部切口取出标本。台下医生会按照日本胃癌规约要求，大弯侧剖开胃壁，评估肿瘤距离断端的长度，若切除范围不够或切缘可疑阳性，可送快速病理检测，并决定是否行全胃切除。若切除范围足够，日本多数医生习惯行B-I式消化道重建，常规行金谷老师发明的三角吻合。刚开始观摩他们这种重建术时会觉得这个术式对重建后的消化道有一定张力，他们也不刻意去游离十二指肠降部，但他们说这种张力闭合器可以承受，并且对术后食物排除道的建立有好处。日本大部分远端胃的消化道重建都是采用B-I式吻合，而我们国内，包括我所在医院都是采用B-II式，我们习惯顺蠕动吻合，而日本是逆蠕动胃空肠吻合，并将近端空肠与胃断端悬吊2~3针，以此期望术后食物向输出段直接流出。这些细节都是我们看手术所需要留意和讨论的内容。吻合后常规冲洗腹腔，金谷老师不主张留置引流，所以术后患者没有引流管和胃管。术后常规挑取淋巴结。

6 日本的会议见闻

访学日本期间参加了几场会议，和国内的会议还是有些不同的，参会人员发言比较踊跃积极，并且一切从简，注重学术氛围，参会代表均着正装。每次开会都要交"参加费"，小型会议，比如地方性的会议需缴1 000日元（第16回关西腹腔镜下胃切除同好会，大阪），大一些的会议就要10 000日元，会议内容多种多样，提问环节还是比较踊跃的。其中，我参加的最大的一次国家级的会议是第30届日本内视镜外科学总会。除了常规大会内容比较前沿和丰富外，会前会后穿插各种内视镜协会的继续教育培训内容；每天晚间的ePoster（电子壁报，图5）交流更是气氛热烈，大概有几十个讲台，会有隔断分开，每个讲者的发言时间为10分钟左右，然后再提问2分钟，是很好的展示自我、展示医院风采的机会。

图5　ePoster展区

笃学者：刘天舟，吉林大学第二医院

访学时间：2017年11月—2018年1月

访学地点：日本大阪赤十字病院

邮箱：liutianzhou@163.com

第四十五章　日本长崎大学留学经历

"Life is a matter of choices，and every choice you make makes you."
（人生充满选择，每个选择成就了现在的你。）

2011年，刚从苏州大学检验专业毕业的我进入到苏州大学附属第二医院检验科工作。在科主任的鼓励下，学姐们在工作之余准备考研，很多老师也在攻读博士课程。于是，我心里也暗自萌生了继续学习的想法。这时，我非常幸运地联系到了日本长崎大学的教授，在他的推荐下，开始了我的日本求学之路。

"It takes nothing to join the crowd，but it takes everything to stand the alone."
（要想随波逐流，无需费力；要想出类拔萃，就得拼尽全力。）

由于日本的博士课程有年龄限制，我先来到了日本山口大学病院第一外科（心胸外科和消化外科）的研究室研修一年。这一年我遇到了语言、研究，还有孤独的挑战。

虽然在实验室里可以用英语交流，但是老师们更喜欢你用日语和他们交流。科里每周的Journal club（一个临床医生讲解最近阅读的科研论文的俱乐部）、研究小组的周汇报，以及和教授的月汇报都需要用日语进行交流。于是，空闲时间里我都在努力学习日语，每周三和周五晚上参加日本民间人士组织的日语学习班。功夫不负有心人，我的日语得到了很大的提高，基本满足了日常会话要求。对于Journal club，从最开始的完全听不懂，到最后能听懂百分之七八十。来到日本三个月后，我开始使用日语向所在课题组教授汇报我的研究进展。

在学习日语的同时，我的研究也在慢慢进行中。我开始大量阅读文献并学习细胞培养、染色、蛋白质电泳、聚合酶链式反应（PCR）等实验方法。其中最有趣的是建立小鼠的心肌梗死模型。小鼠腹腔麻醉后，气管插管，进行开胸术，在手术显微镜下找到心脏的左前降支冠状动脉进行结扎，然后封胸。这对非临床出身的我来说很难，于是一有空我就去动物中心练习。这一年的学习为博士课程打下了牢固的基础。

朋友们总结，出国之后心情会经历兴奋、失落和平稳期。诚然，我也经历过这样的一个起伏。起初，来到陌生的国度，面对陌生的事物你会很兴奋。随后，你会发现很多时候你都是独自一人，你也会遇到些挫败，你开始怀疑自己甚至有不自察觉的抑郁。等再过一段时间，你渐渐地学会调节自己的心情，此时你发现之前的这些挫败都是小菜一碟。现在回想起来，我要感谢这一段经历。因为它让我的内心变得更加强大，让我有足够的信心来面对将来可能遇到的挑战。此时，我真正理解到了"壁立千仞，无欲则刚"的内涵。

"You're on your own. And you are the one who'll decide where to go."
（你是自己的主人，你是决定自己目标方向的那个人）

一年研修过后，我参加并顺利通过了长崎大学医学部（博士课程）的入学考试。在四月樱花烂漫的日子里，我来到了原爆后障害医疗研究所的干细胞生物学研究室开始了我的博士课程。

新学年开始有个新生说明会，告诉我们博士课程如何选课，学分以及毕业要求（日本的医学博士课程是四年制，发表1篇SCI收录论文即可正常毕业，但如果发表SCI论文单篇影响因子超过5分，或两篇超过7分可以申请提前一年毕业）。博士第一年以课程学习为主，基本可以修完博士阶段所需的学分。由于大部分日本博士生是在职的临床医生，所以很多课程都在周末，以集中讲义的方式授课。老师们用英语或日语授课，他们根据提交的学习报告来评分。

入学两三个月过后，教授要求我们写一份课题设计（包含研究背景、预期实验设计方案和预期结果）和他讨论，定一个初始方案。然后自己根据这个方案定试剂、安排实验。这期间教授不会插手我们的实验，但当我们遇到问题时，他也会很欢迎我们去和他讨论。博士研究只有自己努力推进，才能循序渐进，否则你会发现过了一两个月，研究还是没有任何进展。

除了做实验，讲演和撰写能力也很重要。这两种能力如何能提高呢？"Be logical and concise."（要合乎逻辑并做到简洁）这看似简单却很难，需要不断的练习和用心体会。因此要珍惜研究室每周的journal club，每月的研究讨论会（research seminar），以及各种学会的摘要提交和口头演讲（oral presentation）的锻炼机会。认真比较教授修改的讲演ppt和论文、揣摩修改的用意、渐渐消化吸收为自己的东西，将极大地提高我们的学术水平。

"Everything will be OK in the end. If it's not OK it's not the end."
（一切都会好起来的。如果不是好事，说明还没到最后。）

　　写到最后，我想感谢四年前的选择。这四年虽然有汗水和泪水，但也有快乐和成长。前方的路还很远，但我将秉持勿忘初衷，一直前行！

笃学者：罗兰，徐州医科大学
访学地点：日本长崎大学
邮箱：luolan0129@hotmail.com

第四十六章 香港大学骨科系脊柱外科访学体会和分享

1 港大玛丽医院、根德医院及骨科学系脊柱外科介绍

香港大学骨科系-脊柱外科医生会在香港大学玛丽医院（图1）和大口环根德公爵夫人儿童医院（图2）两所医院行医，作为访问学者，我也一直往返于这两所医院。

玛丽医院（Queen Mary Hospital）于1937年落成，至今已有八十多年历史，以当时英皇佐治五世的配偶玛丽皇后命名为玛丽医院。位于香港岛薄扶林道与沙宣道交界的西高山山腰处，为香港大学李嘉诚医学院教学医院，虽为公立医院，但内有部分私营病房。

大口环根德公爵夫人儿童医院（The Duchess of Kent Children's Hospital at Sandy Bay）于1955年落成，规模较小。位于香港岛薄扶林大口环道，以治疗儿童脊柱侧弯、脑瘫等疾病为主，也是公立医院，并附设根德公爵夫人儿童医院红十字会学校，为患儿或身心有缺陷的儿童提供教育。

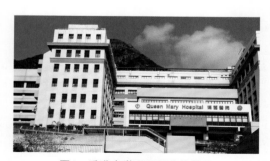

图1 香港大学玛丽医院外景图

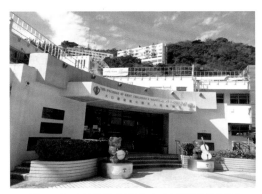

图2 大口环根德公爵夫人儿童医院外景图

骨科学系–脊柱外科在一辈辈的努力下，已经发展成为世界知名专科，其中包括中科院院士梁智仁教授，目前任职香港医管局主席。前任主任陆瓞骥教授，是国际矫形与创伤外科学会（Societe Internationale de Chirurgie Orthopedique et de Traumatologie，SICOT）)前任主席。目前的骨科主任张文智教授为脊柱侧凸研究协会（Scoliosis Research Society，SRS）50年来第一位非北美主席。磁控生长棒技术治疗早发性儿童脊柱侧凸就是在这里首先使用，并且发表在2012年 *The Lancet* （《柳叶刀》）杂志上。

2 医疗制度

香港患者入住香港公立医院仅需支付每天大约100港币的床位费，其他费用全部为公费医疗。因此，患者排队等候时间会比较长，但等到之后费用很少，而且医护团队照料非常细心齐全。在这种情况下，很多患者的住院时间会偏长，住院一个月以上的患者非常常见。

所有平诊患者都是通过转诊过来的，全科医生会写一封转诊信，护士将转诊信收集起来交给医生，由医生对转诊患者进行筛选，并备注预约时间，护士统一帮助患者预约好时间。门诊也是脊柱团队医生一起分房间坐诊，比如脊柱门诊为周一上午、周三下午、周五下午。预约好的患者按要求就诊，护士先安排其行影像检查，检查好了等候门诊。随后，护士会把厚厚的一叠纸质病历准备好给医生，医生在诊室先查阅病历，同时查看电子病历和影像系统，形成诊疗思路后，再呼叫患者进入诊室、咨询病情、查体、开具处方，同时为其预约好下一次复诊时间、复诊前检查等。

还有一点非常好的是所有公立医院的就诊记录都是联网的，因此想查询一个患者的全部病史资料非常方便，患者术前、术后及随访影像资料非常齐全，对科研非常有益。

香港医生分为大学雇员和非大学雇员两种，大学雇员需要做科研、教学等任务，但允许到私家诊所执业（听说会控制一定的时间范围），而非大学雇员只要做好临床工作即可，不允许到私家诊所执业，但薪水也非常可观。

这里的手术一般情况做到下午就会结束，很少超过下班时间。因此，从另一个角度讲，这里的医生确实不能治太多患者。通俗一点来说，如果和我们内地的医生一样勤劳收治患者，一来多做事会增加医疗事故风险，据说这里一旦出医疗事故，赔偿金额很高。我刚来时就交了医疗事故险，科室秘书把香港行医执照给我时，特意交代要保管好该执照7年，因为香港法律规定患者接受治疗后7年内随时可以控诉医生。二来每年医院的医疗费用预算有限，收治患者太多，公费医疗很快就将超过预算了，恐怕政府会负担不起。玛丽医院有私家病房，这部分私家病房做的手术收入可以补贴用于超出政府预算的费用。对于大学雇员而言，有时去私家诊所反而有额外收入，不过脊柱团队的三个大学雇员中，两位都表示没时间去私家诊所执业，而且论文、科研压力很大，他们还分别通过基金的费用请了私人研究助理，为他们做临床数据收集工作。可想而知，香港医生即使手术量不大，工作压力还是很大的。高处不胜寒，香港大学骨科系已经在国际上享有较好的知名度，香港大学目前也采用高分论文和申请基金进行考核，这使得他们必须努力，没有退路。

3　培训和业务学习

这里的住院医生规陪制度是6年，脊柱团队中，一人已经退休，剩下6人，加两位规陪住院医生（一位低年资的规陪第二年，一位高年资的规陪第五年），还有一位实习生。

一周进行两次集体查房，分别为周三早上和周五早上，由实习生和住院医生汇报病史，主任会让大家讲讲诊治思路，并且提问。每周三查房后，骨科有一个会议，每周主题不同，有时候是创伤骨科，有时候是脊柱外科，还有其他关节、小儿骨科等亚专科，会邀请其他科室主任参与。比如会议主题是脊柱感染专题时，就邀请感染科专家，是腰痛主题时就邀请理疗科和疼痛科专家。

每周五12:45开始下一周手术患者讨论，对下一周所有手术患者做总结，制定手术方案。每两周周六早上会有一个全香港骨科的会议，在其他地方召开，互相交流学习。

另外就是一些和内地类似的国际性会议或者尸体解剖工作坊（workshop），其尸体解剖教学兼动物实验室设备非常齐全（图3），包括麻醉机、手术台、无影灯等，手术室常用电刀、双极电凝、内镜-电视系统等，手术器械也非常齐全，和我在美国留学期间的脊柱专科医生培训workshop基地（马里兰大学St Joseph医学中心-骨科脊柱实验室和费城Globus Medical公司的Skill实验室）设置相似。目前内地华山医院也有同样的workshop平台（我曾经去学习过

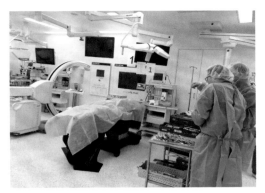

图3　尸体解剖手术教学兼动物实验室平台

2次）。这次学习期间，我正好有幸参加了一次腰椎微创手术和脊柱侧凸手术的尸体解剖workshop，第一天为理论课，第二天为尸体解剖课。由脊柱团队和日本的教授授课，学员来自台湾及香港其他医院等，教授指导得非常细心，还有器械公司的专业人员讲解器械设计的原理和使用方法，使我受益颇多。

另外一项培训就是参加手术，这里年轻医生主刀机会比较多，三位年轻的医生都可以主刀各种手术，包括脊柱侧凸。一位上级医生告诉我，他规陪结束后，入职第二年就开始主刀做脊柱侧凸手术了。不同医生提供给访问学者的动手机会也是不一样的，比较熟悉的手术会让我们各自完成自己一侧的手术步骤。

4　生活方面

所有类型的薪金及旅费津贴中，旅费是按实际一次往返费用报销的，最高不超过3 500港币。该项目的住宿指定在Y旅舍（Y Loft），位于香港岛柴湾（Chai Wan），到玛丽医院需要港铁全程（大约30多分钟）加小巴（6分钟直达）。月薪中有大约15 000元港币（每天480元港币）要支付旅社费用，地铁加小巴来回一天也要30多港币，其他归个人生活支配。

香港饮食兼中西特色，喜欢配合喝汤。汤煲得比较入味，个人比较喜欢。医院职工在医院餐厅有打折，折后一餐大约30港币，到外面吃普通中餐、晚餐需40~60港币。偶尔可以自己买菜在旅舍做饭吃。

香港的海鲜比较贵，但是很大很新鲜。物价基本比内地贵，可能一些品牌化妆品或者包会比内地便宜，但本人没有对比过。

生活上，香港还是比较文明的，规定地铁、巴士上不能饮食。坐巴士要排队等候，不能加位置，因此，如果是下班高峰期，你的巴士若是在中间某个站点，有时候等很久都坐不上车也很正常，因为过来的巴士全是满员。终点站会好点，只要排队，总会有巴士过来的。

5 语言和文化交流

在香港日常交流以粤语为主，日常生活、门诊、手术台上几乎都是讲粤语，因此懂粤语在这里会有很多优势。另外，他们的英文基本上都比较好。目前香港学校有国语课程，因此基本都是会国语的。年龄大一点的教授，和国内交流比较多，国语讲得比较好，年轻的住院医生国语相对不大流利。

脊柱团队查房讲英语，电子病历也是英语的。和我同时在脊柱团队做访问学者的还有其他4人，一个来自马来西亚（受亚太脊柱外科协会支持），一个来自印度（香港大学基金支持），一个来自英国（AO Spine基金支持），一个来自尼日利亚（SRS基金支持），英语查房制度是能成为国际化科室的必备条件。

在文化方面香港保留了很多中国传统文化，我学习期间正好经历中国春节。春节期间医院、住宿等地方都摆了吉利树，还有对联等，玛丽医院患者资源中心在春节前还办了一个和财神爷合照、对联活动，比较喜庆。春节后，很多人会包很多小红包放在口袋里，碰到熟人，就会给一个小红包，并送上新年祝福。

另外，香港人也比较注重孝道，除春节给长辈红包外，每月也会定期给长辈生活费，这让我想起了以前看香港电影时，"古惑仔"努力赚钱给长辈生活费的桥段。科室年终总结会，由不同医生捐赠每桌宴席费用，总结会上还会大篇幅介绍谁结婚了，谁生了孩子，谁去了哪里旅游的分享照片，感觉非常温馨，值得借鉴。

6 总结体会

总体上，访学期间遇到的老师们都非常友好。要求严格又和蔼可亲，也非常注重科研，很国际化，同时他们的工作压力也很大。由于笔者很少出去玩，因此无法和各位分享香港的景点，表示抱歉。学习期间，很多观察视野有限，希望后来者多多补充斧正。

笃学者： 吴爱悯，温州医科大学附属第二医院
访学时间： 2018年1月—2018年4月
访学地点： 香港大学骨科系脊柱外科
相关分享： 整装待发-如何申请郑裕彤博士奖助金到香港大学访学？
邮箱： aiminwu@163.com

第四十七章　美国 Wills 眼科医院访学经历

Wills眼科医院连续被*U.S. News and World Report*评为全美排名前三的眼科医院，成立于1832年，是位于宾夕法尼亚州费城的美国首家眼科医院，隶属于托马斯杰佛逊大学。医院临床和科研能力非常突出，他们建立的眼科住院医生项目和国际Fellow培训项目，每年都培养出大量科学研究员和眼科医生，培养的精英遍布世界，有些成为了顶级协会的领导者，在国际上声誉斐然。作为美国排名第一的眼肿瘤研究所，Wills眼肿瘤研究所为Shields医生夫妇所创建，Shields夫妇多次被美国眼科学会评为最佳眼科医生，是医院的终身教授，在国际眼肿瘤界具有极高声望，许多国际眼肿瘤和小儿眼底病诊疗标准均为夫妇二人起草或者制定。

医院注重人文关怀，我所在的科室更是以关爱患者、让患者尽早康复为己任。另外科室还专门为儿童设立了礼物商店，许多患儿都可以免费挑选如书包、T恤、帽子等礼物，科室墙壁挂有许多患儿及父母的照片、感谢信等，让人不再认为医院只是冷冰冰的毫无感情的场所，而是处处充满了温馨。

1　学术讲座及医生培养

医院在开展学术讲座及医生培养方面也令人印象深刻。Wills眼科医院除了周日，每天都会有小型学术讲座，组织者为医院各个科室的行政人员或科室秘书，参加讲座的医生只需准备好课件，后勤工作人员会及时提供各项辅助。参会者一般在早上6:45之前需要到达医院，会议主题主要是疑难病例和新技术的讨论交流，在场同仁均可自由发言，可以随时提出问题及不同的见解。经过讨论后，大家都可以各自做自己想做的课题研究。对于外出参会、讲课、学术交流等活动，科室会承担各项费用，尽可能提高工作人员学习的热情。另外，美国大型会议有很多，学术水平很高，自赴美以来，我有幸参加"美国大西洋沿岸视网膜病和黄斑疾病大会""第68届Wills眼科年会""第7届Wills眼肿瘤研究所研讨会"等大型学术会议，既开阔了眼界，学习到了新技术和研究方法，又对眼肿瘤特别是小儿眼肿瘤有了更深入和全面的了解，为回国开展工作打下了基础。

眼肿瘤研究所常年有住院医生轮转，同时接收世界各地的临床研究员及观察员，还有课题研究医学生（一般1年）、实习医学生（一般是暑假期间）参与。住院医生、临床研究员与观察员主要从事临床课题研究及门诊、手术工作，主要由主治医生带教指导；而医学生带教主要由临床研究员及观察员负责，医学生的任务为课题研究及临床辅助工作。医院会定期为住院医生、医学生开展医学讲座及培训，包括医学基础知识、最前沿的技术和方法、病例讨论等。据我的观察，他们的基础知识很扎实，掌握临床研究的方法对他们专业水平的提高帮助很大。

海外交流不仅可以大大提高中国医生的执业能力水平，改善理念，还能学习到境外医院专业化和系统化的管理，实在受益匪浅。国内应着重加强基础能力的培训和临床实际操作能力的培养和考核，给人才搭建一个可以公平竞争的平台，真正让人才脱颖而出。在管理上应更加注重为临床服务，做科研要更加耐心，不应急于求成，因为真正的科研必须是从长期的研究和随访得出的结果。

2　眼肿瘤研究所科室概况

Wills眼肿瘤研究所为美国最大的眼肿瘤科，建科40年，患者数量最多，技术最为先进。科室将工作人员职责做了最细致的划分，各司其职，如有问题，可及时汇报，最快解决。科室配备了专职秘书数名，分别负责科室对外事务（会议安排、人员培训、科室主任行程安排等）、联系患者及随访事务、设备购买及统计患者费用等工作。临床工作主要由医技人员完成，医生的组成前面已经提到，技术人员由技术人员经理统一管理，值得一提的是这里的技术人员除了开展各种检查，还要跟随主治医生及时记录患者病情及联系一些对外临床事务，如会诊等。独具特色的是科室配备图片和信息室，负责患者的照片采集和信息处理工作，信息是保密处理的，如果想得到患者的资料包括照片，必须由科室主任签字后才能获得。信息室有一套专门的患者信息管理系统，均使用平板电脑处理，医生的诊疗方案均通过平板电脑录音处理，方便并且迅速，大大提高了工作效率。病案室里的病历均按照患者名字首字母排列，方便查找。

眼肿瘤科也建立了一个良性循环，不仅与医院各个科室合作密切，许多患者都是转诊而来，还与美国各个医院的医生有很好的合作关系，包括病例资料的共享、患者的转诊及医生的复诊工作，大部分患者的随访不会间断。

3　科室门诊及手术流程

Wills眼肿瘤研究所的患者均为预约管理，每周一是首次就诊患者的检查日，周二为曾就诊患者的检查日，周三为小儿全麻检查及手术日，周四为成人手术日，周五为课题研究日。门诊日里，在医生检查患者之前，会有技术人员或临床研究员将患者的病史资料和基本检查报告整理好，然后等待主治医生为患者做检查。检查前，患者均需在等待室等候叫号检查，检查结束后患者回到前台秘书处处理一些保险或退费等非临床工作。手术由秘书统一安排，会通过电子邮件或电话通知患者手术时间及注意事项，患者如果购买了医疗保险，其医疗费用将由保险公司和医院秘书沟通解决。如果是国际患者并且没有美国医疗保险，医院则只接受现金或银行卡支付，费用要高很多。周一至周四临床工作非常忙碌，周五是临床总结和课题研究日，大家各自处理自己的临床课题，与主治医生沟通交流意见。

美国医生没有副主任医生及主任医生，临床最高级别为主治医生，如果有大学兼职，会有副教授、教授等学术级别。另外，临床医生可以一生只从事临床研究，可以只申请临床课题，基础研究有专门的非临床医生从事。医生均有执业保险，如果出现医疗事故，均有保险公司与患者或法院协商，医生一般不需出面。这些均能保证医生全力诊治患者，大大提高了医疗水平。

4　访学的体会

美国的文化崇尚自由，包容性很强，大街上各色人种，各种所谓的奇异行为屡见不鲜。回国后我最大感受是，对别人的包容性更强了，会多站在别人的角度考虑问题。美国人的生活也更加随性，工作和生活是截然不同的状态，我的老师Shields夫妇在工作中绝对严谨，甚至是苛刻，但是生活中非常和蔼，经常开玩笑，跳舞时比年轻人更加放得开，我想这是最好的生活态度吧！

访学期间，我对眼肿瘤特别是小儿眼肿瘤（视网膜母细胞瘤、眼睑肿瘤、视网膜错构瘤、视网膜星形错构瘤、视网膜血管瘤、视网膜黑色素细胞瘤等）及小儿眼底病（Coats病、早产儿视网膜病变、PHPV、FEVR、BEST、Stargardt等）有了更充分的认识，对常见病能作更准确的诊断，对一些疑难病例也有了较深的理解，能够给予更合理的诊疗方案。

回国后，我在医院领导支持下，在医院兄弟科室帮助下，成立了视网膜母细胞瘤（Rb）治疗团队，团队科室包括眼科、介入科、血液肿瘤科、麻醉科、放射科、病理科，全面开展全身化疗、介入治疗、激光、冷冻、眼球内注药、眼球摘除、基因检测等，而且拥有世界上先进的小儿眼底照相、造影、OCT等设备，成为国内Rb治疗中心之一，回国1年治疗视网膜母细胞瘤200余例，经过在我院进行全身化疗、介入治疗、激光、冷冻、眼球内注药、眼球摘除等治疗，保眼率在80%左右，无一例出现转移或者死亡。

笃学者：韩明磊，山东大学齐鲁儿童医院
访学地点：美国Wills眼科医院
邮箱：hanminglei222@126.com

第四十八章　以色列施耐德儿童医学中心访学记

　　施耐德儿童医学中心胃肠病和肝病学研究所（以色列施耐德儿童医学中心的一个科室）是世界上最大的儿童营养、肝脏以及消化系统功能紊乱疾病的研究中心之一，诊治来自以色列本地和世界各地的孩子们。研究所由门诊、内镜室、动力中心、实验室四个部分组成，没有自己专门的病房。但施耐德儿童医院有A、B、C三个内科病区、1个PICU、1个NICU、普外科和肝胆外科，都可以收治消化科的患者。特殊患者可以由病房医生提出申请，再接受会诊或者做内镜检查和动力检查。

　　研究所是特拉维夫大学医学系的教育基地，与之协作密切。研究所主任Raanan Shamir教授，是世界上著名的儿童消化专家，他同时也是特拉维夫大学医学院胃肠病学、营养与肝病研究所及施耐德儿童医疗中心联合主席，2008—2012年欧洲儿科胃肠病学、肝病学和营养协会（ESPGHAN）主席。发表了250多篇论文，以及评论、书章和指南。别看他每天笑嘻嘻的，对人很和善，但在学术上，却是一个要求非常严格的人。交班的时候，大家可以嘻嘻哈哈，随便吃喝，但涉及患者病情，他容不得有一丝懈怠或似是而非。讲课或者会诊阅片时，他的问题总是一针见血，你会发现教材、指南、文献就像刻在他的脑子里一样，信手拈来。

　　施耐德儿童医学中心的目标是成为世界上领先的医疗机构，这里为医学生和医生提供了先进的专业培训和最高标准的科学研究条件。我来之前还有些遗憾，没能去美国知名的肝病科进修，到了这里才觉不虚此行。科室每周固定的学术讲座内容五花八门，包括文献回顾、指南解读、科研汇报、最新进展、新药的使用和推广等。从我第一天来，Shamir教授就立下规矩，只要是我在场的时候，大家就必须用英语交流，有时候，有些教授激动起来，不由自主地就说起希伯来语，甚至在希伯来语和英语之间来回切换，主任会温柔地打断，要求他们用英语。这也使得我了解了更多知识。

早上交班，一人一杯咖啡或茶，结束后，就各自上门诊、做内镜。十点钟左右，医院会给大家提供新鲜的蔬菜、水果、奶制品、鸡蛋、面包、三明治等，补充能量，因为大部分医护人员要忙到下午两三点才会去吃午饭。医院的食堂非常人性化，开饭时间为中午12:30—15:00，我的带教老师Yeal却几乎从没去过食堂吃饭——门诊结束后立刻查房，中午饭通常都是一块点心匆匆解决。所以，从表面上看，这里的医生很潇洒随意，实际上，他们很注重工作节奏。当我饿得前心贴后背时，他们仍然精神抖擞地和患者沟通，或整理资料。最厉害的是，住院病房的医生们，早上交班需要一个多小时，交班结束后开始查房，一线医生先查房，然后是二线医生查房，等主任查房的时候，基本已经是11:30左右，一查就是两三个小时，不吃不喝，生怕错过了学习的机会。在这点上，全世界的医生都很辛苦，没有谁能随随便便成功。

以国内医院来比喻的话，这里相当于北京儿童医院的地位，所有的门诊非急诊患者严格实行预约制，患者也严格按照预约制度来看医生，携带所需要的资料，提前20分钟到半小时来就诊，此时前面一般还排有3~4位患者。为充分保证诊疗过程的私密性，诊室除了医生、患者及患者家属，是不允许其他人员在场的，如果有特殊要求，需提前说明。由于我是以访问医生的身份参与相关诊疗过程的，所以每次诊治患者前或者进行体格检查前，我的带教老师会先介绍我，征求患者（或者家属）的同意。

初诊患者，医生会详细地问询病史、查体、给出诊断及治疗建议；如果为复查患者，几乎所有的资料都储存在医生的电脑中，患者也会携带好自己各种就诊信息，供医生查看，所以基本一次就能解决问题。如果要进行相关检查，需要重新预约；如果没有新的检查项目，则需要随访，间隔时间几乎都是半年。登记员会根据医生的嘱托进行新的预约。

消化科有9位高级医生（Senior Physicians），各个身怀绝技，其中就包括我的导师Yael。另外，科室还有10位住院医师（Resident Physicians）、7位Fellow。在以色列，所有国民高中毕业后必须服兵役，男孩服役3年，女孩服役2年，退伍后，自费旅游一年半载后（我的导师退伍后全球旅行了一年）再决定上什么大学。医学院学制7年，毕业后在医院当住院医师，外科6年，内科4.5年，儿科4.5年，之后再做2.5年的Fellow选择自己喜欢的亚专业，也就是说，想要做一名真正的消化科医生，至少需要14年时间，也就是35岁左右才开始挣钱。如果学习内镜等诊治技术，还需要高级医生手把手带教2~3年，非常不易！

不得不说的是他们强大的秘书团队：前台预约护士2名，主任秘书1名，科室总秘书1名，分管秘书4名，高级医生还配备2名科研秘书来配合完成临床研究。每天早上门诊开始前，科研秘书就会捧着一堆文件和各种标本试管来找医生，告诉医生，今天早上有几个门诊患者，哪些是参与临床试验或者药理实验研究的，目前到什么治疗阶段，需要采集什么标本。标本袋里还有早早打印好的申请单。这样医生在门诊时，就能清晰地交代病情，指导患者去做检查，根本不会遗漏项目，不仅提高了门诊效率，而且保障了临床试验的完整实施。患者听从医嘱去相应的办公室留标本，有时候护士刚留好标本，科研秘书就迅速拿走送到实验室做实验。

1　不一样的专科门诊

在国内，我是一名感染科医生，所治疗病种主要包含肝病、感染病。施耐德儿童医院肝病包含在消化科中。我的导师Yael是一位非常优秀的消化科医生，擅长肝病治疗，她的患者很多，所以非常忙碌。她不在时，教授会安排我跟随其他医生上门诊。

这里的医生上门诊的时候不穿白大褂，就是平常穿着，背个双肩包或者单肩包，毫不讲究。医生的办公室也是诊室，医生根据自己的喜好布置，办公桌上摆放着各式各样的儿童玩具、蜡笔、水彩笔，墙上张贴着家人和同事的照片、旅游的风景画、亲人或小患者自己画的画，让孩子毫无恐惧和生疏的感觉。也有的医生会展示自己的获奖证书和医学文凭以证明自己的身份和实力。家长有时候为了表示感谢，会带来自己亲自烘烤的小甜点。除了个性化装饰之外，每一个诊室的标配如下：无比结实的办公家具，功能强大的电脑及电子信息化医疗系统，洗手液、手卫生消毒液、一次性医用手套、压舌板、光学喉镜、肛诊润滑剂、体重秤……

诊室最吸引我的有两样东西：一是他们特有的一次性可回收纸质检查床单。不使用的时候，它是大小约为宽1 m，直径50 cm的圆柱形纸柱。需要使用它的时候，像卷纸般抽出来使用，医生可以非常轻松地铺好，换一个患者就撕掉之前的扔在垃圾桶里等待回收，方便又环保。洗手的擦手巾也是一个质地，就是他们用得不太节约。二是身高测量仪，一个螺丝把它固定在墙上，测量身高时，孩子脱鞋靠墙站直，医生轻松拉动下面的手柄直到孩子的头顶，身高刻度清晰可见。

消化科的门诊是预约式的，就诊时间是每周日至周四8:30—16:00，初诊患者由社区医生提交转诊申请，复查患者直接在消化科网页预约医生。每天开放六七个诊室，每个医生每天看10多个患者，听起来挺轻松，其实一点儿也不轻松。因为消化科尤其肝病的患者多为慢性病、复杂病，家长有时候问题很多，门诊时间就很长，我曾跟随Yael花了一个半小时和一位家长沟通病情。这里的医生尽量做到让每一位患者及家长满意而归，因此医患关系非常融洽，医生会亲吻、拥抱他们的小患者，和大孩子们像朋友一样聊天、开玩笑、掰手腕。这里有从刚出生到18岁的患者，甚至还有二十几岁的患者，他们都是在这里看病十几年的，不愿意去成人医院。一会儿是咿呀学语的孩童，摇摇晃晃、嘴里叼着安抚奶嘴的样子非常萌；一会儿又是人高马大的姑娘小伙，嘻嘻哈哈，自信又充满活力。诊室经常是欢声笑语一片，但有时检查或者复查结果不太理想时，患者和家属流泪也是常事。

科室年资稍低的医生对自己不懂的问题或者不是自己专业的问题绝不马虎，会先向患者说明后，求助相关医生，让其帮助诊断，也会求助专家进行确认，我的带教老师Yeal就经常帮年轻医生答疑。从来没有哪位患者表示不满或不耐烦，事实上，这种多人合作、多学科合作确实对年轻医生的成长有很大帮助。

2 健全会诊制度

多学科协作门诊在施耐德非常常见。各种肝损待查、黄疸待查、腹痛待查的患者，特殊肝移植的患者，会有肝胆外科医生、消化科医生、介入科医生、病理科医生、放射科医生和护士、患儿家长一起在门诊讨论治疗方案；我也见过炎症性肠病（IBD）的患者出现肠瘘或者外科并发症时，由消化科医生、普外科医生（甚至包括隔壁拉宾医院的普外科的医生）、护士、患儿家属一起讨论手术情况，直至家属清晰明了满意而归。

每周四中午13:30开始，全科医生会一起把所有住院病区，包括ICU转一遍，跟他们的医生沟通，看看消化科住院患者的病情恢复如何，是否需要进一步的诊疗。如果有问题，大家就一起商量解决方案，及时而有效。我在跟老师上门诊期间，经常会到普通病区、ICU、手术室查看患者。

3 共同阅片

每周三中午13:30，消化科医生和放射科医生会在医学影像科一同阅片；隔周周一下午14:30，消化科医生和拉宾医院病理科医生共同阅片。阅片之前，由消化科医生提前递交患者信息，放射科准备好患者的影像资料，病理科准备好患者病理切片。阅片时，由消化科医生先汇报病史，包括实验室检查结果，然后由放射科或者病理科医生讲解片子，放射科提供所有患者的影像资料，包括X射线、CT、MRI、各种造影、B超等。讨论时，大家可以随时提出问题，很多问题明显是教授们之前查过文献和认真思考过的，绝不流于形式。犹太人很实际，绝不浪费他们的资源和时间，这种模式非常值得推广。

我们经常是周三中午接班，普外科和放射科先阅片，然后是消化科和放射科再阅片，同时其他阅片室病区和放射科医生阅片。这一点非常好，可以借鉴，许多临床医生疑惑的东西和影像科医生讨论后就豁然开朗，双方可以共同进步。许多患者在多家医院就诊，诊断不明后送至拉宾医疗中心，经过全院的多方协作，最后基本都能给出明确诊断。就像许多肝损原因不明的患者，经过全方面抽血检查、多次肝穿刺、送基因检测等，最后绝大多数都能诊断明确，并为后续治疗提供更好的方案。医学影像科的医生既会阅片，又会超声，这一点和国内不一样，对医生自身素质的要求更高。

4 学术安排

消化科有和其他科共用的一个会议室，在这里我们进行科室会议和早交班。全院外科都是早上7:00交班，消化科除了周三是早上7:30交班，其余日子都是早上8:00准时交班。这个会议室是6楼所有科室的会议室，绝对不浪费任何医疗资源，这也是犹太人复国崛起的根本精神所在——实用主义！

消化科非常注重对外学术交流，因为主任显赫的学术地位和身份，这里的医生几乎是轮流选派出去开会交流的，主要是欧洲、美国的国际学术会议。科室要求所有医生根据自己亚专业进行投稿，他们平常非常注重临床科研，而且施耐德本身就是特拉维夫大学医学院、美国、加拿大多所医学院的教学医院，投稿很容易。获得大会发言机会才能出去开会。开会的人员，科室不安排工作，也就是开会期间，医生无需操心患者，不用出门诊，不用做内镜检查，可以全心全意地开会学习，但是需要在回来后，分享会议精神。

5 内镜中心观摩

消化科的内镜室设立在6楼门诊区域里，一间操作间、一间麻醉恢复室以及一间清洗消毒间，常规内镜诊治都在这里完成，特殊患者如需要做食管狭窄扩张或经内镜逆行性胰胆管造影术（ERCP）的患者，则会去介入室。

内镜室的工作时间固定在周一至周三8:00~14:00，科里医生轮流做，一天大概做11~12个患者，有的患者需要同时做胃镜和肠镜。我每周被安排观摩一次。这里有很多患者需要携带胃造瘘管，内镜下胃造瘘很多。

门诊医生根据患者病情，开具内镜检查申请单，并附一张内镜检查前的注意事项，由家属去前台预约，同时护士会给他们详细交代内镜检查注意事项，尤其是肠镜检查前的注意事项，包括饮食管理和肠道准备。所有患者，除非情况特殊或者家长强烈拒绝，一般都需要麻醉。术前，内镜医生、麻醉医生以及内镜护士会一起和患者家属谈话，他们的医疗文书非常多，如果再碰上这个患者是科研项目受试者，那表格更多，标本管和标本盒也很多。每一个患者都有自己医疗ID号，跟随自己一生。

患者在就诊前，需要在预约前台领取标签，蓝色代表门诊预约患者，白色代表住院患者，绿色代表急诊患者，这些标签被贴在患者所有需要确认的单子上、标本盒以及标本袋上，便于核查，也无需护士医生抄来抄去，既浪费时间还容易出错。当然，在做检查前，护士会将医保信息核对清楚的。麻醉医生会让孩子自己选择有不同水果味道的面罩，然后哄着孩子让他安安静静地躺在床上吸入麻醉乙氟醚，待孩子迷迷糊糊后，嘱托家长亲吻孩子脸颊后在病区外面的等候区等待，这时候再进行静脉穿刺，由内镜室护士、内镜医生或者麻醉医生操作。穿刺成功后，推入丙泊酚（俗称牛奶）、连上心电监护，一切OK后，内镜医生才开始操作。

内镜检查医师非常有耐心，绝不轻易放弃任何患者。有一个需要做肠镜检查的患者，清肠效果非常差，他们却一直坚持检查到底，直到回肠末端并取活检，完成检查。究其原因，在以色列预约看病是很麻烦的，这次做不了，也许需要等很久，才能再次预约成功，医生为患者考虑，尽量全力以赴完成本次就诊。因便血临床怀疑结直肠息肉的患者，诊断和治疗同时进行，肠镜检查发现息肉，内镜下就直接电凝切除了，术后不用补液，不用使用止血药物，也不用住院观察。内镜检查结束后，患者需要在恢复室观察一两个小时，醒来后医院还会给小朋友提供各种零食玩具等，孩子们有吃有喝有玩，有父母陪着，也无需更换衣服、换鞋或者佩戴口罩，高高兴兴地就回家了。

在手术安排时，他们一定是以方便患者为最首要的条件考量，同一个患者往往先做肠镜再做胃镜。内镜转运时，一个箱子装用过的镜子，一个装消毒好的镜子，清洗消毒的护士一身洗手衣就足够了。清洗消毒时，胃镜和肠镜共用一个初洗槽，消毒时使用全自动清洗消毒机，分两个槽，一个胃镜，一个肠镜，这也许就是他们胃镜和肠镜交叉检查的原因。干燥台一个，上面的台布一天换一次。很奇怪，也没有看到他们院内感染的病例，也没有看到他们病菌培养不合格的情况，不知道是否和他们整体环境非常干净有关。

6 丰富严格的临床试验研究

因为施耐德儿童医学中心本身就是特拉维夫大学医学院的教学医院，再加上消化科主任卓越的成就和在世界儿童消化、营养和肝病领域的影响力，消化科的临床实验研究非常丰富，门诊患者基本都参加了一项实验研究。有专门的科研护士追踪配合医生，也有学术监管部门、医疗保险部门核查，总之非常严格。

肝移植等各种肝胆手术患者的后续治疗全部在消化科门诊，长期跟踪随访。患者及家属自发成立了肝移植之家，每年会组织一次肝移植之家活动。有的患者不远万里前来，所有节目都是自编自演。与肝移植有关的消化科、病理科、介入科、肝胆外科等专家组成团队进行讲座和答疑，气氛非常好，大家聚在一起，互相鼓励。

7　院感管理

在院感方面，全院都非常重视手卫生，任何地方都能找到免洗消毒液。医生接触患者前后一定会进行手消毒，好多患者和家属自己都知道手消毒。为特殊患者查体前，他们一定会洗手。如果是曾有过细菌耐药的患者，在他们的病历显著位置会注明，医生护士一眼便能看到是哪一种细菌耐药，在分管床位时，会重点考虑。对于特殊患者，医护在查房时需要穿一次性隔离衣，患者出院后，相关物品会进行重点消毒，并拉好警戒线。医院重患者非常多，但院内感染、各种耐药的患者非常少，抗生素管理也非常严格，很多药物的浓度都能监测。有时我们大家都很疑惑，许多医生都不穿工作服，操作时几乎不带口罩（但帽子必须戴），为什么院内感染数量那么少，严格管理手卫生应该是最重要的。

8　每日讲座

每日下午的14:00~16:00是医院为我们安排的集体讲座时间，外事办老师有时会提前将讲座课件发邮件给我们自学，上课时全程英语，大家听得非常认真。讲座内容丰富，授课精彩，结束后，大家会根据内容提各种问题，老师们都非常耐心地讲解。

在暑假来临时，消化科全科医生护士放假两周，科室门诊暂停，我则被安排到急诊学习。急诊有很多年轻的轮转医生，全部是按照全科医生培养的，什么都要会，大多数问题都要自己解决。早晨，主任们会将大家前一天看过的所有病历检查一遍，看处理治疗是否有遗漏，如发现问题，立即通知患者家属和家庭医生。同时，轮转医生还要对部分患者做好跟踪随访。每日早晨8:30，全科开始业务学习，全科医护每周一次，根据预设的各种危急重病历进行心肺复苏（CPR）方面训练。另外，医院里有很多志愿者，他们为医患双方搭建了良好的沟通桥梁。

9　图书馆

施耐德儿童医学中心给我们每人提供了查文献资料的账号，开始有图书馆长给我们做培训。在有网络的地方，只要输入自己的登陆账号，就可以查阅各种文献，非常方便。和老师上门诊时，老师们遇到问题会现场查阅文献。三层楼的图书馆是大家课后喜欢待的地方，安静、学习氛围浓厚，还提供免费打印，解决了我们学习的大问题。

10　不舍

俗话说，天下没有不散的宴席！不知不觉，在施耐德的学习接近尾声了，此时此刻，我们既有归乡的急切之情，也有对施耐德的恋恋不舍。

我们难忘耶路撒冷老城里的千年历史，难忘大卫城堡的繁荣和卑落。我们在戈兰高地远眺，我们在隔离墙默默沉思；我们被马萨达（masada）古堡震撼，我们也在犹太纪念馆压抑得一言不发；我们领略了特拉维夫现代化海滨城市的繁荣，我们也在世界肚脐眼——死海里欢快地凹造型；我们在海法的巴哈伊空中花园远眺，我们惊叹于沙漠地带因滴灌技术而形成的大片绿洲……

我们体验了从未有过的学习方式，从陌生到熟悉，从了解到理解；蓝天白云，绿草萋萋，我们集体强身健体；物产丰富、毫无污染，我们很多人将人生第一次做的饭都献给了队友；团结友爱，热情欢乐，以色列的生活绝对让我们所有人终生难忘……

感谢国际应急管理学会医学委员会（TEMC）给我们开启了这么美好的一扇大门；感谢施耐德的每一位老师，他们无微不至的关怀让我们备感温暖；感谢我院领导同事的信任和支持；感谢家人在后方的鼓励……以色列之行，定将是我人生浓墨重彩的一笔！

笃学者：陈广梅，江苏省中医院
访学时间：2017年6月20日—2017年9月13日
访学项目：第三期专科医生赴以色列施耐德儿童医学中心研修项目
相关分享：慨乎言之–以色列医疗系统概况
邮箱：53919114@qq.com

第四部分　饮食起居

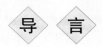

衣食住行，组成了生活的常态，看似平常的日子里，都隐藏着人们生活的智慧，处处皆学问。柴米油盐是烟火气最浓郁之所在，此外，还有不少偶得之欢喜，像是游山玩水颇有一番"浴乎沂，风乎舞雩，咏而归"的怡然自得。笔触之下，虽见生活之细碎，又不乏脉脉温情。

是为分享人。

第四十九章　带着娃访学

　　说来也是胆大，我竟然敢决定自己一个人带着四年级的儿子来美国访学。之所以说胆大，第一个原因是我在国内从来没有下过厨，厨艺基础为零。我们到达佛州，安顿好住宿之后，碰到的第一个难题就是吃饭。我太太是厨艺小达人，因此间接地造成了我的无下厨经历和儿子较挑剔的口味。初到美国，父子两天天下馆子，无论是口味还是"口袋"都承担不起，只能开始自己学习做饭。我硬着头皮上阵，购置厨具，挑选食材，下载做菜的手机软件，越洋视频连线求助，在厨房"大显身手"，费力地应付着。好在儿子的早餐和午餐都在学校吃，我只要搞好晚餐即可。慢慢地，也算可以应付过去了。

　　之所以说自己胆大，还有一个重要原因，就是我并不擅长对儿子的学习进行辅导。在国内的经历告诉我，虽然我是心理学专业出身，各种理论信手拈来，但在教育自己儿子的问题上，并不总是有效。带他一起来美国访学，面临的挑战更大，需要一步一步摸索。

　　学英语是很多访问学者带小孩一起访学的目的。儿子在国内就读的华南师范大学附属小学英语教育相对超前，使用的是朗文教材，从一年级开始就每天都有英语课，所以经过三年的学习，儿子的英语基础不算太差，来的时候就能进行一些简单的对话。我当时想，过一两个月，他的英语应该可以甩我一条街了。然而，事实并没有我想得这么好。经过两三个月，他的听力和写作有了较大进步，但是口语的进步却并不特别明显，不仅如此，他的口语仍然带着比较浓厚的"中国口音"。了解后才知道，他的班里有几个中国同学，平时容易凑堆，自然减少了说英语的机会。他们的课程主要是阅读课（Reading）和数学课（Math），中国小孩的数学基础比美国孩子要好，所以Math基本都能听懂，但是Reading对他们而言就太难了，生词多，篇幅长，像听天书一样，时间一长，反而削弱了他的学习动机和开口讲话的热情。缺乏口语表达的动机是最麻烦的，需要循序渐进地让他在表达中得到积极的反馈，从而获得自信心。

开始我比较急功近利，"埋怨性"地对他提要求，效果并不好。后来，我改变了方法，每次放学回家，我都让他用英语复述在学校里学了什么，跟别人聊了什么，鼓励他多说，还请了当地小学的一个老师辅导他，跟他交流。慢慢地，他开始愿意开口，偶尔还会纠正我的发音了。儿童的语言学习，是个"静待花开"的过程，尤其是高年级的儿童更是如此。家长需要一定的策略，更需要沉住气。

学英语绝对不是带儿子一起来美国访学的唯一目的。我认为游历也是一种教育。在游历中得到的感受和获取的体验，是书本学习所不能比拟的。四年级是孩子思维慢慢成熟的关键期。他们的态度和观念在这个阶段慢慢成型，并参与到他们人生观、价值观的形成与建构中。所以，我特别鼓励儿子多观察、对比和思考身边的人和事物。从熟悉的中国来到陌生的美国读小学，生活变化得非常剧烈，观察思考的素材也特别丰富。我会问他在美国上学跟在中国有哪些不一样，在美国生活跟在中国又有什么差异，一起聊，一起讨论。他对比和思考所得到的结论未必是客观全面的，但他的感受和体验是丰富真实的。儿童语言理解和运用的发展过程有一定的心理学规律，四年级是其发展过程的一个拐点，特别重要。而且，从四年级开始，儿童的作文表达开始慢慢分化，所以，我特别要求他将自己的经历、体验和思考写下来。每天都用英文写日记，篇幅可短可长。每两周写一篇中文作文，400字以上。美国的学习生活跟国内相比有较大不同，周末及节假日经常安排旅游活动，所以他写作的素材也比较多。

跟低年级的孩子不一样，在国内，小学四年级的学业已经有一定难度，而且较为繁重，所以，对他国内的学业我也没有放松。美国的公立小学上学时间比较短，一般下午两点就可以回家了。儿子放学回家后的大半个下午需要补习国内的语文、数学等课业。通过国内班级的微信群，我们可以大概了解到学习进度，同时求助于任课教师，不时拿到一些学习资料。但这样，儿子的休息和课余活动时间就相对减少了。这也是带高年级儿童一起访学的学者需要考量的问题。

有一次，我问他感觉在哪里的学习任务更重，国内还是美国？他说，本来以为在美国会很轻松，没想到要学、要做的事更多。我只能笑着跟他讲一句有名的法国口头禅："C'est la vie。"他问啥意思，我说用英文表达就是：That is life，中文说就是：这就是生活，人生就是这样。

附录：这娃的访学作文

赶鸭子与放牛
——中美小学课堂教学方式对比之我见

作者简介： 陈予阳，华南师范大学附属小学四年级四班在读学生，2017年9月起跟随爸爸一起来美国访学。在美期间，就读于佛罗里达州Littlewood小学。

从2017年9月27日开始到今天，我在Littlewood上学已经有三个星期了。经过这段时间的观察，我发现中国与美国的课堂教学方式有一些不同，分别是赶鸭子上架式和放牛式。

先来看一下我们中国的课堂教学方法，赶鸭子上架。这种课堂的教学方法在中小学中非常普遍。大家应该都看过船夫把鸭子赶到木架子上面去，鸭群里的一只只鸭子的步伐十分整齐，一步一步地向前走。用这一个词来形容中国的课堂教学方式简直再确切不过了。学生在课堂上都乖乖地端正坐好，一动不能动，必须安静地听老师讲课。不能喝水，也不能上厕所。连做一个小动作都是"犯天条"，要求十分严格。

我们再来看看美国的课堂教学方法——放牛式课堂教学法。十分散！课堂上没要求。大家看过牛倌放牛，牛群满山跑。美国课堂上就是这样，学生可以不听，可以说话，可以有小动作。甚至可以去喝一下水，散一下步，削一削铅笔，上个厕所，发个呆。干什么事都可以，老师才不会管你。只要在出教室之前在一张格子纸上写上名字和出去时间，回来时再写上回来时间就可以。当你无聊了，你上课时还可以玩电脑，当然不是电脑游戏，而是一个叫Istation的软件，在上面每个人都可以做一些跟自己学习水平对应的阅读课（Reading）和数学课（Math）的题目与小游戏。

对于中美不同的教学方法，我认为，中国的教学方法在很少的时间内能学很多知识，但我觉得美国的方法很自由，我很喜欢。

中美小学生活对比

我在美国已经度过了快三个月的学习时光了。在这一段时间中，我发现，在美国与中国小学生的生活中，有一些区别。我就拿衣、食、住、行来说一说吧。

首先，我们谈一谈"衣"。我来美国之前，在国内读书时，每天都要穿着校服。只有星期三例外，可以穿自己的衣服。可是在美国却完全不一样，你完全不需要穿校服，甚至连有没有校服我都完全不知道。只不过有一些印有学校标志的衣服，在一些比较特别的班级活动或者学校活动中会穿一穿。像我们11月份去圣奥古斯丁班级旅游时，老师就建议我们穿统一的服装。

更有意思的是，班级里还有一些个性化的活动要求我们穿一些个性化的衣服。比如，我们的阅读课上一单元学的是关于海盗的内容，老师就让我们穿海盗服。老爸给我买了一件十分酷的衣服。在其他年级，还有睡衣日，大家都穿着睡衣来上学，不知道这是要去睡觉还是学习呀。还有橙衣日，那天，我们整个班成了橙色的海洋。

说完了衣，我们再来看看"吃"的吧。在国内，有些学校不提供早餐和午餐，我们都是在家里吃。父母会做一些我们喜欢吃的菜。在美国的小学，学生的早餐和午餐都由学校提供，而且都是免费的。学校的饭菜真的是琳琅满目、各式各样，有芝士披萨、火腿披萨、汉堡、三文治、炸鸡、肉饼等。还有鲜甜、可口的水果和健康、美味的各种牛奶。还有，这里喝的水和饮料都是凉的，没有热水的概念，这让一些习惯了喝温水的小朋友苦不堪言，每天都背着暖壶。

我们看一看"住"。美国和中国一样，都是学区制的。在美国，你只要有了住所就可以去相应的学区了，无论是租的还是买的房子都是一样的。在国内，听说租的房子不能算进，因为这不算你的稳定住处。

最后，我们说一下"行"。无论中国还是美国，人们都把孩子的安全放在首位。国内上学时，每天都是爸爸妈妈接送我上学和放学。在美国，每天都有校车接送我们上下学。无论你住的地方有多远多偏僻，校车都会来接送你上下学。在美国，校车的权利很大。只要校车一停下来，校车后面的车辆、马路对面的车辆都要停下来，等孩子们上下车！

分享人1：陈启山，华南师范大学心理学院

访学时间：2017年9月至今

访学地点：佛罗里达大学商学院

邮箱：kaisanchan@163.com

分享人2：陈予阳，华南师范大学附属小学四年级四班

第五十章　美国幼、小教育之我感

举家留学，小孩教育是必须面对的，也常常困扰留学的家长。我两个小孩到了刚好入读美国的学前班（preschool）和小学（elemental school）的年龄，亲身经历了美国基础教育，对美国基础教育感触颇深，就此谈谈对他们幼小教育的感想。

1　美国学前班

美国教育从幼儿园一直到大学都有公立和私立之分，但学前班只有私立的。相信很多老师可能不是很了解学前班与幼儿园有什么不一样。简单点说，学前班是不纳入公共义务教育，可以去也可以不去，不是强制性的。

各个学前班学校入学年龄不一样，有的2个月大的小孩就可以入读，有的要求小孩1岁以上才能入读，根据年龄段分配班级。因此，学前班有点类似于国内托儿所的感觉。我们所在城市（或许用农村形容更加贴切）大部分学前班是设在教堂，由教堂管理；也有的是租教堂场所，私人管理的。当然，也有不在教堂场所办学，不受限于教堂管理的，但相对比较少。最好的学前班基本也是当地最好、最富有的教堂办的，收费也是最贵。（美国是商业高度发达的国家，一分价钱就是一分货，贵绝对有其贵的道理，千万不要抱有"物美价廉"的幻想。经济能力允许建议就读更好的学前班，切忌贪小便宜！）

从学前班入学年龄（2个月~5周岁）就可以看出来，学前班小孩的年龄跨度非常大，这也就决定了学前班的内容很多，包括婴儿喂养、照护和教育等。收费也是不一样，年龄越小收费越贵。学前班教室面积、户外活动空间、每个教室能招收的最多学生数、每个教室配备老师数、保育人员数等都有详尽的条文规定。比如，4~5周岁的班级（算是学前班里最高年级了），佛罗里达州规定一个老师最多不能超过12人，两个老师最多不能超过22人等。当然越好的学前班，老师越多、每个班级小孩越少。有的"贵族"学前班，一个班级规定只

200

能有4~6个小孩，4个老师！重点是"老师"，不是"保育员"！保育员跟老师的比例一般是1：2。学校的环境、设施也是最好的了，当然收费也是可想而知了（是一般学校的6～7倍，甚至10倍以上）。从学前班就可以看出美国教育等级的差别，也可以看出美国人对小孩教育的重视程度！

由于学前班学校少，班级人数又有严格限制，因此，好的学前班位置是非常紧张的，年龄越小位置越紧张。常常要提前很长时间预约才有位置。由于没有居住地划片限制，有的家庭为了能进到心仪的学校，在孩子出生时就开始预1~2年之后的入学位置。

非常幸运的是，我的小孩在当地一个比较好的学前班获得了一个位置，对他们的学前班教育方式、内容能有比较深入的了解，在这里和大家分享一下。当然，这个学校不属于最好的"贵族"学校，也完全不能与之媲美。所以，"贵族"学前班学校我也只能靠想象了。

2　学前班具体内容

入学前需要准备的材料包括防疫证、体检等，这里不多赘述。我且主要谈一下，他们的教育方法。

每周六或周日的下午校长、主课老师[1]会把下周的主要学习内容和重要的活动发电子邮件给家长，主课老师还会把下一周家长需要给小孩读的一些图书列出来，这些图书公立图书馆都可以借到。每天家长都需要给小孩读书，最少一本。只要读了一本，老师就会在小孩的笔记本上打一个勾，超过一本就会贴上一个笑脸，读的书越多笑脸越大。小孩为了能得到大笑脸，会缠着妈妈多读书，慢慢地养成了阅读的好习惯。

上午一般是学习时间，包括文化学习、手工、画画等，中间会插入2次户外活动，每次20分钟左右。午餐后，每天有30分钟的足球、音乐或画画等兴趣班供你选择，也可以选择午休。下午基本都是有保育员看护的户外活动。

学前班总体感觉就是活动多、手工多，经常组织需要学生、父母共同参与的课外活动。学习的内容也大都是关于仁爱、礼让、勇敢等内容，特别注重小孩礼仪的教育，男孩要如何帮助女孩之类的绅士行为，女孩更加注重言谈举止等方面的教育，在内容上自我感觉相对保守。由于是教会办的学校，每周还有一个上午用来学习圣经故事。

注：[1]主课老师，在学前班，主课老师类似于国内的班主任，侧重于教学任务；在小学，主课老师更似辅导员兼班主任的角色，除了教学还需要辅导学生一些其他的教学学习外东西，如安排母语学生辅导非母语学生、发现和辅导学生心理问题等。

3　美国义务教育

3.1　关于制度

小孩满5周岁就可以上他们的幼儿园（kindergarten），不同于国内的是，幼儿园是设在小学学校里，属于义务教育。所以也就意味着上幼儿园是免费的。

访学人员的孩子大部分入读的是公立中小学，因此，主要谈谈公立中小学教育。

从幼儿园到高中都有免费义务教育，学制包括：学前1年幼儿园（各个州规定不一样，但一般在当年9月前满5周岁可以入读，相当于国内幼儿园大班阶段）、小学5年、初中3年、高中3年。因此，学生会比国内早上大学一年。

免费内容包括校车接送、早餐、午餐、学费等，但也并非意味着学校教育完全免费。学校经常会通过家长委员会通知你参加一些学校组织的活动，如节假日活动（如万圣节、海盗节、感恩节等）、郊游（类似于国内的春游、秋游之类的），需要捐助一些食物、书等；也希望家长经常参加学校的一些志愿劳动，当然这些活动都可以以现金的形式捐助，但总体来说不会很多。

3.2　关于入学

义务教育阶段根据住所划片入学，与国内不同的是严格的租售同权。

小学入学前准备的工作跟学前班类似，主要的是防疫证明和健康体检等。国内过来的小学生基本都需要补种一些疫苗，都是免费的。

这些材料准备齐全之后，就跟学校办公室预约入学面试，一般都会通过。当然有的学校要求比较严格的，小孩英语基础太差的也会被拒绝。尤其是在比较重视教育的美东。因为他们越来越重视教育质量，每年也有组织州统考、县统考，然后将分数结果公布于网上，供家长根据评分选择小孩入读的学校。很多学校为了自己学校评分不至于太难看，会拒绝英语基础差的小孩入学。特别是一些口碑好的私立小学，没有良好英语基础的小孩基本上都容易被拒绝，而公立学校拒绝的概率相对会少一些。

但是，美国小学教育并不是想象中的那样轻松。

3.3　关于小学学习内容

正因为有了评分系统，学校为了获得好的评分，特别重视学生的统考成绩。虽然统考都是在次年的3、4月份，但前一年的10月初就会开始统考动员，包括家长的统考动员，如培训小孩接受高强度学习和考试能力；当然更包括学生的备考动员，如经常的模拟考试强化训练等等。

首先，教程是没有教材的，只有一个类似于教学大纲的授课清单，且没有统一的、固定的学习内容。老师的授课内容灵活、多样，经常包含远远超过大纲里的学习内容。因此，给我最深的感受就是阅读量大。每天、每周、每月都有明确规定需要阅读的书目，然后参加网络考核，自动登记成绩。假如阅读不合格，就需要留级。当然还有写作、数学和科学等，但这些不合格可以不留级，继续上，但需要补考。从这里就可以看出他们对阅读的重视。因此，美国小学学习并不会比国内轻松。尤其是小学3年级以后，假如小孩没有良好的英语基础，基本上会是跟不上他们的节奏。

虽然需要阅读书很多，但小孩不会感觉到国内那么累，因为在规定范围内可供学生阅读的书太多了，读什么样的书由学生自己选择，学生都可以找到自己喜欢的书。也正是因为是自己自主选择的书籍，所以小孩并不会感觉到读书累，而是每天都会高高兴兴地去上学，上完必须的课程后就去图书馆阅读。

其次，不同于国内的是，没有固定的教室，虽然有一个主课老师的指定教室（group classroom），但非主课老师的课程就需要转到其他教室。类似于大学里教育。因此，小孩经常满校园地找教室。

第三，同学也不是固定，每学年都会更换教室、主课老师，同学也跟着换。

最让我印象深刻的是，他们的教学方式的灵活和贴近生活。比如先会让小孩阅读一本已经拍成电影的小说原著；然后让小孩观看由这部小说改编的电影，并让小孩写出小说里与电影里的主要相同或不同地方；接着会带领小孩参观电影拍摄地，或小说里提到的地方，让小孩子们对小说描述和电影拍摄的内容有一个感性认识；最后，要求学生写一些读后感和观后感。

小学是5年制的，6年级就到初中部了，课程就更加严格了。由于我小孩没有上初中，所以不是很了解，但根据我所聊天到其他在访学家庭里的上初中部的小孩，总体而言，要求非常严格，课程任务重，作业非常多。很多访学人员的小孩，基本上完成不了他们的作业（除了一些数学作业）。

总之，给我总体感觉是，美国人是非常重视教育，幼小教育并不是想象中那样轻松，尤其三年级以上，没有一定阅读和写作基础的小孩是很难跟上他们的教学进度。这一点需要准备带孩子来美读初中、小学的访学家庭尤其需要注意。

还有就是父母的付出要比国内多很多，因此要做好充足的准备，经济不是最主要的，关键是父母的工作时间准备；但正因为父母付出，才能对他们的教育有更加深入的理解和认识，也才能达到访学是为了促进文化交流的目的。

很多家长觉得带孩子过来主要是为了学英语，我觉得学英语不应该是带小孩过来的最主要目的，更多的应该让小孩了解他们的文化，积极参与到他们的生活，在这个过程中，也让美国小孩了解中国文化。

分享人： 陈明秋，福建医科大学附属协和医院
访学地点： 美国佛罗里达大学
相关分享： 整装待发-我为什么去美国留学
邮箱： drchenmingqiu@163.com

第五十一章　女儿在美国上高中的经历

对于已经做了家长的访学者来说，有条件的话，大多可能会考虑在访学期间带孩子到美国上学，既可以学语言，又可以开拓视野，如果在读高中还可以直接申请美国的大学。出于类似的心情和考虑，我带着读高中一年级的女儿到美国做博士后。去之前对美国的高中教育了解不多，至于到美国读高中有利还是有弊的方面都没有弄清楚，但是国内高考的压力却是非常明显的，能够不参加高考，我和女儿都感觉轻松很多，所以尽管家人意见不一致，我还是"冲破"各种阻力带女儿到了美国读高中。

事实证明，中国的孩子到美国读高中对下一步申请大学和研究生是否有利是因人而异的，不能一概而论。现在回想起来我并没有在前期作出充分的准备与了解，就很匆忙地把女儿带到美国读书了。我的女儿在美国读了两年的公立高中，大学被排名41的威斯康辛大学麦迪逊分校录用，目前在芝加哥大学读博士，一路走来有些经验和体会希望和大家分享。

2010年8月20日，我们来到了美国密苏里州的圣路易斯市。圣路易斯市是美国密苏里州最大的城市，位于该州东部与伊利诺伊州交界处，圣路易斯是中西部水陆交通枢纽，密苏里河与密西西比河汇合处以南，人口40万左右，其中黑人约占一半；大市区包括周围8个县，面积12 781.6平方公里。市中心高层建筑和法国式古典建筑交相辉映，街道宽阔，有一个全美知名的景点叫拱门（Gateway Arch），圣路易斯拱门（图1），这是美国向西开发的一个象征。这座雄伟壮观的不锈钢建筑物，高达192米，为圣路易斯市的地标，高630英尺，比华盛顿纪念碑、自由女神像或是欧洲的比萨斜塔都还要高。这里有圣路易斯大学、华盛顿大学等高等学府，本人是到圣路易斯大学医学院做博士后。

美国高中即美国的高级中学（high school），有私立和公立的区别。美国高中的教育目标没有明确规定，但概括起来有两个：一是为部分学生作升学准备；二是要帮助那些不准备升学的学生准备就业、选择职业，并为他们进入成年、做尽责的公民和继续学习或达到其他教育目标打下基础。大家都知道，美

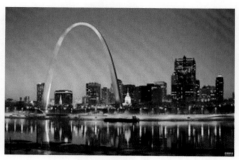

图1 圣路易斯拱门

国高中因其多元化的教学方式和超高的名校升学率，深受国际留学生的喜爱，并且，公立高中是免学费的，一般只招收本州美国公民的孩子，大部分的公立高中是不接受国际学生的，只招收国际交换的学生。所以，中国学生读的大都是私立学校。私立学校的学费比较贵，但是私立学校也有很多优势，一般规模比公立小一些，并且班级人数较少（师生比例一般1：16～1：6之间）。据了解，私立学校的教学标准比公立学校高些，师资力量也较强，由于学生的数量相对较少，对学生更加关注，特别是寄宿中学。一般来说，私立学校毕业生升入美国名校的机会较高。在美国一般都是中产阶级或上层社会的孩子才能去私立学校读书。

我帮女儿申请的是一所公立高中（Clayton high school，CHS），CHS在密苏里州是一所排名非常靠前的公立高中，我刚到美国我的师兄和校友向我推荐了这所学校，这个高中离圣路易斯华盛顿大学很近。入学手续也不复杂，只要在所辖的片区租到房子，签了合同，就初步获得了入学的资格，当然还包括国内带来的成绩单和获得一些奖励证书要提供给学校。入学之前，学校先出题考试，然后按成绩给分班。根据女儿的考试成绩，把她分在了11年级（相当于国内的高二，我女儿刚读完高一）。考虑到她只有两年的高中时间，申请大学会很紧张、很有挑战（一个国内名校教授，我的华人邻居提醒我，2年时间既要申请大学又要顺利高中毕业，拿到高中毕业证），我又专程到学校找了类似年级主任的老师，希望她把女儿安排在10年级，但是，校方给出了否定的回答，"我们是按成绩分班，你女儿的成绩适合读11年级，不能按你要求随便改"。我很不情愿地同意了。

大多数人认为去美国读高中，下一步申请大学有很大的优势。抱有这样观念的人一般是不了解实际情况的。中国学生去美国读高中，除非去了特别好的学校，大部分的中国学生是没有优势的。我们刚到美国时，就有华人朋友跟我说，带孩子来美国读高中很冒险的，弄不好别说申请大学，连高中毕业都很难。现在回想起来还心有余悸的，大概原因有以下几个方面：

（1）美国人招中国学生的主要目的是为了增加学生的多样性。换句话说为了让美国人看看中国人，看看中国学生是什么样的。在美国读高中的中国学生虽说也可以体验异国生活，但更多是为了考取美国大学；他们跟美国孩子接受了没差别的教育，也进行着美国学生才做的社区服务等社会实践活动。从这一点看来在美国读高中反而失去了优势。

（2）国际学生的身份跟国内申请的学生是一样的。虽然在美国读了高中，但是国籍还是中国籍（移民除外），所以在申请的时候还是按照国际学生来准备申请材料，换句话说你还是在跟中国学生竞争。

（3）美国高中学习生活非常忙，如果不经历真是无法想象到。不仅是学习忙碌，例如要修满高中毕业所需课程，以及大学AP课程参加至少300小时的各种社会实践活动，当然也少不了各种主题的Party。这般繁重的课业还想要想维持较好的平均学分绩点（GPA，Grade Point Average）成绩是很难的。而我们在国内的学生，要去美国的，基本上放弃了高考，很多时候都是脱产或者半脱产在准备SAT（类美国高考）和托福（TOEFL）。扎扎实实地付出，收获相对理想。所以，国内学生的SAT成绩比去美国读书的孩子更有竞争力。

所以，当时了解到这个具体情况之后我也变得非常担心，情绪也一下跌落到谷底，意识到来美国读高中，并没有之前想象得那么美好，也不会增加升入好的大学的机率，还在某种程度上降低了孩子的升学竞争力。庆幸的是，由于女儿的辛勤付出，她还是很快适应了美国高中的学习生活（见图2-4），第一学期末的GPA进入了全年级前20名（全年级有200多名学生）。她参加了一个州里面的化学竞赛还得了第7名，遗憾的是由于她属于国际学生所以没有能够参加全国的比赛。此外，她还参加了National honor societies（NHS）。NHS，咱们中国人翻译为"美国国家荣誉学者学会"，有点类似于中国的"三好学生"评比，但是不是以班级为单位，也没有名额限制，只要达到了条件，就有资格申请。NHS共有四个pillar（支柱），分别是：scholarship（学术成绩），service（社区服务），character（品德），和leadership（领导才能）。通俗一点说，也就是学术上GPA要高于3.3（scholarship）；社区服务方面要有足够的信誉（主要是voluntiee service），品德（character）要好，要有领导才能leadership，德智体美劳全面发展才能满足申请条件。

后记

实际上，我女儿在申请大学的那几个月是非常紧张的，我们没有找中介帮忙，遇到不明白的事情就去问学校的老师，女儿几乎每天都在熬夜准备材料，第二天还要照常上学。现在想想如果花钱中介要轻松很多。但是，我们美国申请大学没有限制数量的平行申请，很高兴我们申请的12所大学都拿到了offer，后来选择上哪个学校就变得很纠结，这是后话了（见图5）。总而言之，其实

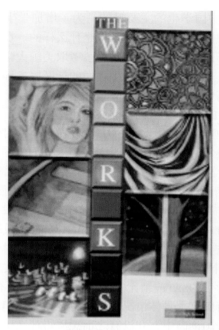

图2 学校有很多学习竞赛、体育和艺术等各种活动。女儿在国内上了高中一年级就没有体育和音乐课了，但是在美国高中必须选一门艺术类的课，她选了ArtIII level美术课，她的油画课作品还被老师推荐给当地的杂志发表

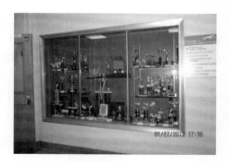

图3 美国学校十分鼓励孩子综合发展，校内体育活动很多，女儿参加的是球类活动、冰上项目，还去了图书馆做义工（整理图书），在小学做助教（teaching assistant）等。她的毕业证书上会有参加活动或竞赛获奖的标志。图见校内有摆放奖牌奖杯的橱窗

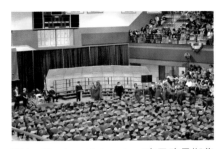

图4　Clayton high school离圣路易斯华盛顿大学（Washington University）很近，毕业典礼就在华大的体育馆内举行的，毕业典礼和毕业晚会都非常隆重

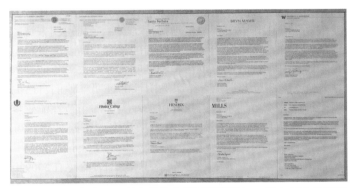

图5　我女儿申请了12所大学都拿到了录取通知，其中10个纸质的录取通知书我替女儿保留了下来，做个纪念吧

在美国高中要想上好的大学一样也要很拼的，一点也不比国内参加高考的孩子轻松！

分享人：马春玲，山东医学高等专科学校

访学时间：2008年3月－2008年9月；2010年08月－2012年07月

访学地点：1. 美国马塞诸塞州伍斯特市，麻省大学医学院

　　　　　2. 美国密苏里州圣路易斯市，圣路易斯大学医学院

邮箱：2505384741@qq.com

致谢：作者特别鸣谢在美国期间得到了南京医科大学校友和山东老乡等很多朋友的帮助，以及师兄彭教授夫妇对我们无微不至的关心和照顾！

第五十二章　恰逢美国流感疫苗的接种

访学期间，我一直想参观一下当地的医院，一次路过一家比较大的医院，就打算进去参观一下。工作人员很热情地接待了我，当我说明来意，又热情地给了我一份资料，上面清楚地列出了参观申请的流程及需要的资料，其中很重要的条件就是来访者必须持有流感疫苗接种证明和在过去一年或从国外旅行后30天内的PPD实验或胸部影像学检查结果为阴性的证明。他们自己的医务工作人员每年必须接种流感疫苗。于是，我开始关注美国的季节性流感疫苗接种。

流感是一种易在人际传播的急性病毒感染，人群普遍易感，可在高危人群中造成严重疾病和死亡。流感病毒分为甲、乙、丙、丁四型。甲型和乙型流感病毒可传播并引起季节性流行性疾病。甲型H1N1流感在2009年造成大流行，因此也被称为A（H1N1）pdm09，它取代了2009年之前流行的甲型H1N1季节性流感病毒。乙型流感病毒无亚型之分，分为两个系Yamagata系和Victoria系。接种疫苗是预防流感最有效的手段，可以显著降低接种者罹患流感和发生严重并发症的风险。安全有效的疫苗已存在和使用了60多年，世界卫生组织（WHO）自1952年开始建立全球流感监测网，2011年5月，成立全球流感监测和响应体系（GISRS），包含6个WHO流感参比和研究合作中心（澳大利亚、中国、日本、英国各1个，美国2个）、4个WHO基础规范实验室（澳大利亚、日本、英国、美国）和114个WHO成员国。通过开展全球性监测，监控流感病毒的变异，每年2月和9月，WHO根据全球流感监测结果，分别针对北半球和南半球下一个流感季节的疫苗候选株进行预测性推荐，全球各国的疫苗企业根据WHO的预测结果生产当年的流感疫苗。自2013—2014年北半球流感季节起，WHO建议添加第四种成分，在三价疫苗基础上增加一种乙型流感病毒（Yamagata系），以提供更为广泛的保护。中国和美国都使用的是WHO推荐的北半球国家菌株。目前国际上已经上市的流感疫苗有三价、四价疫苗，但我国目前仅有三价苗。

在美国，能够浓浓的感受到在流感流行季节来临之前，美国还真是做足了很多工作，值得我们思考。疫苗接种有一个最佳时机，一般在疫苗接种后2~4周，开始产生保护性抗体，6~8个月后抗体滴度开始衰减，且由于流感病毒具有抗原易变性和宿主多样的生物学特性，因此流感疫苗应每年接种，且最好是在流感流行高峰前接种。每年流感流行季节来临之前，流感疫苗的接种安排在秋季，推荐在10月底之前完成接种，所以一般9月开始，各大超市及药房，像沃尔玛、CVS、Walgreen、机场等人员聚集的地方就开始出现接种"Flu Shot"字样的宣传海报和工作点。像美国疾病预防控制中心（CDC），各大医疗相关网站、很多社交工具（如Facebook，Twitter，YouTube）等都有关于流感疫苗接种的专页、宣传海报、视频、图片等，许多图文并茂的科普宣传海报，一目了然，让人一看印象深刻，对于什么样的人群应该怎么样去接种什么样的疫苗，都有很好的宣传，如果需要更专业的知识，登录美国CDC的网站，里面罗列了流感方方面面的信息。

美国CDC及很多网页的网站上面有流感疫苗接种点的地图，你只需要输入所在地址的邮编，就马上可以查询到知道你所在地点附近有哪些地方可以接种流感疫苗，以及接种服务的时间等信息，很方便需要接种的人查找和选择。其实，不仅是流感疫苗可以这样，其他疫苗的接种地点信息也可以这样方便地查询。

十月份，在美国大势宣传的同时（图1），我也同时访问了我们国内CDC及发达城市的CDC及知名的媒体网站等，对于流感疫苗等接种的宣传资料相对于美国来说还是很少，所进行的宣传动员就显得还是很欠缺了。我国能查到的全国性的流感疫苗接种指南是2014年10月公布的《中国季节性流感疫苗应用技术指南（2014-2015）》，和2015年9月编写组对 2014~2015版指南部分内容进行的更新（对2015~2016 年度流感疫苗抗原组分有公布）。而美国的整个接种工作非常透明，从疫苗的成分、厂家、生产情况、接种情况、接种人群的分布、接种安排等等都有非常详细的资料，而且都是公开的。每年美国CDC会公布当年的季节性流感疫苗接种指南，并用一些很简单漂亮的海报告诉公众，新的指南更新了哪些内容。比如公布2017 ~ 2018年疫苗，有三价苗（trivalent vaccines）和四价苗（quadrivalent vaccines）两种。三价苗的抗原成分是：A/Michigan/45/2015 （H1N1）pdm09–like virus; A/Hong Kong/ 4801/2014（H3N2）–like virus; B/Brisbane/60/2008–like virus （Victoria 系）。四价苗增加了B/Phuket/3073/2013–like virus （Yamagata系）。从简单的海报可以很快知道，上一季的流感疫苗都是三价的，本季增加了四价苗，H1N1疫苗成分更新了，本季只推荐注射疫苗，本季首次新增了由细胞培养生产的H3N2疫苗成分取代鸡胚培养该疫苗成分的疫苗。

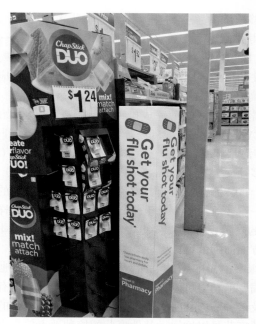

图1　商场里的流感疫苗接种宣传海报

　　美国CDC从2010年开始推动全民接种，即所有≥6月龄且无禁忌证的人群每年接种季节性流感疫苗。尤其强调高危人群及其接触者和照顾者的疫苗接种：6~59个月的儿童；≥50岁者；特定的慢性疾病者或免疫功能低下者；在流感季节期间怀孕或将要怀孕者；使用阿司匹林或水杨酸类药物及有可能患瑞氏综合征的儿童和青少年（6个月~18岁）；美国印第安人/阿拉斯加原住民；极其肥胖（BMI≥40）者；医务人员；≤5岁儿童（尤其是<6个月的）和≥50岁者的家庭成员和看护人员。在美国，只要医疗保险等符合条件，公众能免费接种，若是自费接种，需要40美元左右的费用。如果是学生，虽然保险没有覆盖，但支付很少的费用就可以接种。截至2017年12月，全美已分发流感疫苗1.51亿剂。相较于总人口，接种率接近40%。而在我国，流感疫苗属于二类疫苗，自愿、自费接种。接种费用虽然大约为100元，但公众的接种意识还是比较低的。目前，我国仅个别地区通过政府财政补助实施了特定人群的免费接种政策。如北京市自2007年开始为≥60岁老人和中小学生免费接种；新疆自治区克拉玛依市2008年开始免费为≥60岁老人和3~7岁儿童接种；辽宁省2013年在抚顺、锦州、铁岭市8个县区实施对≥65岁老人免费接种。还有部分地区将流感疫苗纳入医保、社保或新农合的报销范围，如西安、珠海、宁波和苏州等地。2017年，疫苗签发单位中国药品生物制品检定研究院总共签发约2 900万支流感疫苗。相较于总人口，接种率不到2%。

在流感疫苗的接种人群中，医务人员是非常重要的一个人群，不仅可以保护自身，减少交叉感染，而且能起到非常好的宣传作用。许多医疗机构强制性要求医务人员必须接种，2016年，美国医务人员流感疫苗接种率达68.5%；而中国针对医务人员进行流感疫苗接种的宣传和动员工作尚不多，很多临床医务工作人员对免疫预防知识比较缺乏甚至存在误解。关于中国医务人员流感疫苗接种率调查的文献显示，中国医务人员流感疫苗接种率中位数仅为15.20%。当然，这也和美国的医疗体制及经济实力等有密切关系。

9月底，学校就有了临时接种点。凭我们的学生ID，工作人员查询到我们的信息后，就给了一张接种协议的单子，我们签名后就可以到接种人员桌子边，对方简短地询问过敏史、格林巴利综合征病史等后，就开始接种了，并且很快就完成了接种。接种完后也没有留下继续观察有无反应。但接种人员会给一份由美国CDC统一印制的流感疫苗的疫苗信息声明（一般在美国接种疫苗时都会给的，不同的疫苗种类，内容不同），上面列举了7大问题，告知接种流感疫苗的好处，不仅可以保护自己避免感染流感病毒，或者减少发生重症的可能性，以及避免成为家人和周围人群的传染源。指出流感疫苗应每年接种一剂，6个月~8岁的儿童可能需要2剂；灭活苗含微量的硫柳汞（研究没有显示疫苗中硫柳汞是有害的），也有无该成分的疫苗提供；指出疫苗中没有活病毒，所以不会导致流感；当然非疫苗成分覆盖的流感型别或非流感疾病也得不到预防。列举了不该接种的人群包括对疫苗中的任一成份有严重的、危及生命的过敏者（大多数疫苗，但不是全部，含有少量的鸡蛋蛋白）；有吉兰-巴雷综合征病史者；感觉不舒服时。告知疫苗反应发生的风险，接种疫苗后，大多数人是没有任何不良反应的，偶尔发生轻微的，会自行消失的反应，极少发生严重反应，如果发生了该如何处理，都一一列举出来告知接种者。同时，还包括国家疫苗伤害赔偿程序的信息。

再看接种工具（图2），也看出了美国医疗条件的优越，用的都是BD的安全注射针头。我接种的是四价苗（刚好是国内没有的）。在接种的过程中，虽然手卫生用品也摆放在桌上，但接种人员也没有进行手卫生。美国虽然许多地方都有手卫生用品，比如公交车上、餐馆，商场，超市等等，甚至是类似于我们国内的集市上也会备有速干手消毒剂，但我观察了很久，也少有人使用，所以公众对手卫生的意识也还是没有我们想象中那么高，但人家起码硬件上已经具备了。接种完，得到一张接种证明（图3）。证明看起来很普通，在中国的话，感觉这样的证明自己都可以写一张，因为没有任何章盖在上面，可是在美国，主要靠的是签名，一旦有人作假，会有非常严重的后果。

到了2017年的12月3日~9日，是他们的国家流感疫苗接种周（始于2005年），继续宣传流感疫苗接种，以强调持续流感疫苗在假期及以后的重要性，号召公众即使是进入1月份，甚至更晚都应该进行流感疫苗接种。

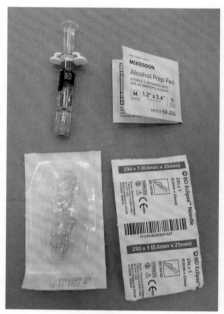

图2　接种的工具

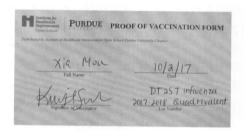

图3　接种证明

　　十二月份回到中国时，正好赶上了国内流感流行季节。想想对抗流感的三个行动中仅仅第一个行动——如何推动公众接种流感疫苗，进一步提高流感防控能力，我们就还有很多地方需要去努力和改变。

分享人：牟霞，贵州省人民医院
访学时间：2017年6月至12月
访学地点：美国西拉法叶的普渡大学
邮箱：619390284@qq.com

第五十三章　国外就医之我见

　　听说美国药品管制严格，药品价格高（每次买东西心里都默认乘以7），关键是看病流程复杂曲折，因此我在出门前就备好了各种药品以及中成药，疏忽大意忘记了关键的眼药水。由于我长期观看电脑屏幕，且专注于非母语的文章，眼睛十分受累。我本来就有结膜炎，加上长期待在暖气房，眼部多有不适，想着门口就有药店，买个眼药水就行。那是一所华人开的药店，倍感亲切（其他药店也不错），走进去问消炎滴眼液，她们说不卖，需要拿医生的处方才能买，抗生素管制严格。他们推荐买个湿润眼睛抗过敏的滴眼液试试，用了两天效果不理想，我估计那成分就是蒸馏水，可还是要8美元呢。没有处方的药品就不能用医保，程序没摸清楚，心里想还是预约找医生开处方走流程比较实惠。比较幸运的是MSKCC给我买了保险（Empire insurance），当天下午就试着网上预约，注册登录进去发现只能预约下个月的时间了，还得先打电话问保险公司自己的医疗保险保覆盖的内容和范围，自己需要看病的内容包不包括里面或者能否申请加入，所幸MSKCC买的保险覆盖面较大，全科医生都比较愿意接受这类保险。可是折腾半天，转了几个电话，依然模糊，接下来怎么找家庭医生，再转专科医生，再怎么开单买药报销，颇感曲折。

　　此时我有点不服气，自己是医务人员，在国外连怎么看病都搞不定，于是我决定第二天亲自去诊所咨询，同时也为自己找好家庭医生，以备不时之需。查好地址，用谷歌地图直接登门拜访家庭医生。初来乍到，担心语言沟通不顺畅，因此找的是华人医生，她非常热情，当天就同意给我检查。因为第一次来看病，这里的规定是不管有没有买保险，挂号费一律50美元，包括给我做一个全身体检（也就是最简单的查体，以及查血常规和肝功能）。以后挂号是按35美元收费（金额会有一定的浮动）。家庭医生给我开的是湿润眼睛的眼药水（自己选择药房买，在出示医保情况下自己掏10美元）。但是，这个家庭医生不能给我开抗生素眼药水，需要到眼科专科诊所，她可以给我开转诊单，让我根据地址预约。眼科挂号费是50美元。这又得是改日择时再去了，真有点曲折。同样的程序，打电话预约了法拉盛的一家眼科诊所，给我做了检查，最后的结果依然是不给我开消炎眼药水，给我开了人工眼泪（大概是15美元，自己去外面药店买），湿润眼睛。这两个诊所都没有药品，医生一般会问患者有没固定的药店，他们也可以推荐，或者自己去选择外面药店买。如果推荐朋友去药店买药，该药店可以给推荐人买药折扣的优惠。诊所没有设置检验室，需要把血样本送到另外一个检查机构，联网查看结果（体检报告大概是10天后出结果）。也许是因为患者不集中，为了节省医疗资源。但是我很佩服他们对于检验结果的认可态度，这一定是拥有一整套我们看不见的严谨的监管起着重要的保障作用。我不禁在感叹国内方便的就医条件的同时，也在思考国内外医疗环境的差异。

医疗环境差异跟医患比例差异有极大的关系。这里的医生一天最多看20几个患者（可能不同诊所有差异），节奏比较慢。有个朋友在纽约的一个呼吸科门诊学习，他老师一个下午就看了3个患者。而在国内，一个门诊医生一天看100个患者的情况属于常见，特别是大医院，不禁又感叹国内医生的强大（内心、体力、精力、耐力）。来美国20多年的福建房东跟我说："中国医生的技术水平高，经验丰富，但是美国的药品以及设备好，说到底就是科技比较发达。"（我们的科研有差距，但一直在努力。）虽说不是绝对，但这一句比较精辟的评价道出了国内医生的不易。确实，疾病找到根源了，但没有相对好的药品来治疗，患者是不能理解的。国内患者多，病源广，举个例子，一个红斑狼疮病例可能就让这里医院的各科医生聚集一起学习，而对于国内的医院来说，一天就好几个这样的病种。见多识广，是医生不断提升医疗诊断技术的保证。但有限的医疗资源要覆盖众多的患者，在服务质量上很难平衡，也是改善医疗环境急需解决的问题。

另一方面，太过于忙碌的医生导致国内学科之间学术交流少，更不用说辅助医技科室跟临床的沟通互动了，学科沙龙不盛行，从各大医院的学术会议室的多少以及布局就隐约看出临床医学交流的情况。医学虽说分专科，但又是相互交叉的学科，学科之间的沟通交流可避免专科医生只往自己专业上分析病情，这在临床上不少见。国内有这么丰富的病例资源，若能加强科室之间共享，对于国内医疗质量改进又是一大提升。近年来我们单位一直在推崇学术沙龙，我期盼这样的氛围越来越浓厚。

医学的发展曲折而又漫长，多一些宽容，多一些理解，包容的氛围才能给医学腾出探索发展的空间。"见贤思齐，见不贤而内自省"或许最能反映此时的心情。

分享人：凌利芬，中山大学附属第八医院（深圳福田）

访学时间：2016年10月3日——2017年9月29日

访学地点：美国纪念斯隆－凯特琳癌症研究中心（MSKCC）病原微生物分子诊断转化研究实验室

相关分享：笃学明志－MSKCC学术氛围之我感

邮箱：nfykllf@163.com

第五十四章　我在美国用医保看病

我一直想记录对比一下中美医疗的差异，一次看病的经历终于可以让我现身说法了。

故事要追溯到2017年6月，我自己感觉乳房胀痛，右侧有触感结节，压痛。首先咨询了国内医院的好友，感觉应该没事，但念及我已经购买了医疗保险，还是去做一个B超检查比较放心。

1　预约

就诊的第一步是电话预约匹兹堡大学医学中心Magee妇科医院（UPMC，Magee-Women's Hospital of UPMC）。预约处的工作人员比我想象中的效率要高，指定了具体就医的医生和就诊时间。

2　就诊

两周后，我前往UPMC就诊，由于我是第一次在国外看病，完全不懂流程，只能一步一步地询问如何就诊。门诊诊室外有几台电脑，首先我要在电脑上登记，证明患者已抵达诊室；之后，诊室会有工作人员"叫号"，登记医疗保险信息；待我进入诊室后，先由护士询问个人情况、过敏史、家庭史、疾病史等，并测量身高、体重、血压等，她带我进入一间小诊室，等候医生来检查。看病的女医生非常和蔼，询问了病情、病史后，进行了常规身体检查，建议进行局部B超检查，才能进一步给出结论。这是在我意料之中的。诊室外有医生助手，协助预约，本院B超检查要1个月后，而在系统内另一家医院检查，大概4天后。因此，我决定4天后在另一家医院进行B超检查，并预约了1个月后的复诊。整个就诊过程大约持续了一个多小时。

3　检查

4天后去检查，过程也很类似。但让我吃惊的是，要先做个钼靶片，其实一开始没听懂，整个人有点懵，问医生"为什么要做？"对方告诉我，40岁以上女性每年都要求筛查乳腺癌（做完后，医生还细心提醒我回家后询问此前投保的公司能否报销这笔检查费用。因为这项检查的费用较贵，此时我的心里就有些许忐忑，也不知道具体费用，报销的比例是多少）。4天后，我做了一个局部B超检查，是名副其实的局部B超（结节范围内5厘米+腋下淋巴结）。做完检查后，我一直追问医生检查的结果，有没有结节内血管阴影。当我得到了否定的答复后，顿时安心了许多。两周后，我在手机上查看了自己的病历，心里想着既然没什么问题，就打电话取消了复诊，省钱也省心。

4　结账

等待了两个月，我才收到保险公司寄到家里的信，想知道自己究竟花了多少钱。B超检查269美元，钼靶检查896美元，门诊诊疗费196美元。所有的费用加起来1357美元，折合人民币近9 000元，而且，所有费用都是个人承担。我于是打电话问保险公司，回复是我没有提出理赔申请。原来国外的医疗商业保险处理程序和国内撞车后保险赔付的处理程序是类似的。此时的感觉就是在美国地面上自己就是"土老帽"，这样的规则对于我们这种享受了国内医保系统直接结算的人真是新鲜。其实之前保险公司也给我发了邮件，没看太懂，就没重视，误以为保险公司和医院直接联系处理。

5　第一次报销

我从网上下载了理赔申请（Claim Form），一项一项地填写，过程繁琐，相当不容易，发病过程、就诊过程、就诊医生等，十分考验英文水平。幸好我的手机上可以下载医疗记录，可以一起扫描了发给保险公司（图1~图4）。

6　第二次报销

等待了一个月我再次收到处理信——一分不报。处理信上面有一张表格，写着解释代码，大概是说没有收到另一个医疗服务提供者的医疗记录。其实我也是看了半天才懂的，看懂了也是一脸懵。我打电话再问，得到的回复是说需要提供医疗记录给保险公司。我问那你们不是应该跟医院要吗？保险公司认为他们已经发出处理信了，我自己处理效率更高且更妥当。我只好打电话给医院，可是没有人接，也没有收到任何回复。心想等等吧，医院也许处理要一个过程。

PART A. To be completed by the Claimant for all claims 所有的理赔申请者都需要填写 Part A		
Claimant/Patient Name: (as it appears on ID card)	Government Issued ID Number:	
☐ Male ☐ Female	Date of Birth: *(month/day/year)*	
Claimant's Relationship to Primary Insured: ☐ Self	☐ Spouse ☐ Child ☐ Other	
Name of Primary Insured: (as it appears on ID card)	Insured ID #: 保险的Insured ID	
☐ Male ☐ Female	Date of Birth: *(month/day/year)*	
Home Country Address:	SSN/TIN: 社安号或纳税ID号	
Current Address: 目前的邮寄地址	City:	
State:	Zip:	Home Phone:	Work Phone:
Communications should be sent via Email to:		
Are you in school full-time? ☐ Yes ☐ No	Group #: 此处填写保险的 Certificate Number	
If yes, please provide name of school, address and phone number:		
Are you a U.S. citizen, permanent resident (i.e. green card), or required to file a U.S. tax return? ☐ Yes ☐ No		
How many months of the year are you residing in the U.S.? 到美国多久了		
Alternate Payee Information 替代收款人信息 (如不选择别人替代收款此处不用填写)		
Name:	SSN/TIN/EIN:	
Street Address:	Phone:	
City:	State:	Zip:	Country:
Email:		

图1　理赔表A部分，填写个人信息，包括家庭住址、联系方式、社会保证号等

新的理赔需要填写 Part B, 不是新的理赔就不用填写。例如同一理赔递交补充材料就不要填写 Part B

PART B. To be completed by the Claimant for each new condition, injury or illness *(if you need additional space, please attach a separate sheet)*

1. When did the first symptom of this condition begin? State the exact date if possible. *(month/day/year)*

2. How did the condition begin? State fully all symptoms and describe the condition in detail after it began. For accidents, include pertinent details such as how, when and where the accident occurred.

3. Have you ever had or been treated for this type of condition before? ☐ Yes ☐ No

4. List all the names and addresses of the providers you have seen for this condition.
   Provider 是医院、诊所或医生

5. What sickness, diseases, illnesses, injuries, or other physical, medical, mental or nervous disorder, conditions or ailments have you experienced during the last five years?
   Please provide the name and/or description of each condition, dates of treatment, and name and address of the facility and/or attending physician(s).

6. Is this condition the result of an accident, injury, or illness:

   a. Related to employment? ☐ Yes ☐ No
      If yes, are you applying for Worker's Compensation benefits? ☐ Yes ☐ No

   b. Involving a motor vehicle or another person's actions? ☐ Yes ☐ No
      If yes, list the names of parties involved, insurance carriers and policy numbers.

   c. Was a report filed with any governmental or investigating entities? ☐ Yes ☐ No
      If yes, please identify the department and the address where it was filed.

图2　理赔表B部分，包括发病时间、发病症状、症状持续时间、是否曾经接受过相关治疗、医疗服务者姓名和地址、5年内其他疾病史、病症是否与意外事故相关等

PART D. Payment Details 选择保险公司的赔付款方式				
☐ Make payment to the provider 赔付给医疗机构	If payment is to be paid to the provider, please ensure bank information is on the provider invoice			
☐ Make payment to Primary Insured 赔付给被保人	Reimbursement Method	☐ U.S. Dollar Check	☐ Bank Wire Transfer (complete below)	
☐ Make payment to Alternate Payee 赔付给委托收款人	Reimbursement Method	☐ U.S. Dollar Check	☐ Bank Wire Transfer (complete below)	

When possible, utilizing U.S. bank accounts is recommended to avoid unnecessary fees by the receiving bank. U.S. bank accounts (only) wires will be completed via ACH which generally eliminates or reduces wire transaction fees.

Account Holder's Name - Must be: Principal Member (Policyholder)		
Bank Name:		
Bank Address:	City:	Country:
Currency of Reimbursement:	Bank 9 digit ABA Number - U.S. Banks:	
Bank 8 or 11 digit SWIFT Code - Non- U.S. Banks: 美国银行不需填写	SORT code: 美国银行不需填写	
Bank account number:	Bank IBAN: 美国银行不需填写	
Intermediary Bank Details *(If Applicable)* 美国银行不需填写		
Name of Intermediary Bank:		
Intermediary Bank SWIFT Code:	Intermediary Bank Account Number:	

图3　理赔表D部分，选择保险公司的赔付款方式，即直接付给医院还是被保险人

所有理赔申请者都需要填写 Part E

PART E. Authorization - to be completed by the Claimant *for all claims.*

I verify that all information contained in this form is true, correct and complete to the best of my knowledge. I authorize any health plan, health care provider, health care professional, MIB, federal, state or local government agency, insurance or reinsuring company, consumer reporting agency, employer, benefit plan, or any other organization or person that has any records or knowledge of my health, has any information available as to diagnosis, treatment and prognosis with respect to any physical or mental condition and/or treatment of me, and any non-medical information about me, to disclose my entire medical record, file, history, medications, and any other information concerning me and to give any and all such information to my agent of record and authorized representatives of Company, IMG, and their affiliates, and subsidiaries. Individuals have the right to refuse to sign the authorization without negative consequences to treatment or plan enrollment, except IMG will not be able to administer claims, determine benefit eligibility, or issue payments. The authorization is valid for the term of the insurance contract or plan under which a claim has been submitted.

I understand that I have the right to receive a copy of this authorization upon request and revoke the authorization at any time in a written communication to IMG. A copy of this shall be as valid as the original. I acknowledge and understand there is the potential for the information to be subject to re-disclosure by the recipient and to no longer be protected by applicable privacy and confidentiality laws.

Any person who knowingly presents a false or fraudulent claim for payment of a loss of benefit or knowingly presents false information in an application for insurance is guilty of a crime and may be subject to fines and confinement in prison.

Print Name of Insured: 填写此处的Print Name of Insured, Signature 和 Date 授权IMG获取您就医的Medical Record，否则IMG不能理赔

Signature of Insured/Legal Representative1: ______________ Date: ______________ *(month/day/year)*

AUTHORIZATION: I authorize payment of any benefits for eligible medical expenses to the provider or other supplier of services which is entitled to payment of the attached bills.

填写此处的signature和Date授权IMG将赔付款交给医疗机构，如果您就医时已整付所有费用此处就不应填写。

Signature of the Insured/Legal Representative: ______________ Date: ______________ *(month/day/year)*

图4　理赔表E部分，授权签名

7　第三次报销

之后等待近一个月，收到邮件和信件，处理结果还是一分没报。同时收到医院催交款的信件。我只好再次打电话问保险公司，询问到底需要什么医疗记录，得到的回复是当时给我看病的那个医生需要提供医院记录给保险公司（图5~图6）。这个真不懂了，医生不是医院工作人员吗?医院提供记录不就等于医生提供了吗？问了半天也没明白，总之是要记录。没办法，我只好跑到医院去问，医生助手给了我一个地址，部门名称是Patient Financial Services Center（大意为患者费用结算服务中心），距离医院“十万八千里”。就在感恩节前一天，我在寒风中走了半小时，找到那个部门，顿感悲壮。所幸的是，工作人员态度很好，把所有医疗记录给了我。为保险起见，我现场打电话给了

Explanation of Benefits- This is NOT a Bill								
Provider Name and Type of Service	Dates From/Thru	Amount Charged	Discounted Amount	Amount Covered	Expl Code	Covered at %	Covered at %	Covered at %
MAGEE WOMENS HOSP OF UPMC HOSP/FACIL OUTPT TREAT	24-Jul-2017	$96.00	0.00	0.00	ABC	0.00	0.00	0.00
Total:		$96.00	0.00	0.00		0.00	0.00	0.00
Less Deductible:						0.00	0.00	0.00
Balance:						0.00	0.00	0.00
Benefit %:						0.00	0.00	0.00
Plan Benefits:						0.00	0.00	0.00
Total Benefits:								
Patient Portion:								$96.00

Code	Message
A	YOU CAN FIND REQUESTED FORMS AT IMGLOBAL.COM OR MYIMG.IMGLOBAL.COM
B	TO RECONSIDER THIS CHARGE A COMPLETED CLAIM FORM IS REQUIRED.
C	TO RECONSIDER THIS CHARGE THE MEDICAL RECORDS MUST BE RECEIVED FROM THIS PROVIDER. PLEASE SUBMIT THE COMPLETE MEDICAL RECORDS TO IMG.
***	IMG acts solely as the producer and Third Party Administrator for the insurance carrier/group plan on whose behalf this instrument is issued. Please contact IMG for further details and specific information concerning the carrier/group plan.

Accumulators			Payment Distribution			
Description		Amount	Payment To	Issue Number	Date	Amount
Deductible Satisfied						

图5 保险公司"Explanation of Benefits（EOB）"信，解释哪些属于理赔范围，哪些患者自付。表格中显示就诊医院、就诊日期、费用、解释代码、报销比例和金额。这张EOB信件的解释代码为ABC，C项意思为：如果要重新评估费用报销比例，医疗服务提供者必须提交医疗记录；请递交完整的医疗记录

保险公司，还让医院工作人员和保险公司直接通话，最终结果是保险公司让我把医疗记录全部扫描发过去。

之后又是等待。等待期间，我不断地收到医院的催款信，我只好回复邮件说明了相关情况。

8 第四次报销

1月4日，我再次收到邮件处理结果，还是一分不报，心中火大。打电话再问，保险公司让我写邮件说明情况，一五一十地详细写了过程。

这次处理过程稍微快了一些，1月10日终于收到邮件，报销了钼靶检查和门诊诊疗费，B超检查需自付100美元。总之最后的处理结果还算满意，我的心中终于感到了一点点欣慰。回想整个处理过程，每次沟通常常花上半天到一天的时间，又要思索英文怎么该表述，过程真是非常麻烦。

9 总结

关于美国医疗贵不贵，对比一下收入就更加清晰明了了。匹大博士后，月薪扣除税收只有3 500美元，去除每月基本生活费约2 500美元，剩余1 000美元。朋友感冒去急诊，问了一下病史，手电筒照照扁桃体，没有任何其他检查，开了点感冒药，总费用120美元。另一位朋友患肾结石，CT检查一次约6 000美元。根据匹兹堡大学医学中心（UPMC）的保险，每月保险费用在150~1 700美元之间，因

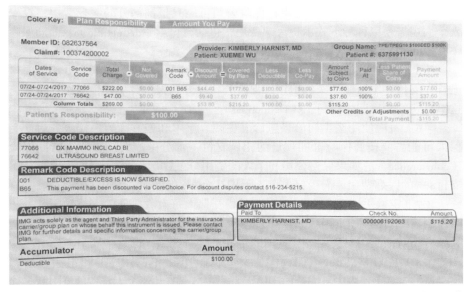

图6　保险公司最后的EOB信件，可以看到就诊医院、就诊日期、医疗项目代码、费用、折扣后费用、个人支付费用、保险公司支付费用等

保险类别（如白金卡、金卡、银卡会员）、网络内医院、具体赔付比例、受保人年龄、是否吸烟等不同而不同。没有对比就没有感触，此时真切地怀念国内的医疗。难怪微信圈的好友们都纷纷为我大中华的全民医保打Call呢！

10　Tips

（1）按照规定，在美国都必须购买医疗保险。美国的医疗费用昂贵，如果没有医疗保险，一般家庭和个人都难以承担。所以，美国医疗保险非常重要。

（2）美国的医疗保险制度大体可以分为公共医疗保险和私人医疗保险两大类型。非美方资助的留学人员需自己购买私人保险。美方资助的留学人员可享受职工福利，购买所在单位与保险公司达成协议的保险，一般会由个人负责小部分费用，雇佣方负责大部分费用。

（3）中美两国医疗系统差别很大，购买保险前，投保人应注意仔细查看保险和理赔相关内容，以方便就医。投保人不能只看保险费是否低廉，还要看保险计划能否满足需要。一般来说，保费较低的保险计划，赔偿支付也较低，且可能附有较多限制条件。因此，保险费不应是投保人作决定的唯一因素，最重要的是确定保险计划能否有效地保护自己。

（4）按照保险合同的规定，保险公司可能只报销部分的医疗费用，投保人个人还需要以种种形式承担医疗费用，包括自付款（deductible）、共同保险（coinsurance）、定额手续费（copayment）等。

（5）参加保险后，在看病时，按照保险合同的规定，投保人可能需要自己首先支付一定数额的医疗费用，保险公司才开始报销此后发生的医疗费用。这笔自费的金额叫做自付款（Deductible）。

（6）每次使用医生门诊、急诊、住院、手术和处方药等医疗服务后，受保人可能需要按照保险合同规定的比例支付一部分医疗费用，称为共同保险（coinsurance）。如果保险公司和个人的费用分配比例为80/20。即由保险公司支付80%的医疗费用，而受保人个人承担其余20%的费用。

（7）定额手续费（copayment）是指受保人每次看普通门诊或购买处方药时需当场支付的一笔固定费用。例如，每次看医生门诊个人需支付20美元，购买处方药时需支付15美元等。具体的定额手续费金额，保险合同中会列出。

（8）自付款（deductible）、共同保险（coinsurance）和定额手续费（copayment）是保险中不固定的支出。看病越多，这几笔个人自费的支出就多。

（9）中国生病以后患者可以直接去医院，但在美国如果患者没有预约直接去医院，就表示需要去急诊（Emergency Room）。如果去了 Emergency Room 而不是真正的 Emergency，患者通常自己需要担负很高的医疗费。

（10）美国一般的医疗保险不包括眼科和牙科，如果需要，需要另外购买（见图7）。

最高赔付Maximum Limit	$5,000,000 终身最高赔付；可选$100,000、$250,000、$500,000每次生病最高赔付	急诊室Emergency Room	受伤急诊或住院的生病急诊：URC至最高赔付；未住院的生病急诊：$250附加免赔额
免赔额Deductible	$100每次疾病或受伤免赔额：每次生病或受伤，自付$100后保险赔付100%。	处方药Prescription Drugs	URC至最高赔付
	$250 或 $500年度免赔额：整个保险期间(不超过一年)，自付$250 或 $500后保险赔付100%。	意外牙科Accident Dental	受伤$500，突痛$350
学校医务室 Student Health Center	$5 挂号费、$0 免赔额	意外伤残Accidental Death & Dismemberment	$25,000
共同保险Coinsurance	无个人赔付比例，没有网络内外之分	紧急救援Medical Evacuation	$50,000
住院Hospital Room & Board	保证普通病房费用至最高赔付	遗体送返Repatriation of remains	$25,000
重症监护Intensive Care	URC(通常合理的惯例的费用)至最高赔付	先前的疾病Pre-existing conditions	免责期12个月
急诊室Emergency Room	受伤急诊或住院的生病急诊：URC至最高赔付；未住院的生病急诊：$250附加免赔额		

图7　某保险项目简介

11　后记

本人所选择的保险是纽约中国留学服务中心推荐IMG TaiAn Patriot Exchange。其要求如下：

（1）普通门诊不需要预认证。但如果需要住院，开刀手术、CAT scan、MRI、器官移植、接假肢等，受保人应该事先取得预认证。如果是急诊（Emergency）受保人也应该在48小时之内与IMG联系。如果受保人确定已经怀孕，需及时取得预认证。预认证可以帮助被保人确认理赔范围。

（2）美国境内就医时，通常情况下尽量去看IMG的指定provider（医生、医院或诊所），携带保险卡（ID Card）和个人有照片的ID。因保险种类不同，有些保险只能看网络系统内的医生，有些保险允许看网络外的医生。

（3）该保险要求就医时应确认诊所会将账单直接寄给IMG还是会寄给受保人。大多数的诊所会在收取免赔额（和/或共同保险）后将其他医疗费用直接提交给IMG。在这种直接结算的情况下，被保险人就需填写理赔表（Claim Form）并提交给IMG。如果医院会将账单寄给被保险人，被保险人收到账单后，将账单与填写好的理赔表一起提交给IMG。如果就医时被保险人垫付了医疗费用，请将收据和填写好的理赔表一起提交给IMG。理赔申请需要在就医后三个月之内提交。

（4）提交理赔申请的三种方式：①邮寄理赔申请：将所有账单和填写好的Claim Form一起寄给IMG，注意自己保存一份复印件。②E-mail提交理赔申请：将填写好的Claim Form和账单扫描后以附件的形式发邮件给IMG。③网上提交理赔申请：首先点击链接，建立MyIMG帐户，进入MyIMG帐户后，点击"Submit New Claim"，根据指示，开始网上提交理赔申请。

（5）查看咨询理赔进展：登录MyIMG帐户，点击"View My Claims"，可以随时在网上查看理赔进展。受保人也可以利用中文电话服务，咨询理赔进展等问题。拨打电话前请准备好保险卡。

（6）支付账单：IMG收到Claim Form以后，会与医院联系，要求与理赔有关的资料。在MyIMG帐户里受保人如果看到IMG在等待医院的资料时，有义务催促医院及时将资料发给IMG。

IMG会给受保人邮寄一封"Explanation of Benefits（EOB）"信，解释哪些属于理赔范围，哪些需要患者自付。IMG支付理赔范围内的费用后，受保人会收到医院寄来的新账单。如果受保人先垫付过的话，会收到IMG的赔付款支票。

分享人：吴雪梅，福建医科大学附属协和医院

访学时间：2016年1月1日—2018年12月31日

访学地点：匹兹堡大学药学院

相关分享：整装待发-留学出国，你准备好常用药品了吗？
　　　　　　饮食起居-美国出行之必备神器

邮箱：835565695@qq.com

第五十五章　美国出行之必备神器

科技使生活更便捷，这话一点不假。初来乍到的访问学者和留学人员，在人生地不熟的情况下，出行这件平时无比简单的事情，也会变得相对复杂。但如果您的手机上下载了一些必备的App，借助它们，可以减少很多出行的烦恼。今天我要介绍的是笔者常用的手机必备神器：Transit，Uber，Google Maps，Princeline和Airbnb。

1　Transit

初来美国的留学人员，首先都会经历一段时间的公交出行。美国的公交系统远不如国内便捷。公交车发车频次因路线而异。也许是因为乘坐的人相对较少的原因，有的公交车半小时一趟。于是公交管理部门就制作了很多线路的时间表，每条线路都有固定的到站时间，这样一来你只需找好线路，按照固定的时间到达站台等候即可。

Transit就是一个公交查询工具。通过它，使用者只需输入出发地和目的地，即可查询到公交线路，并实时预测公交到达时间。同时它还有分步导航、服务中断通知以及出发和停止提醒等功能，使出行变得更加方便。Transit可以从苹果商店中免费下载。

共享人提示：

（1）预先查询到的公交车到达时间可能会因为天气、交通状况等原因发生变化，建议实时更新，以获得更准确的时间。

（2）在大多数情况下，公交车会准时或稍晚到达，但仍建议提前几分钟出发，以免错过公交时间。

（3）美国公交车站大多设在十字路口红绿灯处。在等候时注意，看到公交车时应招手示意。有时公交司机由于视野原因，或误以为你在等候其他路线车辆，在无人下车、等车人少、交通灯为绿灯时会直接冲过路口。错过一趟公交车意味着你有可能损失半小时的时间。

（4）即使是同一趟公交车，也可能出现终点站不同的情况。笔者乘坐的公交车就有两个终点站，第一个终点站距离目的地还有一站的距离，第二个终点站经过目的地。因此在公交车到达时注意倾听其播报的终点站，以免耽误行程。通常这种情况也有规律可循，比如半点出发的公交车到达第一个终点站，整点出发的公交车到达第二个终点站，经常乘坐某一路线时，应注意关注其行程安排。

（5）如果每天都要乘坐公交，可以办理月卡，相对每次上车投币，月卡更省钱。

（6）与国内不同，美国公交车的司机不会每站都停。到站之前，要记得拉一下座位旁边的细绳，车内会响起"stop requested"的提示，这样司机就会知道有人要下车。

（7）美国的大学生坐公交车是有优惠的。一些运营公司会与学校、政府合作，学生、美方资助的访问学者、博士后可以申请免费的公交卡。

2　Uber

美国是一个车轮上的国家，很多地方没有公交车可以到达，此时打车就是另一选择。在美帝打车是个坑，除了机场，街头通常看不到出租车，所以很难随手叫到出租车。笔者常用的方法就是通过Uber叫车。这款手机App国内叫做优步。

共享人提示：

（1）车辆到达出发地时，司机一般会通过电话与乘客联系，乘客也可以通过电话与司机直接联系。

（2）选择车辆后，乘客可以在地图上实时看到所选车辆的位置，如果出发地有误，可以与司机直接联系。

（3）在5分钟内取消订车，系统不会收取费用，但如果在5分钟之后取消订单，系统会自动扣除5美元的费用，以补偿司机的损失。

（4）预先到达指定上车地点等候。如果车主到达超过5分钟后乘客仍未上车，乘客的行程可能被取消，但需要支付取消行程费用。

（5）在通过桥梁和隧道、高速公路和机场周围时，通常会收取过路费和其他道路附加费，此费用会自动加到乘客的行程车费上。

3　Google Maps

开车是最为方便的出行方式，此时一款实用的导航App就变得极为重要。苹果手机自带的地图具有导航功能。笔者更喜欢应用Google Maps。

Google Maps上地图类型有三种，平面地图、卫星图像和地形图，用户可以根据自己的喜欢进行选择。

共享人提示：

（1）Google Maps导航图通常会显示多条路线，并比较各路线的快慢程度。蓝色实线一般为最快路线，但不一定是最短路线。灰色路线有可能耗时长，但可能路线较短。驾驶者可以根据需要自行选择。

（2）导航图在联网的情况下，也会显示交通状况，红色代表繁忙，黄色代表较忙，绿色代表通畅。

（3）为节省上网流量，导航开始后可以关闭蜂窝移动网络，导航依旧可以使用，但不会看到实时路途交通情况。

（4）美国地域广阔，很多地方荒无人烟，一些区域可能没有手机信号和网络信号，这一点去旅游时感觉特别明显，笔者在很多国家公园内遇到过这种情况。必要时建议提前下载好离线地图，以备不时之需。

4　Priceline

国外的风景有多美，必须实地看一看。假日旅游除了做好攻略外，预订住宿、机票、租车也非常重要。笔者在美国旅游期间，一般通过Priceline预订。

Priceline是美国一家基于C2B商业模式的旅游服务网站。打开Priceline网站，最直观的可选项目就是"机票""酒店""租车"。Priceline属于典型的网络经济，它为买卖双方提供一个信息平台，以便交易，同时提取一定佣金。对于希望按照某一种住宿条件或者某一指定品牌入住的客人，Priceline也提供传统的酒店预订服务，消费者可以根据图片、说明、地图和客户评论来选择他们想要的酒店，并且按照公布的价格付款。Priceline可从苹果商店直接下载。

当然Priceline以外，booking、携程网、租租车等也具有相同的功能。在预订时可以比较价格进行选择。

共享人提示：

（1）用Priceline搜索到的酒店、车、机票价格均不含税，实际价格以最终付费价格为准。

（2）预订时应注意查看退订规则，不同时间退订可能产生不同的费用，在规定时间期限内退订也可能获得全额退款。

（3）美国的租车费用一般包括几个方面：①租车费（注意是否不限里程）；②税费（机场税（如机场取车）、客户设施费、旅游税、销售税等）；③保险（车损盗抢险、人身意外伤害保险、车内财物盗窃险、补充第三者责任险等）；④附加费用（导航、儿童座椅、附加驾驶员、异地还车费等），可根据情况进行选择。

（4）美国租车业非常发达，预订简便、价格优惠且手续快捷，所有城市取还车都直接对接机场，有多家大型租车公司可以挑选：Hertz、Avis、Dollar、Alamo、National等等，可统一在机场的租车中心办理取还车手续。

（5）美国租车预订时一般不指定某一具体款式，只提供车型和等级，比如：小型轿车、中型轿车、大型轿车、五座SUV、全尺寸7座SUV和7座MPV等等，同一等级的车价格相同，同等级车可挑选品牌和车况，可以在提车时进行选择。

（6）预订廉价航空的机票，一定要注意可以随身携带的行李数和行李尺寸大小，廉价航空公司一般要求可随身携带的行李非常小。行李托运一般都是收费服务，所以另光顾着比机票价格，还要对比行李托运的价格。曾经一同旅游的朋友，在订票时也注意到了托运行李的问题，于是带了三个小旅行箱，结果由于尺寸稍大，不得不托运，多花了135美元，真正是行李比机票还贵。

5 Airbnb

Airbnb是Air Bed and Breakfast（"Air-b-n-b"）的缩写, 意思是家在四方，其中文为"爱彼迎"。它是一家联系旅游人士和家有空房出租的房主的服务型网站，可以为用户提供各式各样的住宿信息。用户可通过网络或手机应用程序发布、搜索度假房屋租赁信息并完成在线预定程序，被时代周刊称为"住房中的EBay"。

通过Airbnb订住宿地点最大的好处在于比较灵活，自由度高，在异地他乡也能有住在家里的感觉，可以洗衣做饭，对于吃不惯外国饭菜的人，这一点特别有吸引力。笔者曾经遇到一家在西班牙开餐馆的夫妻，他们每天回来会购买食品，自行烹饪，晚餐非常丰富。Airbnb住宿的另一个好处是可以与户主和其他房客零距离接触，体验多元的文化，真正体验到当地的风土人情。

共享人提示：

（1）寻找国外房源的时候，有中文译名的地点可以直接使用中文搜索。

（2）Airbnb允许房东在三种标准化退订政策（灵活、中等和严格）之间进行选择。因此取消订单时，可能产生额外费用。房客在查看房源时，应查看相关退款规则，其中会注明何时取消订单不产生费用。过晚取消订单，房客有可能需要付一定的费用，以补偿房东的损失。

（3）寻找房源时看到的住宿费用不包括清洁费，一般房东会收取20%的清洁费。对于按周或月预订的房客，一般会有一定的折扣。

（4）预订前一定要注意查看是否提供可以做饭、上网、洗衣服、停车等，是否可以带宠物等信息。对于停车这一点，笔者特别注意，因为如果不能停车，在繁华的市区，停车费有时也会成为一笔不菲的额外开支。

（5）注意查看其他房客对于你所关注的房东及房源的评价，选择合适的住宿地点和可信任的房东，保护自己，保证行程安全。建议在预订前多与房东交流，通过其是否及时回复、回复的语气可以侧面了解房东的性格以及是否有时间处理突发问题，增加行程安全。

（6）文明住宿代表着国人和自己的形象。在Airbnb上，房东可以对住宿者行为进行评价，评价不能删除，并可被其他房东看到。如果出现差评，在下次预订时你被拒绝的可能性会大大增加。当然你也可以对房东、房源和房间设施等进行评价，以供其他人订房时参考。

（7）用过Airbnb并且有了之前房东评价的用户比较容易被新房东接受，这和在淘宝上购物后写评价一样。如果是新用户还没有评价，建议尽量完善个人资料，添加真人头像，并适当地介绍自己。

手机App非常多，除了笔者所介绍的这些外，还有很多其他的选择。去往陌生地之前，建议多问问、多查查，通过交流了解更多的资源，提前下载，并进行注册，这样你的旅途一定会更加方便和顺利。

分享人：吴雪梅，福建医科大学附属协和医院
访学时间：2016年1月1日—2018年12月31日
访学地点：匹兹堡大学药学院
相关分享：整装待发-留学出国，你准备好常用药品了吗？
　　　　　　饮食起居-我在美国用医保看病
邮箱：835565695@qq.com

第五十六章　在美国考驾照的体会

1　为什么要考驾照？

美国是个高度发达的现代化国家，汽车在美国是代步的工具，也是家庭最主要的交通工具，美国更被称之为"车轮上的国家"。据统计美国94%的家庭拥有汽车，家庭平均拥有汽车为2.28辆。在拥有汽车的家庭中，34%的家庭拥有1辆汽车，31%的家庭拥有2辆汽车，35%的家庭拥有3辆或更多汽车。

到过美国的人，对"车轮上的国家"这句话会有深切的体会。美国人出行使用公共交通的比例在全球范围内都算是非常低的。很多美国人一辈子没坐过火车出行。除了一些大城市之外，很多城市没有地铁和公共汽车，即使有公共汽车，一天只有早晚各一班，也没什么人坐。在美国很多地方，没有车或者不会开车，简直是寸步难行。因此，美国的公路网极其发达，路况大都不错，而且由于人口密度小，道路一般比较宽阔，很少拥堵。

我所在印第安纳州西拉法叶市，也就是普渡大学所在地。按中国的行政划分，西拉法叶市也算个地级市了，然而在这儿，即便在马路上等一天，也不会见到一辆出租车。公交车是有的，但需要步行比较远的距离，而且每一小时或半小时才有一班车。我第一次等公交，就是在寒风中等了半小时，后来才知道要查看时间点。更有趣的是，现在到了学校的暑假时间，一些公交路线就停运了，任性得很。相比之下，才能深刻感受到国内在马路上招手即可打的，五分钟就有一班公交车是多么幸福的事情！而且美国的公交站台很不容易找，在地上插一根杆子，上面一个弄个小牌子就是公交站台了。写到这儿，突然想到亲身经历的一件事，我在这儿坐过一次大巴，我问了几个人，折腾了几个来回，谷歌地图明明显示到了，可就是找不到汽车站，最后才搞明白，原来汽车站是没有一个房子的。那是怎么样的？见图，有图有真相，你没看错，在电线杆上弄一个"BUS STOP"小牌子，这就是美国西拉法叶市的汽车站！幸亏我预留了比较充足的时间，要不然肯定就误车了。做梦也想不到这就是汽车站啊！在这儿，大部分的马路上是见不到行人的，一切都显得那么安静，中国学生形象地称这儿为"大农村"！总而言之，在这儿，没有车，几乎是寸步难行的，连周末买个菜都是麻烦，实在是太不方便，更不用说四处看看，多方位了解美国了。也有朋友半开玩笑地说：在美国不开车，也就难以了解美国文化，就不算真正来过美国。

2 参加驾照理论考试的体会

美国的交通规则跟中国还是有不少差别的，所以参加理论考试，最重要的还是通过准备理论考试，比较系统地了解美国的交通规则，这样自己后面开车就会比较方便。美国的交通规则，很多地方体现了一个"让"字。比如：在一个没有红绿灯的十字路口，依然可以井然有序地运行。那靠什么呢？就是靠一个"STOP"（暂停）标志了。

在美国开车，我感觉这个"STOP"是与国内最大的差别之一，碰到这个红牌子，是必须要停车，而且是完全停住3秒左右。停下是为了观察路面情况，看看是不是可以安全通行。在没有红绿灯的十字路口，各个路口都有车，则遵循先到先行的原则。在这儿，还不需要担心平交道口突然冒出来的人或车，因为行驶在大路上时拥有路权，从小路拐过来的车辆必须停车让行。我觉得这样的方式真的可以避免很多交通事故。

另外，在路口和行驶过程中，汽车是绝对要礼让行人的，而行人也几乎不会闯红灯的。这也充分体现一个"让"字。很多初来乍到的人在通过路口时还会不太习惯，因为汽车会停在路上不慌不忙地等行人通过路口后才开动。不过，这也与美国马路上行人本来就少有关。在国内，如果汽车一直礼让行人的话，可能就没法通过路口了，或者等上个十几分钟也是正常的事。这边的礼让还有一个特别的地方，就是让校车，当校车停下来接送学生时，经过的车辆要无条件停车。因为国内没有这个规定，所以要特别小心与注意，一旦违规就会摊上大麻烦！

行车过程中，如果变线，要注意什么？美国的交规中清清楚楚地写道："Briefly turn your head towards the lane that you are entering to make sure that there is no vehicle in your blind spot and that there is sufficient room to move into the adjacent lane"。（大意为"简明地将头转向您正在进入的车道，确保您的盲点中没有车辆，并且有足够的空间进入相邻车道。"）我在国内也经过正规的驾校培训，教练从来没告诉过我还有"盲区"这个概念。盲区的重要性不可不强调，不少车祸就是因为盲区发生的。也借此特别提醒国内开车的朋友们，变道前一定要完全扭过脖子去确认你的盲区中没有其他车辆，千万不要只依靠你的后视镜，隐患多多。

我所在的印第安纳州有个BMV网站，上面有全套的交规和模拟试题

（http://driving-tests.org/indiana），只要反复练习，通过理论考试是没有问题的。要特别注意的是交通标识的识别，50题理论题中，一共有16题是交通标识题目，最多只能错两道！比较好的消息就是现在已经有中文考题了，语言问题可以不用担心。一次考不过也没事，第二天继续来，不用交补考钱。理论通过后可以直接预约路考，如果没有国内驾照，要等6个月才能考路考。如果有国内驾照，找权威机构翻译一下（普渡大学的孔子学院就可以，花15美元就搞定了），两周后就可以参加路考。

3　参加驾照路考的体会

　　理论考试通过后，找一个有美国驾照的朋友坐在边上，就可以开车上路练习路考了。但建议国内有驾照的朋友，仍然还是要重视路考！有一些朋友，自诩在国内开了十多年车，就觉得肯定没问题，结果不合格了。

　　我在朋友的陪同下，开车上路练了三四次，特别是见到"Stop"标志要停车这一个环节，因为国内开车没有这个习惯，要注意改过来，否则会被考官一票否决！网上也可以查到比较多的路考攻略，可以借鉴。但更重要的还是上路多练习，熟能生巧。路考还有一个重要的考点，就是侧方位停车，在国内我用得很少，所以考前我特别找朋友教了我一下，如果对这个不熟悉的朋友，一定要在考前练习一下，几乎是必考的！

　　我路考的过程总体很顺利，一次性通过。考前考官会跟你有一段短暂的交流，一定要注意熟悉他的口音。这样就容易跟上考官的节奏了。考官先把我带入小区，先后经过很多的"Stop"标志，不停地左转、右拐。然后又把我带到马路上，经过了好多路口，还有几个环岛。全称大概20多分钟，整个考试过程还是非常仔细的，好多考点都考到了。最后考官提醒我一个注意改进的地方：在"Stop"标志也不能停太久，要尽可能快地汇入车流，否则会影响到车流运行。

　　整个考驾照的过程，最大的一个体会就是，美国交规中很多地方体现了一个"让"字，而国内交通拥堵的情况除了与人多车多有关外，我觉得还有一个重要因素，我们开车上路，很多时候表现为一个"抢"字。收笔之时，希望大家在开车多想到这个"让"字，尽量少去"抢"行。

分享人：顾兵，徐州医科大学/徐州医科大学附属医院

访学地点：美国普渡大学

邮箱：gb20031129@163.com

第五十七章　在美国学车的那点事

我跟大部分国人一样都习惯了国内的交通便捷，上班或者出门可以选择地铁、公交、顺风车，或是骑上共享单车或者自己的"小电驴"。所以，对于我而言，学车这事也并非紧急，加上手头并不宽裕，所以这事一直想着，却一直没抽出时间去学。

七月如火。2016年9月，当我拖着行囊，搭上航班，不远万里来到美国中部的密苏里州哥伦比亚这个小城时，除了欣赏小城的环境优雅外，最大的不便就是出行。刚安顿下来就进入到紧张的课题研究中去，留给自己自由支配的时间并不多。平时上下班搭乘穿梭巴士（shuttle）还好，但周末去沃尔玛超市或者心情好想去商场逛逛就比较麻烦了。小城是有Shuttle的，好像有四条线，但坐的人并不多，且路边的站台只是一根不起眼的铁柱子，站牌也不是很明显，不仔细看都不知道它干啥用的。美国的马路很少设置人行专用道的，且我住的公寓（apartment）到对面的站台需要横穿一条时速为50 mile（80 km/h）的马路，红绿灯在2 mile之外，横穿马路确实很危险。

都说美国的衣服、饰品比国内的便宜且质量又好，可我还没有瞧瞧，于是在一个秋日的周六下午，我跟一位来自上海的的访问学者决定去逛逛商场。出发之前仔细搜索了线路，也交了1.5美元的车费上了Shuttle，上车后还问了司机该在哪里下车，可是到达换乘点后，后面的车并没有来，我们在那个地方等了两个小时，看着天色见晚，我们只得坐上原来的车往回走。这就是我在美国的唯一一次公交经历，再没有坐Shuttle的意愿了。

天气渐渐转冷，美国朋友最开心的圣诞节终于来临，大家都很开心，可伴随我们的交通问题又一次来临，学校放假时我也收到apartment的邮件，假期期间shuttle是停止服务的，可我们工作的实验室属于医院，作息安排跟医院走，所以并没有开心的一个月圣诞假期。没有办法，只得麻烦导师天天七点来接我，晚上七点再请导师或者实验室同事送我回来，如此麻烦别人，甚是不好意思。

半年的时光很快就过去了，实验进展还不错，导师提出让我在一年访学结束后再做一年的博士后。想想还有一年半的时间，其中还有两个没有shuttle的暑假，暑假一般从五月中下旬开始到八月下旬，后面导师也会提供给我博士后待遇了，我终于决定学车，购置一台二手车。

说干就干。在美国考驾照并不跟中国程序一样，不过美国的驾校考试也分为理论考试和路考。第一步当然是参加理论考试，由于英文并不是太好，只粗略地看了看不算太薄的驾驶员手册（Driver's Manual），重点就是咱中国人最拿手的刷题战术（PS:国内职称计算机就是这样刷出94分的）。从网上下载下来DMV Genie APP，选择好自己所在的密苏里州，就会出现三种模式的题：简单（easy）、难（hard）、最难（hardest），总共大约有350题。一道题一道题地刷过去，错的题自动显示可以第二次再刷，直到最后做对为止，我大概刷了3遍。最后再考试模式（EXAM MODE）做了几套模拟题。

正式考试时是25道题，答对20题以上即可通过，感觉差不多了就去了机动车驾驶管理办公室（DMV office）去参加理论考试。去考试时带上自己的护照、I-94（入境记录卡）、DS-2019（美国访问学者身份信息登记的一种表格）及社保卡（SSN）、学系出具的工作证明，然后填表主要是身高、体重、人种等相关资料。填好后工作人员就会指定电脑让你去考试，考试时间没有限制，考试时你可以选择英文和中文（繁体）。我选择的是英文，题目大部分在模拟题中都见到过，但做到21道题时还是错了5道了，再错一道题就不能通过啦，我决定换中文，于是请工作人员帮我切换成中文，中文题翻译得并不是符合大陆的语言习惯，不过后面的四道题还是比较顺利，最后显示通过时还是很高兴的。

当然，如果你不幸没有通过，也可以当场跟工作人员沟通下，再考一次也没关系。随后，工作人员会通过幻灯机样的装置让你识别交通指示信号灯，大概有10个信号，你要告诉他分别代表着什么，结束后会给你一张临时许可（permit）的文件给你。这就代表着我们就可以带着这份文件，在有驾龄1年以上成年人的指导下开车啦。当然我们不可以独立自己开，否则你会收到一张你怀疑人生的罚单！1~2周后你也可以收到制作精美的permit驾照了。

对一般人而言，拿到permit已经完成一半工作啦。对我而言，这才是万里挑战的第一步，我在国内没驾照，当然车也就没开过，所以夸张点说，我连车的油门和刹车在哪都不知道。不过，我马上还是买车了，车是从中国人的网站（list）上看的，也有人从中介经销商（dealer）那买二手车。结果卖车的那姑娘我就认识，也住我们公寓。所以交车手续都是她带我办的，印象中跑了车检、税务、保险等几个部门才能办车辆手续，总之一个下午就搞定了，咱在美华人大多数还是很热心的。

理论也考了，车也到手了，下一步该学怎么开车了，对零基础的我来说，还是有点难度。在这里你不必去上驾校去专门学车，可以请朋友或者同事教你开车。但我们实验室全是博士后，平时工作都比较忙，我也没好意思请他们教我。在室友的推荐下，我找了化工学院的一个博士后，他时间比较充裕，业余时间也比较充裕，据说也教了三四十人开车了，收费也比较低（15 dollar/h）。学车的前两次，是周末或者下班后的一个车很少的大停车场内练的，主要是熟悉车的基本操作，开直线、转弯、起步、匀速、减速等基本操作。后面几次练车去了校园（20 mile/h）、限速30 mile的道路、正常公路上学习驾驶，主要学习道路规则，重点是掌握开车规则。

在练了6次车后，为了尽快拿到驾照，我就急着去DMV参加路考。在哥伦比亚这个小城，并不像纽约等大城市一样，路考并不需要预约。决定考试的当天，教练陪着我就开着自己的车去了，把自己的permit交给考官，等了约十分钟，考官就出来了。其实，摸了车不到两周的时间，还是很紧张。待我发动车后，教官并没有立即上车，而是示意我按喇叭、除雾、雨刷、闪前车灯后车灯基本操作。然后上车后告诉我考试的基本规则，就上路了，考试内容主要是正常行驶、倒车、路边停车、侧方位停车、变道等。由于比较紧张，我完成了基本所有操作，但考官还是遗憾地告诉我未能通过（NO pass）。

一周后，我又去参加了第二次路考，这次是个帅哥考官，当考核侧方位停车时，由于我位置判断失误，尝试两次后最终以失败告终，后面的心情沮丧，停车标志（stop sign）时只是减速滑行，并没有停下三秒也失败了。第三次考试，由于有一个有坡度的黄灯，当对面车道的车经过后，我扫了一眼发现没车就松开刹车了，并没有发现对面车道的坡上快速驶来一辆车，考官一句"停（STOP）"也终止了我的第三次也是最后一次路考机会。

心情自然是沮丧的，可车也买了，后面还有三个漫长的假期没有shuttle，还得找到破解之道。仔细想想，也是，摸车才不到一个月，开了不到20小时，还是需要沉下心来，好好把车技练好，学不好就上路也确实是件危险的事情。问了很多人并不知道怎么解决。这时有个朋友告诉我，他当时也是我类似的情况，他从DMV官网上下载了实习报告（Form 5285，Skills Test Failure，Behind the wheel Driver Training Log），可以在有驾照的朋友的指导下继续练车，并请他在练习报告上签字，然后把报告提交给首府杰斐逊的DMV办公室，跟他们申请再给你一次考试机会。这回我重新在朋友的指导下练了20小时，并请学系的人力资源（HR）帮我把报告邮件和传真给办公室，一周后我收到了报告，也同意再给我考试机会。

考试之前又请教练陪我熟悉了考试流程和DMV周围道路的环境，这一次是位和蔼的、胖胖的老先生，我告诉他我的英文不太好，请他说慢点，所以在考试的时候，他都会说两遍指令，还会打手势告诉我怎么做，一切都很顺利。

最后，我拿到了92分顺利地通过了考试。然后就是办理正式驾照的手续，当场拿到了可以驾车上路的文件，一周后就收到了正式驾照。

　　这就是我在美国学开车、考驾照的经历，由于是零基础，所以并不像其他人那么顺利，经历了点波折。回想起来，路考并不是要求你技术多好，重在考核你是否遵循交通规则，考试时别紧张、沉着应对，其实考驾照也就是那么回事！

分享人：刘新建，南京医科大学

访学地点：密苏里大学医学院，哥伦比亚，密苏里，美国

邮箱：liuxinjian@njmu.edu.cn；liuxinj@health.missouri.edu

第五十八章　美国考驾照经历

近期考过驾照，咨询我考驾照的人也比较多，因为在考试过程中也得到了很多人的帮助，现把经历写出来，供大家参考，不妥之处，请见谅。

1　为什么考驾照

首先是为了方便买车或者租车；其次驾照是携带头像的身份证明，以后出门就可以不用带护照了，以免遗失护照。

2　考驾照的流程

（1）首先是dol网站上注册，我是在华盛顿州（http://www.dol.wa.gov/）。因为家附近有家在美国连锁的911驾校，是一所规模比较大的驾校。如果在911驾校考试，提前也要在911的网站上注册（https://911drivingschool.com），然后交钱，考试。

（2）知识问答（Knowledge Test），对于Knowledge Test，交一次钱可以考3次，有40道题，答对32道以上者就算Pass。

关于准备考试。我建议直接考英文（路考一般是美国人）。在Dol网上下载本地州的驾驶指南（Driver guide），如果直接看英文有问题，可以下载中英文，对照看。然后网上搜索"Written driving test"（驾驶笔试），多练习各种套题，如果错3个以内就没问题，可我考试的时候仍然有5道题没见过。

（3）路考（Road Test）。Knowledge Test过了以后可以预约路考。每次预约考一次，如果不过，继续预约交钱考试，没有限制。路考价格分考试、是否用驾校的车、是否需要"热身"（warm up），三个可以由不同的组合，网站上明码实价。如果用自己的车需要有车，车的手续和保险；自己没车就用驾校的车。

238

考试内容：网站上有一些视频（https://youtu.be/Qw4-0GfcFYA），所有涉及到的考试内容都要考，而且每项都要涉及是否减分。在考试过程中考官参与了你的考试过程，那基本就是直接不合格了，如果你有幸回到驾校，那就要算减分项是否在20分以内、超过20分也不合格。这4个视频，我看了超过10遍，分别是"pre-test，Backing maneuver，lane change and turning, parallel parking."（预测试、备用机动、车道更换和车削、平行停车）。

3 考试注意事项

（1）强制看盲区这点，这是跟国内不同的地方，我觉得特别合理，值得学习。无论是转弯还是变道，除了信号等，看后视镜，就是记得看相应方向的盲区。

（2）拐角倒车（backing maneuver）在国内的考试中是没有的，注意事项就是在过程中注意观察周围来往车辆，因为美国的考试都是在实际应用的道路上，如果出现了危险情况，你没有及时刹车，也是直接挂掉。还有就是不要倒到马路牙子上，距离也不要太远，约12英里，不然会扣分。

（3）优先权的判断。最简单的情况是有红绿灯的情况，根据红绿灯指示进行；小路遇到大路，大路有优先权，大路和小路的判断，一看看宽度，而是看是否有红绿灯，常常观察，就明白了；都是大路但没有红绿灯，只有停车标志，先到先走；小路没有红绿灯，右边的先走，先到的先走。总之路权的判断是稍微复杂的问题。我理解之所以有路权，因为不是所有的路口都有红绿灯（需要经费支持），所以要用规则来主导大家。

（4）距离感。在美国开车距离感也是需要判断的，原因嘛，我理解就是路权和没有红绿灯指引导致的。如果是对方路权，即使过路口也不会减速，否则容易引起后续车辆的不安。所以如何判断距离感，我自己理解为50米，或者练习判断一辆车到达路口8~10秒的距离应该是安全的。我在考试的过程中，曾判断过5秒左右的距离，结果挂掉了，这在美国属于不安全的距离。这个需要练习。

（5）考过路考后，驾校会直接把信息上传到dol办公室，当天就可以去dol办公室领到临时驾照（一张简陋的纸），驾照会邮寄给你。现场需要交91美金（加税），还需要现场照相、测试视力情况等。

4 几点心得

（1）考驾照本身。我觉得是必要的，毕竟是在陌生的国度开车，是有关自己和他人人身安全的事，通过考驾照，可以迫使熟悉当地的规则，驾驶时更有底气。

（2）关于考试本身。所有的考试都一样，做好充分准备。如果你坐上车，内心非常平静，考官在你身边就当成一个指路人，那基本能过。平静的心态来自自信。

（3）关于规则的差异。中国的车辆多集中于城市，城市的路口多数有红绿灯，开车跟着指示行驶相对简单。美国的城乡差距不大，或者说汽车基本是标配，但是在广大的农村不可能有红绿灯，所以就要人为地制定规则，以保证行车安全。仔细考试，所有的规则都是有道理的，比如没有红绿灯，没有停车标示，要让右边的车，原因嘛，我想肯定是我们都是左驾，让右行，对司机的伤害最小。

分享人：马晓莉，中国科学院
访学时间：2017年10月—2018年10月
访学地点：华盛顿大学（西雅图）
邮箱：xlma9918@gmail.com

第五十九章　访学出走

今天和大家分享一下在国外访学期间出行的一些经历和经验。在国外访学初期，特别是刚到的第一个月，每个访学老师都会面临一个问题，那就是如何出行，如何到达自己想要去的地方。下面我和大家分享我的一些经历。

2017年下半年，我乘坐飞机抵达美国西雅图—塔科玛机场，来到久负盛名的华盛顿大学医学中心访学一年。下飞机后，换上之前在国内淘宝网上买的美国AT&T运营商的临时手机卡，接机的朋友就通过微信联系我了，他们是我在国内好朋友的女儿女婿，已定居在西雅图。他们非常友好和热情，先带我到塔吉特（Target）超市买了些生活用品，然后请我吃了一顿中餐，最后将我送至我租的公寓（apartment）——和室友合租的一个两室一厅的房子。

当然如果你没有熟人过来接机的话，可以通过地铁、公交等公共交通或者提前安排好付费接机等方式到达目的地。到了以后，我认为第一件事是要办一张美国手机卡，毕竟访学老师在美国至少要待三个月，大部分都是一年时间。除此之外，后面办理很多其他业务都需要输入在美国的手机号码，比如你办理公交卡、安装手机优步（Uber）打车软件、办理银行借记卡或者信用卡均需要手机号码。

我住在学校附近，访学目的地是华盛顿大学的一所叫港景（Harborview）的附属医院，但这个医院离学校比较远，靠近市中心。不过到了后我得去医院报道，而且我与医院的教授已经约好周一下午14:30见面了，必须准时到那才行。刚来那会儿也搞不清楚东南西北，也不知道公交线路如何运营的。拿出手机的谷歌地图（Google Map），看了一下开车大概15分钟，公交和骑车大概30分钟左右，考虑打车很贵，而且出租车异常的少，公交换乘搞不清楚，觉得最靠谱的就是骑自行车了，而且最主要的就是因为我看到了身边的"小黄车"（ofo）了。对，就是国内的"小黄车"，他们暂时在西雅图试运营半年，于是毫不犹豫地选择了ofo，跟着Google地图走。

事实证明，我的选择是错误的，至少说是非常不明智的，因为去

Harborview医院的路上得经过很多很长的几乎令人绝望的上坡，我哪是骑车啊，几乎都是手推车，最后花了一个半小时才到那里。到达时我整个人都快散架了，当时心里想以后天天过来上班那得怎么办啊？神啊，救救我吧……

后来得知，其实在学校和Harborview医院之间是有穿梭巴士（shuttle bus）的，每15分钟一班，早上6点至晚上10点，从那以后再也没有犯过傻了！

那么，作为一个没有买车的我平时是如何到市区或者其他地方呢？我基本上都是乘坐公共交通。因为在西雅图，公交还是很方便的，而且很准时。地铁（或者叫做轻轨更准确些）只有一条线，就是从机场到华盛顿大学的，中途经过市中心。华盛顿大学的所有学生和员工（包括附属医院及访学的老师）都是办理一种特殊的公交卡upass或者temp pass，每个月50美元，可以无限次乘坐公交和轻轨。对于经常乘坐公共交通的同学和老师是非常适合和方便的，因为如果没有这种卡单独乘坐一次公交车需要2.5美元，实在是很贵。

我在西雅图去了好多地方，包括多个超市、公园、旅游景点、朋友家中等等，均是靠这张公交卡搞定的。当然，如果你想去的地方要换乘好几次车那就不是很方便了，或者说要花很多时间，这时你就会羡慕人家买车的老师啦，当然你也可以蹭他们车，或者Uber叫车（西雅图出租车很少，Uber很多很方便）。

还有一种出行方式就是租车。这也很方便，我的室友就经常租车去一家华人超市购物。他们一般4个同学一起租，每次租4个小时，一共30美元左右，这样每人就8美元左右，而且4个小时对于到超市买东西来说足够了，他们经常先在华人超市附近的中餐馆小聚一下，然后再买东西，搞得有滋有味，这也是一种生活！当然，如果你有家人或者朋友短期过来旅游一下，你也可以租一辆车，用咱们国内的驾照即可，因为在美国J1签证（一种非移民签证）可以使用国内的驾照开车一年，时间更久的话就必须考美国驾照了。

当然美国的不同城市之间情况不一样，有的城市公交发达，有的城市公交落后一些；每个大学所在城市里的地理位置也不一样，有的靠近市区，有的在近郊，有的在远郊。如果在远郊的话，再加上家人一起过来生活，出行真的就不方便了，我建议最好买一辆车。毕竟方便的出行是有品质生活的基本要素。但愿我的个人出行经历能够给将要来访学的老师提供一点有用的信息，祝大家都有一个愉快而又充实的访学之旅。

分享人：吴军，江苏省人民医院
访学时间：2017年10月—2018年10月
访学地点：美国西雅图华盛顿大学医学院
相关分享：整装待发–英语能力和邀请函的准备
邮箱：wujun9989@163.com

第六十章　来美见闻之租房篇

长期呆在一个地方会产生一种惰性及倦怠感，对周边的人和事也变得不那么敏感。此次出来确实是有很多感触。

1　出国前及刚入美国的经历

首先谈谈我在国内经历的一些事，对于出国的意愿好像并没有像别人那么强烈。年少时有过从众心理，在厦门大学做毕业论文时那种严格环境将我对做科研的兴趣摧残得一度为零。参加工作后被工作和生活磨砺，更是顾不上曾经的梦想了。2015年学校出台了评定职称需要有出国留学经历的文件，我才开始申请国家留学基金委员会（CSC）的资助，很幸运申请上了。

六月份拿到资助，得知美国高校从六月就开始放假，想着拿DS-2019表（美国访问学者身份信息登记的一种表格）也挺快的，再者假期可能也不办理业务，所以等到八月底才开始联系美国导师发邀请函。由于老板的原因，被推后了一个多月才开始启动程序，然后又听说有同事被审查（check）了，我才开始变得有些着急。等待过程是让人非常抓狂的心路历程，其实后面发现就算我没能按期派出，留学基金委员会还是会给我延期的。但他们不带温度的话语让我觉得有被取消资格的风险，这使我变得焦躁。幸好最终，我还是很快就拿到了签证并前往普渡大学。

进入美国之后一切变得很顺利，2016年12月30日，美国时间中午11点左右，飞机降落奥黑尔国际机场。第一次远行，还是有少许兴奋及不安，对新环境充满新奇感。在上海机场遇到了熟人，化学系的一位老师——王勇，算是一个惊喜。在问及座位时发现我的位置靠近机窗，使我有机会在飞机飞入云端时，看见外面的风景。王勇问我是不是自己订的机票并特意要的机窗票，我说是留学服务中心给订的，算是一个小惊喜吧！

下飞机后Ray如期赶过来接我，Ray是我哥的一个球友，在校学生一枚，很腼腆的一位南方小伙，在美国已呆了6年。在飞机上一直温暖如春，一出机场，芝加哥的风很是凌厉，好在是干冷，还能忍受。Ray说要打优步（uber），我直接说打出租车，后来发现优步更省钱。很快一位黑人司机接待了我们，一股浓郁的香水味扑面而来。到了目的地，包括小费大概花了50美元。小费按10%~20%给的。后来还发现在美国买东西是要付税的，且各个州收的税也不一样。比如在芝加哥奥特莱斯购物要10%的税，而在密歇根奥特莱斯只要7%的税，后来我们多次选择去密歇根购物。此外，有些州的食品是免税的，我所在的印第安纳州食品就是免税的。

2　租房见闻

在焦急等待签证下来之前也没有办法提前预订住房，到了2016年12月11日左右才在网上查到"您的签证已经在邮寄"中，于是开始张罗租房的事情。好在有同事在普渡访学，顺利地加入了普渡老师访学群，便利于自己获得各种信息，如老师发布的租房信息。

在别无选择的情况下，很快就决定和一个一家三口的访学老师合租，并达成口头意向。期间谢老师得知我要和一家三口合租，告诫我生活上肯定会不方便，然后我立即让谢老师在群里发布了求租信息。也是机缘巧合，有一位ABE（农业及生物工程）博士因转学至爱荷华大学有房子出租，正好是谢老师的球友，于是我当即决定短租两个月，但她要求在2~3天内支付两个月的房租，本想先交定金，但她还是坚持让付全款。当时作为租房方的我还未过去，而对方又不在本地，况且又是转租的情况下，还是觉不太安全，僵持了一两天后还是如期打了全款。毕竟若没租好房的话，临时住旅馆费用也会价格不菲，好在没出现骗局而遭受损失。后来在访学期间，结识了同样在普渡访学的来自复旦的张莹老师，她亦遭遇了被租房方爽约的事件，还是在交了订金的情况下，一度使她陷入被动。

之前我是求租了校内靠近lily Hall的一个公寓，步行上班只需5分钟，这让我避开了在最严寒的冬天等公交的那种彻骨之冷。和3位非常友好的大一、大二的本科生妹妹们合租，使我有机会深入了解在海外求学的大学生生活的一角。她们都练就了一身本领，比如做饭、收纳整理等。这完全颠覆了我对90年代末出生的独生子女的看法。小雨是一个来自云南的漂亮女生，很擅长厨艺，也勤于开发菜品，看她做菜亦学到不少，所谓"三人行，必有我师"就是这个道理。节假日她们也会结伴去旅行，领略美国大好河山的壮丽与秀美。同时又会去兼职打临工，为以后找工作积累经验。

两个月一晃而过，到了要搬新家的前几天，新室友才透露她刚怀孕的消息。听到这消息首先是祝福和替她高兴，很快又意识到又要重新租房了，但三月已过了最佳租房期，接下来又开始每日留意出租信息，才发现这次就没那么幸运了。有了前面的经验教训，我对租房开始变得谨慎，对室友的情况更加在意，但在下一次的租房中还是碰到了一个脾气乖张又不遵守诚信的来自J大的W（匿名），在后来的相处中得知，她在短短4~5个月的时间里换了四任室友。人的脾性只有在住进去以后才能发现。

3　租房经验

鉴于我及周边好友在美访学期间的租房经历及教训，我总结出几点租房经验。

（1）在出去前能加入你所要访学地点的访学群及租房群很重要，这样可帮助你及时获得各种出租信息。同时要结合自己的情况决定是租一整套还是与人合租，要租住的地方环境好坏，生活是否便利等因素都要考虑。一般来讲，要想住得舒适就自己租一整套，可以免去和室友生活规律及脾性上的磨合，但租房成本要高于与人合租，一家人过去就无需考虑成本。

有很多老师是一人孤身前往异国他乡访学，在寒暑假才会有家人过去探亲，通常是1~2个月。这段时间很多人会考虑单独出来租一套，在求租不到合适的房子时，很多老师又会选择在原公寓处租短租房。如正好有室友在假期回国或旅游，租这类空房也是不错的选择。比如顾老师及王老师，最终都在自己原来公寓租短租房，省去了搬家的烦杂。租住地要安全也非常重要，我在美国期间就出现了章莹颖为节约租房成本而选择芝加哥南边的黑人区，在去看房期间发生了绑架被害震惊海内外的事件，留给亲人无限的悲痛。

（2）在美国租房有转租（sublease）和直接从物业租房两种方式。从物业租你要获得他们租房网址或电话，他们会发邮件给你提供房源信息。通常在美国起租日为七月底八月初，和学生入学时间一致，一般是签订一年的合同。这类房子大多是空的，家具要自己买，对于刚去的人来说有很多不便。合同到期后你如退房给物业，就需要搬空屋内所有家具并打扫好卫生，否则等待你的是罚款。当然也有提供家具的，那价格就会很贵。

如果你不是这个时间段访学，那通常就选择转租，转租亦有租整套的和单间的，像我都是选择转租房，好处是基本拎包入住，无需购置很多家具，后期也不需要处理家具及生活用品。通常这类房子都在校外，离学校会远一些，房子会比学校的要好。有些房子自带洗衣机及烘干机，而有些小区及公寓只是提供公共的洗衣机及烘干机，并要投币，不太方便。有小孩要读书的则可选择附件有比较好的学校的公寓，方便接送。

（3）最后要提醒的是，能签订合同尽量签订合同，以保护自己的权益。

我在租房过程中还发现，有些公寓是允许转租的，而有些公寓是不允许转租。很多人没搞清这些规则所以在经济上遭受了不少损失，很不值当。以上是我及朋友在美租房时遇到的种种问题，拿出来与大家分享，希望对以后要出国访学的学者及同学有所借鉴和帮助。

分享人：范丽华，南昌大学
访学地点：美国印第安纳州普渡大学
邮箱：fanlihua@ncu.edu.cn

第六十一章　你知道Co-op么？

转眼间，来加州大学洛杉矶分校（UCLA,University of California, Los Angeles）访学已经两个多月了，感觉自己像海绵一样吸收了很多东西，但一时又不知从何谈起，于是先介绍一下我住的地方——Co-op（见图1），从个人角度来谈谈它独特的管理模式以及在里面的生活体会。

1　简介

Co-op是University Cooperative Housing Association（UCHA）的简称，成立于1938年。主要对UCLA及附近其他教育机构学生、访问学者以及UCLA教员开放，相对于附近其他公寓或者宿舍，这里住宿的价格非常低廉，而且三餐免费，这是它最吸引人的地方。它由三栋建筑组成，离UCLA仅两个街区，步行需10分钟左右，内里配置有停车场、餐厅、学习室、计算机房，洗衣房等，感兴趣的可以去网站进一步了解：http://www.uchaonline.com/index.html。

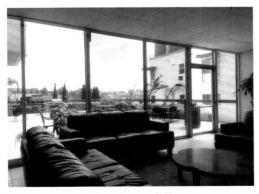

图1　Co-op内景

2 申请

Co-op的申请对UCLA全日制学生以及教员优先，其他申请者需要等待。申请的时候需要提供相关身份证明，可以在网站上下载申请表格填写。住宿周期按照quarter（11周）计算，分为春夏秋冬四个学期，费用按照学期支付。如果需要提前搬出，可找人顶替你，这样就不需要支付剩下的费用，而顶替的人也可以有机会很快地进来，这样对双方都很有益，我就是这种方式的受益者。

3 管理模式

这里固定的工作人员就寥寥几个人，基本靠里面的住宿成员参与各项工作，特色就是所有住宿成员自己管理自己，让整个Co-op运行起来。

3.1 做工

每个Co-op成员，都有义务完成一定量的工作，主要是厨房做工、卫生间打扫，此外还有工作人员（facility）负责信件包裹收发、前台等工作，会相对轻松，但需要在里面住一段时间后才能申请。这些都是Co-op能维持低廉价格的重要原因。

首先来介绍一下厨房做工，这是新人必须经历的，每周一次，一次4个小时，时间可以在提供的时间段里自由选择。厨房一般有一个主厨，2~3个帮厨，其他杂活全靠Co-op成员。而厨师与做工人员沟通通过厨房主管（KC，Kitchen Chief），KC也是成员担任，安排做工人员，需要具备一定的领导力和沟通能力。

在厨房里有一套工作标准，必须严格执行。以切黄瓜为例，首先干活时必须戴手套以及帽子或者网状头套，切黄瓜必须按照指示，自己的不同想法通常不被允许。黄瓜皮必须放在专门的垃圾桶里与其他垃圾分开，切过黄瓜的刀和砧板是不能用来切其他蔬菜的，用完必须要清洗，清洗要按3个流程进行，切完黄瓜去做其他事如切其他菜或者清洗盘子等必须换手套。总之，小小的厨房给我的体会就是，尽管美国似乎很支持多元化，但在工作上绝对是一板一眼，非常讲究规则。

在Co-op，一般两个宿舍共用一个卫生间，都由成员自己打扫，一周两次，打扫前先去借工具，19:00~21:00工具房开放，打扫结束后会有专门的成员负责检查，通过才算完成，不通过要重新打扫。这里要说个小小的插曲，我第一次打扫太紧张，特别卖力，忘记看时间，还工具晚了几分钟，结果被告知要罚款，20美元。写了邮件去申述，解释一番，念在初犯，最后只罚了5美元。

做工任务不完成也会被罚款，而且会扣积分。因此很多人在临时有事时会请别人有偿帮忙。这时就可以经常看到几个熟悉的身影，勤工俭学的学生各个国家的都有。

3.2　Bump

Co-op还有一个特别的就是“Bump”。宿舍主要有三人间、双人间、单人间三种，一开始都是随机分配，新人一般进来都是住三人间。Co-op两个季度会“Bump”一次，当觉得与室友生活习惯不一致可以乘此机会调整宿舍。成员根据自己的积分可以优先选择宿舍、车位等，住的越久积分越高，就有机会申请两人间和单人间。但如果没有很好地完成做工的义务工作，积分会被扣掉。

3.3　沟通

宿舍的很多事情主要通过前台AMO（Assignment Manager's Office）联系，还可以通过申诉表（communication form，见图1~图2）、邮件等方式。在美国，你会发现发邮件非常重要，很多事情都是预约制，先通过邮件联系。在Co-op也一样，从申请开始，很多事情在前台解决不了的都可以通过邮件联系，但是你会发现，邮件经常很多天后才有回应。另外，在餐厅边上，有开放的Box，会放一些Co-op news等，而如图中白色的就是账单了，每个月底发给你，一般每个月1号交住宿费，就在前台缴费，也是由成员负责收费，超过时间交住宿费，也会被罚款。

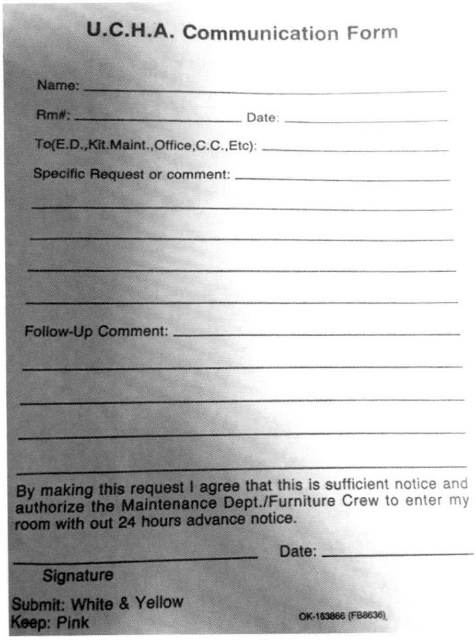

U.C.H.A. Communication Form

Name: ______

Rm#: ______ Date: ______

To(E.D.,Kit.Maint.,Office,C.C.,Etc): ______

Specific Request or comment: ______

Follow-Up Comment: ______

By making this request I agree that this is sufficient notice and authorize the Maintenance Dept./Furniture Crew to enter my room with out 24 hours advance notice.

______ Date: ______

Signature

Submit: White & Yellow
Keep: Pink

OK-163866 (FB8636)

图2　申诉表communication form

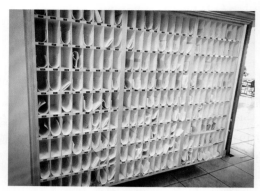

图3 Co-op一角

总的来说，感觉这边的办事效率是不能和国内相比的，一件事可能会拖上很久才能解决。比如我的床会晃动，写了communication form，facility来看过，他说修不了，可以申请换。然后我又写了换的申请交上去，然而一个多月又过去了，却仍旧没有回音。

3.4 BOD

这里还有BOD（Board of Directors，董事会），主要负责Co-op的管理和规则的制定等，由成员选举产生，有问题可以向他们提出。我刚来时就经历了选举，里面可以看到不少国人的身影。有趣的一件事情是，有一位候选人贴了自己的政见，其中有一条是小卖部是否能卖啤酒，边上一个人提出了质疑，候选人也在他下面怼了回去，当时大家看得忍俊不禁，这也是美国选举文化的一个缩影。

总之，我个人对Co-op管理模式的理解就是成员参与管理与运行，利用经济杠杆，让整个Co-op运行了这么多年。

4 成员

在Co-op，从本科生到博士后、访问学者，各个专业、各个年龄层次的人都有，大家真的是来自于五湖四海，组成一个国际大家庭。大概是由于人口基数大的原因，目测中国人最多，差不多有1/3，其次就是印度人。

一天中最特别的就是在餐厅吃饭的时候，无论是中国人之间，还是与国际友人之间，大家经常会有愉快的交流与沟通。此外还有一件令我印象深刻的事，当时一个中国学生要离开，晚上在餐厅开了一个小型告别会，当时也有日本和韩国的学生参加，大家一起聊天唱歌，非常和谐，因此在这里衷心希望世界和平。

在Co-op有机会接触到很多不同的人，下面根据我对有限的几个人的观察，来谈谈对他们的了解。我换过寝室，接触过两个不同类型的美国本科生室友，一个比较自我叛逆，不是很照顾别人的感受，三人间她的东西占了一大半，随意扔在地上，经常出去参加party，但她的学费、生活费全部是她自己劳动挣得的。美国大学的学费，我问过几个美国学生，1万刀至4万刀每年不等，但对本州人却有减免。另一个则比较宅，喜欢玩游戏和动漫，一般不会打扰别人，很懂礼貌，每次进寝室之前哪怕离开一会儿上个厕所，回来都会敲门，以至于我们后来都养成了这种习惯。我也有过两个中国舍友，一个在这里念MBA，让人难以想象的是她几乎每晚都学习到凌晨两点，在这里很多学生读书都很刻苦，晚上基本都会待在实验室。另一个是访问学者，也是每天在实验室，几乎都是晚上十一点后回来，虽然身在美国，但还是能感受她那种来自科研特别是文章方面的压力。

集体生活总有不便，特别是当你的室友和你不合拍的时候。在加州，抽大麻是合法的，因此你很有可能碰到一个抽大麻的舍友，这时一定得洁身自好才行。因此国内很多早早把孩子送出国的朋友，一定要好好告诫孩子。

Co-op以学生为主，年轻人居多，非常喜欢开party，而且Co-op位于一条UCLA兄弟会居多的街道上，从周四开始，感觉整条街都在开party。如果你是年轻人应该会喜欢这种氛围，但如果你喜欢规律生活，那就会觉得受不了了。在美国，治安并没有国内好，好在Co-op就在校园里面，这一带相对比较安全，而在其他地方晚上就尽量不要出门了。

另外还有一个值得一提的，就是餐厅边上有一个free table，有什么东西不要了可以直接放在这里，看到有需要的东西也可以直接从这里拿走，衣服、鞋子、书、电器、化妆品、食物都能看到，我从这里拿过衣架和几本书，虽然不是什么贵重的东西，但这种方式本人觉得非常好。

总之，Co-op的管理运行对我来说是独特的，但就像我们无法简单地说美国是好还是坏一样，事情总有两面，在Co-op的生活同样也是。但这绝对是一段珍贵的经历，非常感激有这个机会能出来感受不同的Co-op，不同的美国。

分享人：张丽霞，江苏省人民医院
访学地点：加州大学洛杉矶分校UCLA
邮箱：Zhanglixia7602@jsph.org.cn

第六十二章　资本主义社会的"免费午餐"

　　身处资本主义社会，想必做什么事情分分钟都与金钱有关。本人在匹兹堡生活的近2年时间里，挖掘了身边可提供给孩子、老人和自己的社会资源，摆脱了资金的束缚让你的金钱安全呆在口袋。在此分享给大家，共同品味一下资本主义的"免费午餐"。

1　图书馆

　　图书馆大家都不陌生，在此想介绍的图书馆不是学校的图书馆，而是以社会服务形式运营的图书馆，在匹村大大小小的图书馆遍布各处。离我家比较近的是卡内基图书馆，和国内图书馆内人员冷清和布局沉闷相比，最大的不同是络绎不绝的人群和休闲式的阅读环境。

　　（1）儿童娱乐：图书馆分区明确，除了成人阅读区外，有专门为青少年设置的阅读专区和儿童活动区。图书馆义务承担幼儿娱乐和早教工作。美国孩子到5岁后上幼儿园（kindgarden）是免费的，但是在5岁之前的日托（daycare）、学前（pre-school）等阶段的学费是非常昂贵的，所以很多家长都选择陪娃去图书馆度过快乐的一天。我儿子刚到匹村时正巧是11月份，天气渐冷，户外活动受限，而报名的pre-school还列在等候名单（wait list）里面。爸爸看到后焦虑地说："在这里一个玩伴都找不到，这样呆几个月孩子会变傻的。"幸好我们很快就获悉了一个好消息，图书馆是孩子玩耍、学习的好地方。

　　卡内基图书馆每天上午9:00开门，儿童专区有多种儿童玩具、书籍、儿童电脑、绘画涂色及手工制作用品。父母可带孩子在各个区域自由玩耍、阅读。每天10:00由儿童区的图书管理员组织小朋友们进行集体活动，活动类型大概会有故事时间（Story time）、快乐阅读（Happy reading）、游戏时间（Game time）、礼物制作（Gifts making）、唱歌和跳舞（Sing and dance）等。

图书馆前台有儿童区活动日程表，可以免费领取。他们每天安排的内容不同，每周也并不重复，而且会根据假日及文化背景等推出相应的主题活动，比如感恩节来临会组织小朋友绘制卡片送给家人，圣诞节到了就会发圣诞帽子一起做游戏，中国的新年期间还精心准备了中国舞龙和舞狮子的涂色卡等。图书馆人员都非常友好，而且尽力照顾到每个参加他们活动的小朋友。儿子在这里度过了上pre-school前的寒冬，每天欢乐而有趣的图书馆活动真不亚于幼儿园的日常。直到现在孩子上pre-school了我们晚饭后也常去泡馆，可见其吸引力还是杠杠滴。

（2）工作、休闲好去处：阳光明亮的的大落地窗，一杯暖暖的咖啡，免费流畅的WiFi，一个柔软的单人沙发，说到这种场景你很难想象这是在图书馆吧！除了孩子的娱乐时光，你也可以在这里找到你喜欢的空间，或工作或休闲，或思考或发呆，总有一个角落能让你内心平静又安逸。这里不仅有帅气灵动的年轻人在安静地读书，还有白发苍苍的老人用颤巍巍的手在写着什么，让你瞬间忘记外界的浮躁和喧嚣，伴随着内心的感动，你只想悄悄地融入他们去享受这一美妙时刻。此外，针对成人图书馆也有不少集体活动，我参加过卡内基图书馆组织的第二外语交流活动，每周二晚上有1小时，在这里各个国家的人围坐一起学习英语，每周有一个固定的主题，大家展开讨论，目的是提高你的英语口语能力。在这里我不仅认识了新朋友，了解了不同国家的文化，还在潜移默化中提高了英语交流水平，真心觉得不错。

（3）老爸、老妈的中文书：爸妈随我来匹村也得益于图书馆的照顾，我想给他们借阅一些中文书以消磨时光，但是在书架上没有找到，我找管理员咨询。她很礼貌地跟我说这个是卡内基分馆，没有中文书，但可以从网上查看总馆的存书情况。她现场帮我查询到书目，然后很抱歉地笑着说：我看不懂中文，你能不能自己挑。我挑好后，她又很耐心地给我办理了跨馆借阅手续，告诉我书大概2~3个工作日书才会到达本馆，到时会给我发送邮件，接到通知后就可以来领书了。瞧瞧这是不是非常令人满意的借书经历！

在这里提一下图书馆借阅中自己觉得很赞的地方。图书馆借书数量不限，只要你想读多少本都能带回家，只要记得按时归还就好，也不需要交押金或者其他收据。我曾看到一位女士拖着一个行李包来还书，后来问她怎么借这么多，她说自己是一个幼儿园的老师，借的书是给幼儿园孩子们看的。图书馆在当地人的生活中占有很重要的地位，我也逐渐理解在拥挤的公交车上为什么随时可见手捧书籍阅读的人，他们的这种乐于阅读的习惯大概就是从小的泡馆经历养成的吧。图书馆活动与钱无关，却给人们提供了一生的精神食粮。

2　教堂

教堂在资本主义国家，数量多得如同在中国的饭店，大大小小、林林总总地遍布整个城市。我在教堂的获益体现在如下几个方面：

（1）英语角：我现在每周都去参加教堂组织的英语角，而且他们还有专门的儿童俱乐部（kid club），不用担心没人带娃。组织者是地道的美国人，大家自愿分成几个小组，每组有一个当地人带领，每周讨论不同的主题。他们会矫正你的发音，扩大你的词汇，告诉你一些他们的日常习俗，他们也喜欢听你讲讲你家乡的文化和趣事。

（2）郊外活动：教堂会定期组织大家外出活动，比如去年秋天我参加了他们的农场摘苹果活动（图1）。报名参加后他们可以提供车接送，并不是雇佣专车，而是教堂参加人员家里有车的就开车，大家一起拼车。记得打包好午餐，上次我们就每人带了午餐，大家围坐在苹果树下进行了户外野餐，感觉也很不错呢。

此外，我还参加过他们的篝火晚会，那次聚会是在郊外一位老人家的后院以百乐餐（Potluck）的形式举行的。大家每人带一个菜，主人也准备了烧烤的黄油、面包、烤肠、饮料等，头顶繁星、脚踏绿草，大家围坐篝火旁边吃边聊，聚会到高潮处大家起身唱歌，很是热闹！那次的篝火晚会我们全家都去了，回来后父母跟我说："感觉这些人很纯真，现在国内哪里还有素不相识聚到一起还说唱就唱、说跳就跳的！"这大概就是不同文化差异带来的思想冲击吧。通过参加教堂的活动，我感受了这里的人们的热情、善良、真

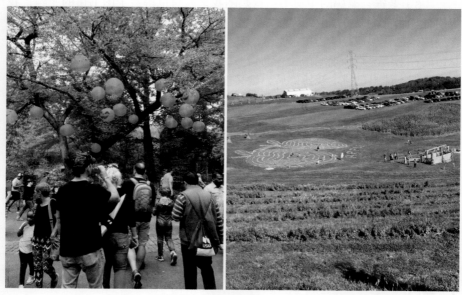

图1　万圣节免费开放的动物园和农场采摘

诚和相互信任。

（3）衣服、物品的领取和捐赠：在匹村还有个教堂是专门为有需要的人们提供免费衣服、家具用品和食物的。这一资源我是偶然间在Craglist网上获得的，圣保罗（St.Paul）教堂在每周六开门提供免费赠送服务。

衣服和物品大多是别人捐赠的，衣服新旧程度不一，大人、孩子、男士、女士、春秋、冬夏都涵盖，衣服分门别类地挂在衣架上，可以随便挑选。也有一些衣服是由厂家直接提供的，可能号码不全或者样式不够新潮，但都还挂有原来的标签。食物和日常用品会由志愿者在储藏间帮你打包后赠送，食物包括各种蔬菜、水果、肉类等的罐头制品，意大利面、麦片、饼干等干货，番茄酱、沙拉酱、芥末酱等调料，可乐、芬达、雪碧等饮品。日常用品包含纸巾、牙刷、香皂、牙膏等日常物品，志愿者还会询问你家里是否有婴儿，可以给你放上婴儿的纸尿裤、果泥、奶粉、米粉之类的。这些食物和用品都是可以从当地超市买得到的牌子，都是有明确保质期的正规产品，还是比较可靠的。

因为好奇心，而且教堂的主页上写的"每个人都欢迎（Everyone Welcome）"，我就兴冲冲地去看看，没想到领了那么多东西回来，领的时候真是有点无所适从，感觉自己占了人家好多便宜，一个劲地说谢谢，倒是身边的美国人很自然地拿着东西就走，好像应该得到的一样。由此可见，在国外的这种捐赠公益是很普遍的，被大家认可也被广泛接受。由于心理原因后来我没有再去，直到最近我把孩子的衣服整理了一下，发现很多穿不上小了的，扔了又可惜，忽然又想起那个教堂来。我把衣服整理一番，装好给送过去了，这次是以捐赠者的身份，心理感觉轻松了好多。现在也打算在离开美国时候，不打算带走的衣物、被褥、物品都送到教堂去，对于别人或许还有价值。

3 公益组织

上述对图书馆和教堂的介绍大概具有西方国家的普遍性，下面介绍的几个公益组织，并不是每个城市都一定会有，但这种类似的组织应该不会少见。

（1）儿童玩具借阅馆（PTLL）：这是完全由志愿者管理、组织和运营的公益机构，很荣幸我也加入了他们的志愿者团队。玩具馆的功能是提供给每个到馆儿童游乐玩耍的场所和玩具，并提供给会员免费的玩具借用（图2）。每个登记到玩具馆系统的志愿者，也就自然成为了该馆的会员。在接受电子系统的排班后，从周一到周六进行轮班，负责玩具馆开关门、卫生清洁、场地玩具整理和仓库玩具借用。

因为平时要去实验室，所以我选择周六9:30至11:30作为值班时间，这也是我儿子周末最快乐的时光之一。会员每次可以借3件玩具回家，3周后归还，不用押金，只要在电脑中查找到自己的账号并录入玩具编号即可，归还后将玩具从账号移除就可以再借新的玩具。非会员可以进馆玩耍，但是不能借用玩具带

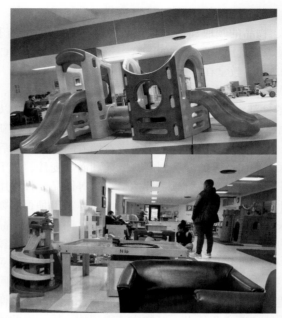

图2　玩具馆设施

回家。这样的玩具共享模式对孩子和大人来说都是极其适用的，既能让孩子保持对玩具的新鲜感并尝试多种玩具，又可以让家长们不必为买玩具费心思，同时玩具的有效价值得到了最大程度的利用。曾经有个志愿者问我，在你们国家有这样的场所吗？我思索一番，还是有点无奈地摇了摇头，告诉他多数都是商业化的经营。

（2）老年活动中心（Senior Services Association）：这里是我爸妈的交友天堂，堪比国内的老年大学。在匹兹堡住过的华人应该都知道松鼠山的老年活动中心，所谓的老年是要求看护照上的出生年月，必须满60岁才行，系统登记后即可进入。在那里真是活动丰富，看到爸妈带回来的日程表像是专业健身俱乐部的活动安排表，太极、瑜伽、扑克、麻将、交谊舞、合唱、篮球、乒乓球、羽毛球、跑步、电子设备操作、烘焙、手工编织等应有尽有。他们自愿加入到各个活动区域，选择自己喜好的节目。午餐是活动中心提供的营养配餐，每人0.5美元（写到这里终于花掉了50美分），而且午餐若有剩余还会分给大家带回来，自此我家经常出现一盒牛奶、几块奶酪、三两个橙子、小盘牛肉块、一沓切片火鸡肉等爸妈带回来的美国特色食物。更重要的是，老人家在这里不再觉得寂寞和无聊了，出去逛街时他们还能遇到熟人，不用问就知道这是老年中心的朋友，极大地提升了他们在国外的存在感。

4　社会机构

　　其实在匹村还有各种有意思、值得去的地方，比如下面我列举的这些：卡内基自然与历史博物馆、儿童博物馆、匹兹堡科技馆、匹兹堡动物园、植物园等。下属机构的运营多数是要收费的，最合算的是办会员卡交年费，然后不限出入次数。你若是觉得不想办卡，那就勤快一些，多浏览一下他们的网站，等到他们免费的时候再去吧！他们会不定期地对市民进行免费开放活动，尤其是在较为漫长的冬季，这种免费开放日更频繁，只要留点心，自然可以捡到"天上掉下的馅饼"。

分享人：赵恺，徐州医科大学
访学时间：2016年6月—2018年6月
访学地点：美国匹兹堡大学
邮箱：kainyzhao@163.com

第六十三章　在美国的日常生活

来美国的首要任务就是要调整好生活作息，适应这里的工作节奏。我是个爱睡觉的人，从小就比较能睡。刚来的时候，早起对于我来说永远都是一个难题，仿佛就是一个中学生贴在墙上的励志便签。头一天晚上默念一遍，第二天在睡梦中下意识地把闹钟掐掉直到最后一分钟醒来，飞速洗漱后匆匆出门。这样的状况经常出现，以至于我经常提醒自己不再熬夜太久，以免影响第二天的工作。我的睡眠质量也自认为不错，疲劳的时候，坐在哪里都可以打个盹，甚至做个短暂的梦。在公交车、航站楼、银行排队，甚至考试的时候，都可以轻易地睡着。

我在国内的时候是个夜猫子，经常工作到深夜2点，本以为来美国后刚好可以顺势改变这种日夜颠倒的作息，然而，我时差倒得过于顺利，又成了美国的夜猫子，每天依然睡得很晚。如此看来，人的作息、习惯与身居何处没有直接的内在联系。和在国内时一样，我照常每天睡得很晚，第二天早上醒来煮上咖啡后匆匆洗漱，到了工作岗位开始马不停蹄地做实验，处理各种文案，忙到晚上甚至深夜回家，睡前听一会儿古典音乐……这些习惯不因地点、环境而改变。

按照美国人的作风，实验楼里没有专门供员工们休息的场所，楼层里有独立的餐饮空间，多数人只是在中餐之后坐着休息片刻便立即投入下午的工作。作为之前有午睡习惯的南方人，饭后困倦成了很大的障碍，但又不能正儿八经地躺下休息，以至于整个下午都昏昏沉沉的。每当饭后倦意袭来，我开始变得头部发重、思维停滞、手脚笨拙，手中的移液枪仿佛变成了沉重的机枪，tube管（管的一种）里的液面变得忽上忽下、漂移不定，计算的时候大脑怎么也绕不过弯来。

我明白自己需要调整饮食和午休习惯：中午尽量少吃一些，只吃平时六七成的饭量，有时候就吃一点玉米、水果或是蔬菜沙拉，喝一点咖啡就又起身躲进做实验的房间。同时调整好全天的作息安排，配合适度的锻炼，方才逐渐适应工作的作息。实验室里的中国人大都会带上头一天晚上做好的饭菜，到了中午在微波炉里加热一下，边吃边聊。这成了一天当中难得的休闲时刻。

我偶尔也去医院的餐厅就餐。这里提供各种传统的美式主食，包括披萨、汉堡、三明治，还有卷饼、意大利面、寿司等，各种咖啡、饮料、水果、零嘴，每天从早上6点营业到深夜2点。穿着淡蓝色工作服、挂着胸牌的医生们在各个站台前安静地排队点餐，互相之间轻声地交谈，整个餐厅显得干净、有序。由于事先没有做好点菜的功课，面对眼前的这些食物我无法正确地说出他们的名称，只能仓促地对着有菜名的价格牌子边说边用手指比划着向服务员传达意图，或者是看着前面那人点的菜看起来不错就来一句"The same as previous（和前面的一样）"。

如果遇到需要说好几样东西组成一份食物的时候，比如面包里要加什么馅儿、什么蔬菜、什么酱料的时候，我就彻底放弃了。无奈之下，我陆续拍下了食堂的各种菜单，回去好好研究了一番，下次去才有底气正确说出各种连自己都不知道是否好吃的菜品。记得第一次在赛百味（Subway）快餐店点菜的时候，面对服务员的提问和眼前各种蔬菜、酱料，我只能手脚并用地随意乱点一通，最终才拿到一个完整的夹了各种食材的三明治。面对手上的这种由各种食材和味道拼凑而成的食物，我也根本不知道它是什么味道，只有咬下去的时候慢慢调动舌头上的各种味蕾才方逐渐明白，或酸辣、或甜腻、或刺鼻，都在这一团食糜进入喉咙的时候被感受到。如《阿甘正传》里说到的那样，"生活就像一盒巧克力，你永远都不知道下一个是什么味道（life was like a box of chocolates, you never know what you're gonna get）"，生活也像品尝未曾尝过的食物，在咬下去之前，你也无法知道它到底是什么味道。

美国人的厨房大都是开放式设计的，一方面是他们常采用烘、烤、煮而少有炒、煎、炸等容易产生油烟的烹调方式，另一方面也是他们实用、简洁、高效的生活理念体现。他们每天吃的食物比较简单，下班后很少有饭局或是其他应酬，工作之外的时间大都与家人在一起。相对而言，他们的生活方式更简单，也更健康。

作为身在异国他乡的留学生们，我们既要调整自身的作息，也依然需要大米或面食等中餐的抚慰。"洋装虽然穿在身"，但我的胃依然是中国胃。面对这些看起来冷冰冰的面包、三明治，我逐渐开始适应并喜欢，倒也能享受简单带来的快乐。

分享人：王凯，温州医科大学附属第一医院
访学地点：美国路易斯维尔大学
相关分享：整装待发－启程
邮箱：wangkai502@126.com

第六十四章 "医学麦加"梅奥访学游记之生活篇

生活得好，才能学习好。

关于住，我所住的酒店2-Street Villas其实就是典型的外租式公寓，免费停车，家具、炊具齐全，但餐具及床上用品需自备。其房间有大有小，最小的就是20平米左右的单间（含独立的厨卫），月租金500美元，最大的是50平米左右的一室一厅，带厨卫、将水电、网络、电视费全部包括在内的话，月租为760美元。该公寓地理位置极佳，步行到梅奥各主要建筑群不超过十分钟，大多数中国访学者都是租住在类似的公寓里，比住酒店的性价比高得多。

以后的访学申请者可以在丁香园等网站上找到梅奥访学的QQ群或微信群，向他们寻求帮助，提前数月订好住所。如果到美国之前没能订好住所，建议到梅奥后暂住在Traveler Hotel，这家酒店凭梅奥邀请函的话，只需要40美元一天，这是我所知道的最便宜的酒店了，不少中国访学者就是先暂住在这家酒店的，边住边找外租式公寓，一般2周内能找到上述的类似公寓。

Kahler Grand Hotel是罗切斯特市最好的酒店之一，酒店里最小的房间面积仅数平方米，是我们访学者的协议价房间，每月月租为1350美元。这家酒店的优点是地处市中心，空中走廊、地下通道均有，且离员工巴士车站很近，还提供学生公用厨房，可以在公用厨房做饭菜。

关于吃，相对简单。早餐可以在超市买牛奶面包之类的，中餐常常在员工食堂吃，员工食堂要想吃饱的话，一般花费为5~10美元，附加的好处是可以边吃边聊，十分有利于提高口语能力及得到许多信息。晚餐建议自己做点中国餐，所需的辣椒、大蒜等均可以买到。如此安排，一个月的伙食费不会超出500美元。

关于行，除了充分利用免费的员工巴士外，个人建议买辆自行车，到沃尔玛超市买新自行车一般不超过100美元，如果能找即将回国的中国访学者买到二手车的话，就更便宜了。

分享人：虞桂平，江苏省江阴市人民医院

访学时间：2014年9月—2015年2月

访学地点：美国梅奥医学中心

相关分享：整装待发–"医学麦加"梅奥访学游记准备篇

　　　　　　篤学明志–"医学麦加"梅奥访学游记之篤学篇

　　　　　　慨乎言之–"医学麦加"梅奥访学游记印象篇

邮箱：xiaoyuer97103@163.com

致谢：作者特别鸣谢湖南省人民医院胸外科周文武主任和华西口腔医院冯戈主任对本文的支持，非常感谢他们两个人在梅奥期间对我的帮助和陪伴

第六十五章　西行漫记——SLU访学有感

　　圣路易斯地处美国中部密苏里州，地理位置几乎处于美国的几何中心，并位于美国最长的密西西比河中游河畔，在地理位置上具有重要的战略意义。1904年举办过世博会，曾经也是盛极一时的城市。圣路易斯拱门（Getaway Arch）是圣路易斯的地标建筑，代表了美国西部大开发的里程碑。

　　圣路易斯大学（Saint Louis University，简称SLU），始建于1818年，是一所历史悠久的美国百强名校，也是密西西比河流域西部最古老的私立耶稣会大学，圣路易斯大学在全美研究型大学中名列前茅。而我所在的生物化学系位于爱德华·多伊西研究中心（Edward A. Doisy Research Center），是以1943年诺贝尔奖得主爱德华·多伊西的名字命名的。爱德华·多伊西因维生素K的研究而获得诺贝尔奖，而我访学的研究课题是凝血因子Ⅸ和Ⅹ，都是维生素K依赖的凝血因子。似乎冥冥中有某种奇妙的召唤让我来到了SLU。生物化学系各个课题组项目负责人（Principal Investigator，PI）的组成也是相当多元化——各种国籍和移民后裔，不同的文化和宗教背景带来了不同思维间的碰撞，就如同美国多元社会的缩影。我的导师是Rezaie教授，他在突变凝血因子的分子酶动力学研究领域有很高的造诣。访学的生活相对简单，每天都是公寓和实验室构成的两点一线。做实验、组内汇报和参加校内讲座（seminar）几乎涵盖了我访学期间实验室工作的全部。

　　校内几乎每周都会有Seminar，可以根据个人兴趣选择，主讲者有校内专家也有外校专家，而外请的专家往往都是各自领域内的大咖。有时同城的另一所名校——圣路易斯华盛顿大学（Washington University in St. Louis，简称WashU）也会发布Seminar信息，欢迎跨校参与。参加Seminar是获取科学研究前沿进展的捷径，因此大家都会尽量参与，经常座无虚席，去晚了还要站着听。Sly教授（William S Sly）就是Seminar的常客。他是生物化学系的老主任，成名于黏多糖贮积症的研究，发现并命名Sly综合征（Ⅶ型黏多糖贮积症）。当时他已经退休，是系里的名誉主席和教授（Emeritus Chairman and Professor）。他只要不外出都会出席，虽然已到耄耋之年，却依然思维敏捷，让人佩服。

近一年半的访学生活，可能是离开大学校园后最为单纯的日子，可以静下来心无旁骛地学习和思考。在Rezaie教授的悉心指导下，我完成了既定的研究任务，同时也开拓了视野，提高了实验能力，获益匪浅！

总的来说，圣路易斯城市不大，生活还算方便。若有同道想去访学，以下的一些信息或许有用。

1　住宿

访学之初由于没想买车，而且考虑到圣路易斯治安不好，所以住宿的选择余地不大，以学校为中心步行20分钟为半径进行搜索，我在网上找到了合适的公寓。美国的公寓租赁多数按年签合同，按不同的户型（如studio，one-bed room和two-bed room等）价格各异，还要看清条款里是否包含水电煤、空调和网络的费用。出发前，邮件联系了几家公寓留好了联系方式，准备到达后去实地考察后再确认。到达圣路易斯后，在实验室华人老师的帮助下，很快在学校附近租到一所公寓的房子。房租为480美元/月，按月给房东寄支票。厨房有冰箱、电炉和烤箱。房东看我是中国人（做菜油烟大），提醒我尽量不要触发烟雾探测器，可能会引发火警带来不必要麻烦。

在美国租房最大的问题是租房子是不含家具的，第一晚一个人在空荡荡的房间里打地铺（还好带了睡袋），真是冷冷清清、家徒四壁的感觉。好在第二天，华人老师送来了一个气垫床、一套折叠桌椅和一些炊具，又开车带我去沃尔玛（Walmart）采购了生活必需品。随后的几周，我又网购了一些家具，逐渐安顿了下来。在美国，二手物品交易很发达，在eBay和Craigslist上都能交易，也能淘到性价比不错的物品。但买二手物品一定要注意bed bug（类似臭虫），特别是二手床垫，容易携带成虫和虫卵，一旦泛滥，后患无穷。

2　银行开卡

SLU校园内就有美国合众银行（US Bank），开通支票账户（Checking Account）后就能领到借记卡（Debit卡）和支票本，支票可以用于支付房租水电费和罚单等。初到美国因为没有信用记录，还不能申请信用卡，一般Debit卡使用半年后可以申请办理信用卡。Checking Account的利息很低，还有种储蓄账户（Saving Account）利息会高一点，但有最低存款要求。

3　办理社保卡（SSN）

在美国，社保卡（Social Security Number，SSN）特别重要，很多场合需要用到。在SLU开具证明后，携带护照和DS-2019表（美国访问学者身份信息登记的一种表格）等相关资料去美国社会保障局（Social Security Administration Office）办理。

4　买车

在美国，除了纽约、洛杉矶和芝加哥等少数大城市外，其他城市的公共交通都很屡弱。没有汽车，生活会变得极为不便。比如每周的食品采购，没有车时都要麻烦华人老师周末带我一起采购。否则只能往返步行40分钟到最近的超市去搬运。

若需要买车，可以根据用途和预算来选择。美国的车价比起国内还是很便宜的，有钱任性或者嫌麻烦的可以直接在中介（dealer）那里买新车。预算有限的，二手车也是不错的选择。常用的二手车信息，可以在学校论坛（如BBS、Craiglist）和一些汽车交易网站（如www.autotrade.com）上找到。Craiglist上骗子不少，需要仔细甄别。去看车时最好找个懂行的人陪同验车，如果遇到中意的车，可以向车主索要车辆识别码（VIN number），然后上www.carfax.com网站（付费）查询车辆的历史，包括事故和历史交易情况。如果有条件，可以找修车铺做机械检查（Mechanic Check），花小钱但可以发现车辆隐患。选二手车时遵循"双十原则"，通常认为十年以内，里程十万迈（mile）左右的车性价比较高。办理车辆移交时，一定要问车主要安全检查（Safty Inspection）和排放控制（Emission Control）的证明和产权证（Certificate of Title），这些都是车辆过户和上牌时必须用到的。买车后就要购买车险，可以在各大车险公司（如Progressive，Farmers等）网上填写车况和个人信息，从而获得报价（get a quote）。

5　考驾照

在美国，驾照不光开车需用，也是最常用的身份证明。比如在超市买酒，就要出示驾照证明你已年满22周岁。考驾照分两部分，理论考试（Permit）和路考（Drive License）。Permit考试包括交通规则、交通标识和视力。采用机考的方式，可以选择语言。取得Permit后，可以马上申请路考。也可以在有人（年满25岁并取得Drive License）陪同下练车。Drive License考试包括路考和倒车入库。路考原则就是一慢、二看、三通过，全程听从考官指令作出反应，考官会放慢语速力求让考生听清指令。考官认为路考合格者才会进入下一环节——倒车入库。全部通过后，就可获得Drive License，然后才可以享受驾驶的乐趣和便利。

6　超市

中国超市集中在Olive街上，有百利、中央、吉祥等，里面调味品、蔬菜、海鲜肉类等一应俱全。美国超市有奥乐齐（Aldi）、Schnucks、沃尔玛（Walmart）等。Aldi主营食品，价格便宜。Schnucks是密苏里州的一家连锁超市，肉类、海鲜、蔬菜、水果、烟酒、保健品、药品都有售卖。Walmart除了食品外，还能买到床品、衣物、电器、电子产品等，非常齐全。周末，SLU有免费班车供学生搭乘前往位于梅普尔伍德（Maplewood）的Walmart购物。其他的还有，沃尔格林（Walgreen）类似于药房，可以买到非处方药。百思买（Bestbuy）主营电器和电子商品，每年黑色星期五会有促销。

7　景点

7.1　圣路易斯拱门（Getaway Arch）

拱门是圣路易斯的地标性建筑，高630英尺，位于密西西比河畔（图1）。拱门地下是西部开发史博物馆（Museum of Westward Expansion），可以参观美国早期的印第安文化和西部开发的历史。参观完毕后，可以搭乘特殊的电梯到达拱门顶部的观光层，一览圣路易斯市区街景。

7.2　布什体育场（Busch Stadium）

Busch Stadium是圣路易斯红雀队（St Louis Cardinal）的主场（图2），红雀队是美国职业棒球大联盟里的强队，总计获得11次世界大赛（World Series）冠军，仅次于纽约洋基队（New York Yankee）。不过，所谓的世界大赛并非足球世界杯性质的全球大赛，参赛的只有美国和加拿大球队哦！每逢周末赛事，当地人会穿上自己喜爱的球队的队服，全家出动去球场观赛助威。喜欢棒球的朋友不妨去球场感受一下美国人对于棒球和垃圾食品的热爱。

7.3　老法院（Old Courthouse）

Old Courthouse是圣路易斯最早的法院，目前作为历史博物馆开放。建筑本身庄严肃穆，地方不大但非常精致（图3）。

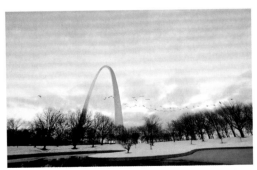

图1　圣路易斯拱门（笔者摄于2014年1月）

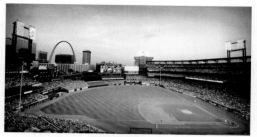

图2 布什体育场（笔者摄于2014年6月）

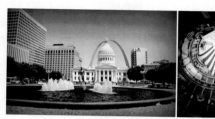

图3 老法院（笔者摄于2014年6月）

7.4 圣路易斯森林公园（St. Louis Forrest Park）

Forrest Park位于圣路易斯城西，临近华盛顿大学（WashU）。公园占地530多公顷，比美国纽约市的中央公园（Center Park）还大，是一座综合性公园。园内包括科学中心（Science Center），珠宝盒（Jewel Box），杰佛逊纪念馆（Jefferson Memorial），历史博物馆（History Museum，与杰佛逊纪念馆在一起），慕尼歌剧院（Muny Opera），艺术博物馆（Art Museum）及圣路易斯动物园（St. Louis Zoo）等。

7.5 圣路易斯动物园（St. Louis Zoo）

St. Louis Zoo号称是全美第一动物园，占地83英亩，有2800多种动物。位于Forrest Park里。

分享人：陆秋涯，上海交通大学附属瑞金医院
访学地点：圣路易斯大学
邮箱：qiuyalu@126.com

第六十六章　从哥伦比亚到芝加哥——
1 200公里自驾之旅

　　到达美国5个月后，因缘际会之下，从哥村（Columbia，我对哥伦比亚的戏称）转学芝加哥（Chicago）西北大学，在面对为长期安营扎寨而准备的大堆行李一筹莫展之际，偶然听闻同校的朋友自驾到美国西部、美国东部和环游南部的经历，不禁对大峡谷、黄石公园等旅游圣地心驰神往，油然萌生租车自驾前往芝加哥的想法，一则可以多带行李，二来可以享受这一程自驾之旅，领略沿途风景。

1　行前准备

　　虽然来美前已经把国内的驾照公证了英文翻译件，并且也携带好了原件过来，但是已超过3个月的使用期限，在美国无照驾驶甚至可能会上法庭，只好老老实实地考了当地驾照。美国各州的驾考规则有所不同，但对报名条件要求相似，首先在学校国际留学处找秘书开个驾考证明，再到本系找位老师开张翻译证明，又找了另一位老师出具翻译老师是本校在职职工的证明，然后带齐护照、DS-2019表（美国访问学者身份信息登记的一种表格）和水电费之类包含住址的账单（银行卡的账单和电话账单不行）到车辆管理局（DMV）申请考试。

　　在美国驾考费用相当便宜，南卡罗来纳州（South Carolina，SC，南卡）为12美元，考试内容也分笔试和路考。对于拥有非美国驾照的人员，可以笔试过关拿到许可（permit）后当日申请路考，如无驾照则需获得许可6个月后方可参加路考。我为了拿驾照一共去了DMV 3次，前两次无功而返，第三趟却异常顺利，缴费、检查视力、拍照和拿证整个过程半天就完成了，工作人员打印驾照后让我核对了信息，不过当时只给了一张A4纸大小的临时驾照，告知正式驾照会在5个工作日内邮寄到家里。

拿到驾照后就着手准备租车了，在美国租车是件稀松平常的事情，租车市场也很成熟和规范。我是通过网络预约的，从租车网Rentalcars（www.rentalcars.com）查了几家规模较大的租车公司，一线的租车公司包括Herz、avis等，价格偏贵；二线的有budget、alamo、national和dollar等。我最后敲定的是Enterprise，感觉性价比较高。一般最少租一天，最多的不设上限。费用包括租车费和保险，租车费主要根据车型而定，另外还车地点也是影响费用的关键因素。本地还车的租车费最便宜的，才十几美元一天，但倘若涉及异地还车，费用立刻就翻了好几倍。在选好车型及缴费前，还会提醒你是否要买保险以及买什么样的险种，如果此时不买，可以选择在取车时购买，我选择了在取车时买50美元一天的全险。另外，也可以在租车公司的官方网站上预定，过程和价格也都差不多。很多机构都是和租车公司有合作协议的，如果通过校园的网络入口去预定，可能费用会稍低一些，这一点我也是后来才知晓的。

虽然在哥伦比亚学习生活了近半年，但屈指可数的外出都是同事们捎带着去的，自己也好久没开车了，对于美国高速的路况、车况都要熟悉一下。于是带着师弟开了一趟短程热身，去了南卡美国内战以前的首府港城查尔斯顿，顺便参观了停靠在查尔斯顿港的二战英雄约克城号航母（Yorktown），乘坐了阿波罗8号返回舱和航母的舰长驾驶室。这两个地方虽然听起来很高大上，实际上感觉要比待在冬暖夏凉的空调房间里差许多。之后是敲定到达西北大学后的住宿等事宜。万事俱备后，临行前3天我突然毫无征兆地发起热来，最高温度达39℃，被迫在师弟的寓所度过2个晚上，靠着口服消炎药和退热药硬是把温度压到38℃以下，情绪倒是一直高涨，只是需要反复修改租车信息。

我最终的租车取车地点是在哥村的机场，一般来说，机场附近的租车场通常是一个城市中最大的，车型多、服务好。去提车的那天上午，阳光格外明媚，到了机场后，在位于机场到达层的服务台验证预约信息、刷卡，之后到对面停车场取车，却被告知已经没有我预定的车型了，一位黑人工作人员看我忧心忡忡的样子说，我们可以免费给您升级为皮卡，而且可以免费送您一箱汽油，我寻思皮卡虽然可以带很多物品，但是难以驾驭，而且一定是个油耗子，不由得直摆手，表示感谢后说自己开不了。在劝说之际，还过来了一辆全新的本田运动型多功能车（SUV），看上去威猛霸气，充满阳刚之气，工作人员说也可以升级成这辆，我毫不犹豫就说了好。检查完车身，打印了租车协议和费用清单，翻看了一下车辆说明书，才发现居然是2017年的新车，发动车子后发现其里程居然还不到5000公里，表里如一，内心窃喜，有捡到宝的感觉。

2　山路十八弯

小心翼翼地把车开出了机场，回到住所装载上早早打包好的行李，师弟还特意给我准备了饮料和水果，与送行的师弟挥别时已是下午2点，车窗外九月的阳光依旧刺眼。设定好车载导航，同时开启手机上的谷歌地图，看着公寓在后视镜中缓缓缩小、远去，慢慢行驶在自己跑步时挥洒过汗水的街道，脑海中浮现出实验室、图书馆、游泳池和篮球场的一幅幅画面，还有和小伙伴们一起度过的欢乐时光，心中未免有些许伤感，不过，路，毕竟是要向前的。

出发不到十分钟后就上了26号高速，美国的高速有几大特点：第一，绝大多数路段免费，这也算这个车轮上的国家的全民福利。第二，出入口特别多，经常是一小段路就是入口和出口，不过因为车速快，这个时候也要特别小心。第三，谨记跟车行驶，在高速上超速很常见，警察一般会抓带头超速的那个。第四，路段速度限制变化很频繁，要注意最高速度和最低速度的限速提醒。

南卡不愧有"美国之肺"的名号，高速两边全是郁郁葱葱的成荫绿树，不过我在车里却像蒸笼一般，因为没时间适应车子，手忙脚乱的，因找不到空调开关，不一会儿我就浑身大汗。想打开车窗透气，噪音又分分钟地让人心烦意乱，额头、面颊、后背、前胸、屁股和腿上，全身没有干的地方，几乎是浸泡在汗水中。如果不是平时体质较好，又不停地喝水，估计自己很快就要脱水了。我不停地擦拭额头的汗水以免遮挡视线，墨镜也没法再戴着了，想要停车却又不甘心，憧憬着第二天下午就可以到达凉爽宜人的密歇根湖西岸，心中也算略略有点安稳下来。其实是应该停车调整好了再上路的，所谓"磨刀不误砍柴工"，肯定会事半功倍的，也会更安全一些。后来才发现美国的休息区简直是少得可怜，好不容易熬到休息区，停车找了树荫吹吹凉风，补充了饮料和水果，此前的不顺也一扫而空。

再次出发前彻底熟悉了车子，从休息区出发没多久便出了南卡，进入北卡罗来纳州（North Carolina）西部，这里不再是一马平川的平原带，沿着40号高速蜿蜒的道路逐渐进入群山之中，这里也是北卡西部和田纳西州（Tennesse）东部的交界。随着崎岖的山路逐渐进入著名的风景区鸽子谷（Pigeon Forge），倒不是那种典型的修在峭壁的盘山路，但路面的转弯越来越多，像一个又一个没有尽头的圈圈。进入山区后路上的车子比之前少了很多，很多时候前后所见只有自己一辆车，这段山路限速经常是45英里，车速稍快一些就有失控的感觉。沿途的出入口的密度也大大减少，如果是结伴而行，可以将沿线的好莱坞蜡像馆（Hollywood wax museum）、大烟山国家公园（Smoky mountain alpine coaster）、多来屋（Dollywood）主题公园游览一番，在度假村泡着温泉。山路也跨越了不少河流，在匆匆一瞥中可以见到河中怪石嶙峋，水流也颇为湍急，桥梁很多都是木制的，河床距离桥面一般也都不高，没有国内动辄几十米上百米的那么雄伟。

3 夜宿诺克斯维尔

山随平野阔，在绷紧神经行驶了2~3小时后，视野终于开阔起来，路边的建筑也越来越多，车速也不知不觉地加到了90英里/每小时，终于在日落之前，进入了诺克斯维尔城（Knoxville，诺诚）。诺城是田纳西州仅次于孟菲斯和纳什维尔的第三大城市，城市名字是为了纪念美国第一位军事部长亨利·诺克斯（Henny Knox），田纳西大学就坐落于这座城市，可能是缺乏源远流长的历史，美国的很多城市通常是以人名命名的。傍晚时分，车子在诺城的街道缓缓行驶，摇下车窗，初秋的微风吹起一身凉意，夕阳把街上三三两两的人影拉得长长的。这时候肚子也咕噜咕噜叫了起来，找了好久也没看到中意的饭店，就决定直接去宾馆了。

很容易就找到了通过booking in（订住宿的网站）预订的宾馆，就在高速入口处。环境倒是优雅，服务也很热情，100美元的价格也算价格不菲。我到达的时候刚好晚餐结束。到前台问了预定信息，给了钥匙，速度还是比较快的，办理期间来了一位貌似是当地人的单身男士，说自己没有预定，服务员一样热心地帮其介绍房间，并且很快办好手续入住。房间在二楼，一室一厅对我这个单身客来说未免过于宽敞，不过已经付了钱，就不会嫌弃房间大，装修档次不错，用料和布置都比较用心，床也软硬适合，美中不足是居然有蚊子，经过和蚊子的一番斗争后，睡意也被消磨了。

灭了灯，起身坐到窗台边，月色皎洁，夜凉如水，心中思绪起伏，"海上生明月，天涯共此时。情人怨遥夜，竟夕起相思。灭烛怜光满，披衣觉露滋。不堪盈手赠，还寝梦佳期"。独坐了许久，回到床上才发觉浑身冰凉，梦中没有梦见佳期，却一觉睡到9点，匆忙起床洗漱后下楼，发现居然又错过了早饭（9点截止），急匆匆吃了点水果后便迎着已经挂到头顶上的太阳再次出发。

在诺城东北50英里处就是坎伯兰岬口（Cumberland Gap），据说是被陨石冲击出的一个缺口，此处是田纳西、弗吉尼亚和肯塔基三州的交界，也是美国早期殖民者翻越阿巴拉契亚山的主要通道，从地图上看距离75号高速仅20英里，不知道是否像蜀道一样难行，不过这次是没机会亲临此地了。

4 漫漫长路

出了诺克斯维尔沿着75号高速行驶半个多小时后，进入以纯种马和威士忌闻名的肯塔基州（Kentucky），遗憾的是匆匆而过，没有品尝威士忌，也没有看到纯种马。肯塔基原属弗吉尼亚州（Virginia），于1792年脱离弗吉尼亚，其实这里也是肯德基的发源地，还是总统亚伯拉罕林肯和杰弗逊戴维斯的老家，在林肯的老家还有林肯纪念堂。其实不只是我们国人喜欢建立纪念馆，原来美国人也兴这一套。在该州中部的莱克星顿由75号高速转到64号高速，去往路易维尔（Louisville），此城是肯塔基州最大城市，是一座位于俄亥俄河（Ohio River）畔的河滨城市。

　　肯塔基州河网密布，肯塔基河、田纳西河和坎伯兰河都穿越其间，更有坎伯兰瀑布坐落于坎伯兰河上。不过穿过65号公路的却是俄亥俄河。俄亥俄在印第安语中的意思就是"大河"，该河源出阿巴拉契亚山，干流由阿勒格尼河和莫农加希拉河于匹兹堡汇流而成，流域包括俄亥俄、印第安纳、伊利诺伊、西弗吉尼亚和肯塔基，肯塔基作为密西西比河（Mississippi River）最长的支流汇入该河。我在该城未做停留，直接穿城而过，当驶过大桥时可以看到桥下波澜壮阔的滔滔河水。

　　隔河相望的便是印第安纳州了，其首府为印第安纳波利斯，也是美国中部仅次于芝加哥的第二大城市。过了这里本有两条道路选择，可以经尚佩恩（Champaign）走57号高速，不过距离远了100英里左右，也可以选择继续沿65号高速行驶，我选择了后者。

　　这段高速沿线全是开阔的平原，极目远望，格外开阔。路面上星星点点的小白点跃入眼帘，慢慢靠近后发现其实是在路的两边，白点越来越大、越来越多，轮廓也越来越清晰，上面几片叶子，下面是笔直纤细的腰肢，这才发现自己原来是和风车不期而遇了，恍如到了荷兰。如何能够错过这美好的风景！于是便找了个最近的出口，下了高速，停了车。夕阳西下，沐浴在秋日的阳光里，聆听着微风呢喃，细嗅路边野草的清香，抬眼可见满目悠闲的风车缓缓地转动，除了偶尔驶过的汽车，一切都是那么和谐和宁静，真的想时间就此停留。

5　抵达风城

　　印第安纳波利斯之后再向北，随着导航上的距离一点点地缩短，过了加里（Gary）就是芝加哥的南郊了。在行驶中，感觉路面一下子变得开阔起来，分成了十几道，前面的车却排起了长龙。远远看去左边的车明显要少得多，右边的长龙至少有上百米，我就沿着左边行驶。再靠近一些才看清原来是到了芝加哥的高速公路收费站（Toll Plaza）了，这时才发现自己走错道了。左边的无障碍电子收费快速通道是给Ipass使用的，也就是电子缴费系统（electronic Toll），需要在车上预装一个toll pass，可以自动感应。右边的是现金通道，需要向投币箱里投币，但只认硬币，提示要交2.25美元。我搜遍了全身的零钱还是不够，只差一点就要向别的司机兑换了，但是看到临近车道没有落杆，直接就过去了，又怕时间太久影响后面的车辆，好在栏杆已经抬起，也管不了那么多了，就开了过去，也算是第一次逃票了。

　　由南向北驶入芝加哥城区，在天桥上刻着大大的"Chinatown（中国城）"，也叫华埠，虽然匆匆一瞥，却也思绪翻涌。待到后来逛唐人街的时候，看到了主街永活街上高悬着孙中山先生题写的"天下为公"的牌坊，背面则是"礼义廉耻"，还有"九龙壁"，满街古朴的中式建筑、老式的招牌和随处可见的繁体字，仿佛时光退回到了民国时期。虽然经典，却也与现代生活有些格格不入，给人垂垂老矣的感觉。就像后来在马蜂窝看到的一条评论：带着好奇的心去，带着复杂的心回来。各种民国时期的店名昭示着过去移民抱团取暖的旧影，小肥羊、早教培训机构又给了她新时代的气息。然而无论新旧，这里的中国城给你一种时光倒退的感觉，似乎她已经疲倦，到了暮年，不再那么有生机和活力。也许是因为现在的移民更多地来自精英和高知，能够更独立地扎根在美国这片土地上吧。或许有一天，唐人街将逐渐退出历史舞台，成为一个缅怀过去的符号。

因为第一次在美国的大城市开车，又到了傍晚时分，在芝加哥市区的行驶完全跟着导航走，不过需要吐槽一下的是，导航对于立体结构比如（隧道、高架）的分辨能力太差，据说国产的北斗导航系统可以完美地解决这个问题，期待一下。最后，还出现了一点偏差，在到达同事家附近时，因为多走了一个路口，多花了十多分钟才掉过头来。

总的来说，一路向北驶过了平原，跨越了山川，除了油价节节攀升（美国的油田多位于南部），旅途还是比较顺利的，对于我这样一个平时很少开车的人来说，不仅体验了美国高速长途自驾，也领略了沿途的风景和风土人情。如果有机会，下次将开车走一趟美国西部和美国东部。

6　后记

目前我已顺利完成转学，在西北大学的芝加哥校区安顿下来后，也顺利通过了驾考笔试，拿到了伊利诺伊州的驾照（目前伊利诺伊州的驾考笔试可以选择中文考试），期待下一次的旅程。

分享人：陈伟，徐州医科大学附属医院

邮箱：aghostza@gmail.com

致谢：作者特别鸣谢江苏省卫生国际交流支撑计划（编号：JSH-2017-008）的大力支持

第六十七章　到美国缅因州吃龙虾和出海看鲸鱼

　　话说我们在美国生活的时间长了以后，朋友多了，也融入了当地生活。我家邻居是纽约州立大学教授国际经济学的退休教授，我们两家平时比较谈得来。有一天我说美国的龙虾肥大，味道好。他问我是在哪里吃的，我说是在当地食品超市买的。他说："Oh well，if you really like lobster，then the lobster in Maine is the best.（啊，如果你真的喜欢吃龙虾，那么缅因州的龙虾是最好的。）"然后，他们夫妻俩就开始跟我介绍到缅因州的行车路线、旅馆、如何吃龙虾，什么季节去最好（每年的6～9月），我都一一记住了。

　　龙虾（Lobster），大家都熟悉，在美国的食品超市里很容易见得到和买得到。但提到吃龙虾又看鲸鱼（Whale），那还是令人感到好奇和有所向往的。在美国，最著名的龙虾产地就是大西洋龙虾（Atlantic Ocean Lobster），尤其以新英格兰（New England）地区的波士顿（Boston）和缅因州（Maine）为著名。而缅因州的龙虾被称为该州的"金矿"（Gold mine），是缅因州的宝贝。缅因州的龙虾品种多，且因水冷所以龙虾老且大，味道特别鲜美。说到龙虾的大，简单地说，就是你只吃一只就够了，饱而腻，当天你是再也不想吃龙虾的了。

　　恰逢一个朋友要离开罗斯威尔帕克癌症研究所到哈佛大学医学院做博士后研究，因为她行李多，而且从来没有一个人单独开车到波士顿过，所以我们就决定为她送行，顺便到缅因州吃龙虾和看鲸鱼。

　　当时正值秋季，天气微凉，比龙虾最肥美的季节稍晚，但我们还是决定前往。我们从纽约州的布法罗（Buffalo）出发，开车一路向东，中途稍作停顿休息了几次，8个小时后到达波士顿。和朋友告别后，我们带上波士顿另一个朋友的儿子一起继续向东北方向进发。车出了马萨诸赛州（Massachusetts，麻省）的波士顿后不久就进入了新罕布什尔州（New Hampshire）境内。此时天已经黑了，我也因为连着开了9个多小时的车，行程约500英里（合约750公里），犯困了。于是换成我的妻子开车，最终安全顺利地到达了位于缅因州大西洋海边的一个叫Boothbay Harbor的海港小镇，顺利住下（图1）。

第二天起床，有了晨光的沐浴，我们才发现这个海港小镇的美丽。古老的房子，当年英式外观的造型，是典型的新英格兰特征。街道窄而安静，两边有很多纪念品商店，里面的东西小巧而精致，非常吸引人。

游完街景后已接近饭点，我们就去海港的水上餐厅吃午餐，吃的是原汁原味、产自大西洋而且是缅因州的龙虾！这也是我们此行的本意。在餐馆里落座后，店员先耐心地向我们介绍缅因州的龙虾特点、品种、大约年龄等。因为是第一次到缅因吃龙虾，我们既好奇又想多品鲜，龙虾价格也很便宜！新鲜捕捞的龙虾6美元一磅（约454克）。我就跟店员说我们要每人两只大龙虾。店员摇头说，龙虾真的很大，而且是刚从海里捕上来的，味道很鲜美。店员建议我们每人点一只龙虾，再辅佐一些别的小菜，然后看情况再决定是否增加，店里的龙虾是充足的，随时可以增加。龙虾属海鲜，吃不完带不走会浪费，所以我们同意他的建议，每人点了一只清水煮龙虾，即清水烧开后把龙虾下锅，煮熟后

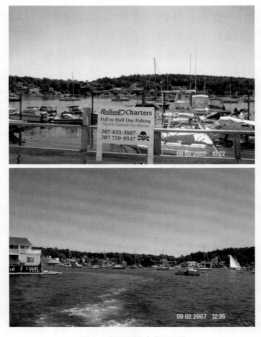

图1　缅因州布斯贝港

直接捞起来就吃，什么配料都不放。吃起来的味道跟在我们当地买的龙虾真是不一样，无法用言语形容。吃完一只后我问大家，还要点第二只吗？大家都摇头，吃饱了，腻了！

吃完午餐后，我们跟店员表达谢意并告别，到外面港口转一转时遇到一位港口的工作人员，和她打听情况并聊了起来。她是土生土长的缅因州人，聊天期间，她看我们大老远从纽约来一趟不容易，而且又带着两个孩子，便建议我们出海看鲸鱼。这时我们才真正知道还有这个旅游项目，而下一次发船时间正好是下午3点。时间还来得及，于是我们便买票上船。

观鲸船上的游客除了美国人外，还有来自世界各地的游客，有法国人和英国人。船上有一对夫妻是来自纽约市的，他们听说我们来自纽约州后就觉得很亲切。我们谈了很多关于海和孩子的事。在岸上时气候还算暖和，上船后风越来越大，越来越冷。

由于出发时我们没想到要出海观鲸鱼，所以没带厚的外衣，把我们冷得直哆嗦，其他游客们亲切地提醒我们可以躲在船舱里不要到外面的观景台上。虽然冷，但我们还是感到很开心，所有人都在大声谈笑，似乎都忘记各自的肤色和国籍。

大西洋的海水真的很碧蓝。船出海约一个半小时就到了很深的水域，这时船长开始不断地广播：前方有鲸鱼出没、翻腾、喷水（换气）了，而且他还知道哪只是公，哪只是母的。我们觉得很奇怪，就问他："您怎么分辨鲸鱼的公母呢？"他笑着说："我可以看得出来。"这时深海的风越来越大，海草密布，按照游程返航约需要1个半小时。出海总共用时约3个小时，回到港口时已至傍晚时分，却没有人再提吃龙虾了。

第二天沿来路返程。这也是我们美国生活中的一次难忘之旅。

分享人：黄华艺，广西壮族自治区人民医院
访学地点：美国罗斯韦尔帕克癌症研究所
相关分享：慨乎言之－"洗脑"培训漫谈——美国实验室工作介绍
邮箱：huayih@yahoo.com

第六十八章　行走在瑞士

　　瑞士，素有"人间天堂"的美誉。这个美丽而遥远的欧洲国度于我而言曾经是那么的陌生。2016年的夏秋交接之际，受瑞士优秀留学基金的资助，我有幸在日内瓦大学攻读博士后。初到瑞士，感触最深的是其发达的交通以及任性的指示牌。几乎所有公共场所的指示牌都只有一种语言：法语。这让我这个法语盲在初踏这片美丽的土地时非常忐忑。瑞士给人的感觉就像是蒙着面纱的美女，美丽而羞涩。真正的瑞士人非常以他们的国家为傲，有时候甚至到了有点封闭的地步。用一句话总结这个国家的特点是：保守而又开放。如果你来到瑞士，以下这些是你需要了解的，下面就随我漫步瑞士吧（见图1）。

1　发达的交通会让你驾车的欲望消弥殆尽

1.1　日内瓦的市内交通

　　怀着忐忑的心情走下飞机，推着2个巨大的行李箱走出了日内瓦机场。迫不及待与同事一起下载了谷歌地图（Google Map），搜索提前预定的酒店地址，然后发现机场旁边就有直达酒店的10路公交车。比较意外的是，公交转乘以及火车转乘竟然都有非常方面的通道前往，虽然都是法语注释的，但是图解注释还是非常清楚的。我们非常容易地找到了公交车站。

　　瑞士公交车的特点是"长"而且"无障碍"。瑞士的公交车长度为15~20米，类似于火车的2~3节车厢，只是每节车厢略短于火车，这样一来容纳的乘客人数大大增加。本来非常担心如何把行李箱抬上车的问题，在看到无障碍踏板后彻底放心了，我很轻松地就把行李箱推上了车，公交车上有专门用于行李存放的空间，且设有固定带防止滑脱。这种贴心的设计，使我这个初来者减少了很多的不适及陌生感。

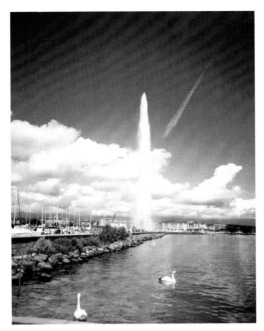

图1　美丽的日内瓦喷泉

　　说了交通的方便，再来说说站牌。瑞士的公共交通的特点是非常详尽地介绍了到站时间，并分工作日、周六周日、节日公交车到站的时间点。你可以通过站牌标注的到站时间决定是否等车或者改乘其他车。如果你到日内瓦准备住一段时间，就一定要下载瑞士公交系统软件，日内瓦的公交公司只有一家，输入目的地后自动会给出你要搭乘的公共交通工具、最方便的转乘站及最短用时，时间可以精确到分钟。令我印象最深刻的是，瑞士的公交非常准时，误差不会超过1分钟，这也是为什么说瑞士人严谨的原因。

　　值得注意的是，到了日内瓦最好下载一个翻译软件，因为所有的公交站牌都是法语，如果有其他语言也可能是德语、意大利语，几乎没有英文指示牌，当然你懂上述语言那就没关系了。如果你没有下载公交软件，应用Google Map也是可以的，一样会告诉你要怎么到达目的地，但是如果由于市政道路维护公交改线就不那么准确了。日内瓦的公交乃至整个瑞士的公交的形式基本上都是一致的，你在转乘的时候基本不需要走路就可以找到你下一个乘车的站点。

　　在日内瓦，坐在随处可见的宽敞明亮舒适的有轨电车上，看着在眼前掠过的历史与现代融合的街景，你会有时光交错的感觉，如果这时候恰好经过湖边，还可以看到远处的雪山，此时，你一定不会否认"人间天堂"这个称号。

1.2 遍布瑞士的火车网

用"叹为观止"来形容瑞士的火车交通网一点都不过分。瑞士著名的旅游胜地"少女峰""因特拉肯"是世界著名的滑雪度假胜地，火车能够到此是非常正常的。非常方便的是，你只要买了同一个公司的火车票，在有效时间内（最长10天有效）你可以随意搭乘任何一个车次，而且火车的城际间的发车频率基本上跟公交车差不多，大约30分钟一趟，你是否会觉得惊叹！两次世界大战，瑞士作为永久中立国没有受到战争的波及，所以瑞士人专心致志地修铁路、公路，使得这个多山的欧洲小国在美丽如画的同时，其公交网络的触角也延伸到了最远的角落。

想象一下100多年前，没有发达的机械，在平均海拔1000米以上的山上该如何开凿铁路？其难度不亚于我们现在修筑青藏铁路的难度，但瑞士人在100多年前就已经完成了。铁路到达的地方可以是雪山顶，也可以是湖泊边，与此同时，轮渡、缆车是衔接火车、公交车最为实用的交通工具。因此，瑞士人喜欢滑雪、登山、徒步、骑自行车就可以理解了。记得我初到瑞士时，与一位20多岁的留学生一起登山，登到一半体力不支，为了不影响大部队的速度，我就脱队在阿尔卑斯山中借助路标边走边欣赏沿途的风景：山中的草场、马场让我体会到了瑞士人恬淡而闲适的生活。我——一个不懂法语的中国人，在阿尔卑斯山中看着法语指示牌可以顺利返回到火车站等待同伴，也可以随便坐在哪片草场上看着远处的牛羊眺望远山，再想一下在国内每天看100多个患者，觉得恍如隔世呀！

1.3 瑞士的轮渡及缆车

阿尔卑斯山与瑞士密不可分，从山上融下的雪水汇成了贯穿瑞士全境的湖泊，所以我和当地人一样，在哪个城市就把那里的湖泊以城市命名，如"日内瓦湖（Geneva Lake）""苏黎世湖（Zurich Lake）"。山绕着水、水围着山是瑞士风光的特点，即使在盛夏你也可以在湖边眺望远处的雪山，想象一下那是何等的美丽。既然有如此庞大的水系，精明的瑞士人当然不能放过，应运而生的就是发达的水运交通网。同火车网一样，轮渡同样可以带你到瑞士的任何一个地方，在任何一个地方你也可以环游全城，全年价格统一，不用担心价格的变动或者受骗。只是始发时间不如火车那么频繁和密集。不过，乘坐轮渡可以到达著名的瑞吉山等享誉世界的旅游胜地。

滑雪或者雪山、冰山观光是最吸引世界各地游客的关键词，衔接火车、轮船与雪山的交通工具——缆车是一定要提的。缆车一般在冬季及夏季开放，时间点是不同的，但与其他交通工具一样，你可以在网上查到，即使是法文你一样看得懂，因为会有缆车的图标作为标记。而且，缆车的时间点基本上都与所衔接的交通工具的时间点相差10~30分钟，方便你换乘从而节省时间。精明严谨的瑞士人帮你把路上的时间最大限度地压缩，以便你有足够的时间自由游览。在一些著名的地点，停车时间一般较长便于你下车拍照，非常贴心。

因此，公交、火车、轮渡、缆车，可以帮助你到达任何一个你想到达的瑞士小镇。

2　瑞士人的文化传承及传统

上文提到"开放、保守"是瑞士人其鲜明的特点。说他们保守，是因为即使瑞士同样是个多种族融合的国家，但继承传统仍然是刻在骨子里的民族特性。每年12月在日内瓦举行的登城节（L \ 'escalade Festival）就是典型代表，这个传统节日已有长达400多年的历史。

每年的12月9日至12月11日，几乎全日内瓦人都穿着400年前的传统服饰走上街头，有组织地进行纪念活动。如果你有幸赶上这个节日，你将随同日内瓦人回到400年前经历的那场战争，以及热火朝天的民众合力抗击侵略的后勤保障活动，这让我想起电影《淮海战役》中民众由扁担和独轮车支援前线的场面。不忘历史，才能勇往直前。

另一个缩影体现了瑞士人的保守及怀旧，你在瑞士的各个地方都随处可见保存完好、尚在使用的历史超过200年的建筑，令人惊叹的是科技发展到今天，其下水系统等仍能够有改造的空间，这是我们需要学习和借鉴的。日内瓦迄今作为博物馆开放的最古老的建筑据今已经有900多年的历史了。

在瑞士期间，日内瓦大学组织了4次游览活动，值得一提的是，每次的导游都由50岁以上的日内瓦人担任，你可以从这些导游身上真切地感受到他们作为瑞士人、日内瓦人的骄傲。一个以自己国家和文化为傲的民族注定会是一个优秀的民族。但是，从另一个角度看，很多瑞士人并不特别欢迎外国人到瑞士来。这些人会认为外国人占用了他们的资源，有破坏美丽环境的可能。另外，瑞士非常注重家人的团聚。曾有瑞士同事问我："你在瑞士想孩子吗？还回国吗？"我回答："是的，我想孩子，但我会安排孩子与我团聚，而且会按期回国。"听到我的回答，我明显地看到他的面部表情变得柔和。因此，尊重瑞士人的保守吧，虽然有时候会感觉传统的瑞士人会有一点封闭。

说到"开放"就要先说瑞士人的优雅，不管多大年龄你很少在街头看到邋遢的老人，整洁、优雅似乎是瑞士人的一个标签。由于日内瓦良好的社会及经济环境，日内瓦的年轻人就业机会很多，甚至很多外国人也很容易在瑞士就业，一些人不能在瑞士工作往往是因为拿不到居留权。开放的瑞士人多数是受过高等教育的人士，他们一般有留学经历、见多识广，可以对外来文化兼收并蓄，因此，对于外国人他们会表现得非常友好。我所在的日内瓦大学医院的同事来自于9个国家，操着不同口音的英语仍然相处融洽，这其中有穆斯林，有素食主义者，有基督徒，老板是瑞士人，我们相处非常融洽也尊重及理解各自的习惯及信仰。开放使瑞士的政治、经济、文化一直处在世界的前列。由于瑞士是中立国，又是联合国重要的分部，感觉瑞士人总有那么一点旁观者的意思，优雅而随性地看待世界变迁。

　　另外，众所周知，瑞士有发达的银行业，管理规范、手续繁琐。到瑞士以后总感觉瑞士银行不缺钱。因为，你要交押金，那么请预约；你要办银行卡，那么请预约，即使大厅里空无一人，你也要预约时间然后再来。瑞士人的刻板可见一斑。在瑞士生活，你的固定住址和信箱是非常重要的，因为所有的账单都要通过邮局邮寄给你，你要交的各种生活费用也需要到邮局去缴纳。在瑞士，支付宝和微信支付是不可想象的。你的生活与信箱和邮局密切相关，如果你更换了住址那一定要去移民局的网站上更改你的住址和信箱，否则你的信用和账单都会有麻烦，随之而来的是你的所有事情都会有麻烦。在网络发达的今天，瑞士人坚持面对面地办理金融业务其实还是非常好的，避免了很多受骗的机会，而且也会使你花钱的时候多想想去邮局排队其实不那么愉快从而减少你花钱的机会。

　　游学一年，其实还有很多想说，但是我想从交通及文化上就可以感受到瑞士的热情。我很喜欢这个美丽的国度，不光有湖光掩映的景致，还有干净、纯粹的生活。不过对于喜欢热闹的人来说，住一段时间是个不错的选择，长住怕是会耐不住寂静。欢迎来到瑞士，感受夏天的音乐节、国庆节以及冬天的登城节、滑雪活动，感受瑞士的人文气息（见图2~图3）。

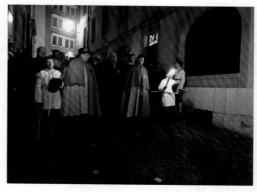

图2　日内瓦登城节

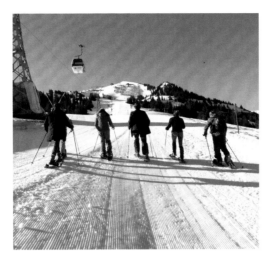

图3　滑雪

分享人：张谊，首都医科大学附属北京同仁医院
访学地点：日内瓦大学
邮箱：Yichang-1@163.com

第六十九章　丹麦科技大学访学生活见闻

多年以前，我从未想过有一天自己也会走出国门，去往传说中的童话世界丹麦学习，也从未想过在丹麦会遇见那么多美好的人和事……

1　安全有序的科研生活

提及丹麦实验室，印象非常深刻的就是他们对实验室安全的注重。我刚入实验室，他们立刻就为我安排了相应的实验室安全培训，告诉我在实验室要注意的事项、消防栓、逃生路线及应急备案等。同时，每个实验方案都会详细地注明该实验需要的哪些试剂对人体有害，该如何防护等。出国之前，我在国内做实验，从来不知道跑胶的电泳液中使用的硼酸对人体生殖系统有害，但是丹麦的PCR实验方案上却进行了详细的说明，并提醒大家跑胶时戴手套。

此外，在丹麦的一年多，我充分认识到了团队合作的重要性。无论你从事的是哪一方面的研究，无论你是谁的研究生，都不重要，重要的是大家是一个研究团队。除了某些特殊的试剂需要购买外，团队里所有的研究试剂、耗材、研究方案都是共享的。实验室由几个技术员统一管理，丹麦实验室的环境特别得干净和整齐，不同的试剂都有固定的摆放位置。导师确定研究的方向和方案，技术员带领我们将实验流程走一遍，对于我们要注意的问题都会详细告知。我们的实验结果一出来，相关数据就会立刻反馈给导师，并探讨实验方案要不要修改。完善的流程和充分的团队合作使我的科研生活非常愉快和轻松。

同时，团队里每个成员之间的合作意识都很强。枪头等公用耗材，一旦快用完了，就会立即装好，让接下来做实验的人有耗材可用。在实验室，他们最常说的一句话是："如果我用完了没有准备……别人要用怎么办？"有一次，一位丹麦女博士在跑完胶进行EB染色的时候，胶不小心脱手滑进了EB液里面，溅到了她的身上。我赶紧建议她去水龙头下冲洗，但她表示她脚上也有，一旦走动，会带得到处都是，别人碰到怎么办。直到别人给她找来一双鞋子，换了衣服后她才出去清洗。想想我们，大家很多时候都缺乏这样的意识，甚至会想，"只要我的结果好，你的实验如何进行和我有什么关系？"

2　难忘的丹麦生活

　　周末往往是我们最快乐的日子。在丹麦，周末很少有人加班，读博士的中国学生常会在一起聚餐、玩游戏或聊天。我们经常约好周六或周日的下午一起去超市买菜，买回来后大家一起做饭，吃完饭以后就玩杀人游戏或聊天。在异乡，不管是名校的教授，还是赫赫有名的领导，大家像老朋友般聚在一起，彼此认识就是缘分，没有人拿架子，也没有人装腔作势，大家总有聊不完的话题。当然，在国外聚餐自然不像在中国吃饭这么方便，随便找个饭馆，付钱就可以享受全套服务，在丹麦从买菜到做饭的每一个环节都需要大家一起配合、付出，才能共享一桌美味佳肴。如果你来聚餐，是抱着来餐馆吃饭的态度，那下次聚餐可能就没人再邀请你了。所以，亲爱的朋友，如果你在国外想享受长期的周末聚餐，而你恰好不会烧菜，那么你可以买菜、摘菜、洗菜或洗碗，总有一样你能做的，可千万别像个大爷只等着吃饭哦！

　　在国外，最痛苦的事情莫过于频繁的搬家。出发前，听说丹麦的宾馆很贵，我急于租房子，心想只要有住得地方，其他的都不在意。我租住的第一个地方是一对中国夫妇的厨房，确切地说他们的厨房很大，所以他们在厨房里摆放了床就租给了我。但这对东北夫妇太"热情"了，我实在是一点隐私都没有，恰巧朋友帮我介绍了一个学生公寓，我就赶紧搬走了。住在学生公寓，有了自己单独的房间、卫生间，而且房租也合理，心里畅快了不少。更让人愉快的是，那里还住着一对中国夫妇，我们很聊得来，大家一起请中国朋友来吃饭，生活过得很愉快。第三个地方更让我满意，就在丹麦科技大学里面，离超市非常近，去实验室更方便。最后住的两个地方都在中国朋友家里，他们人都很好，我们经常一起做饭吃。虽然频繁地搬家实在是太费功夫，但是很庆幸我遇到的房东人都很好，我们相处很融洽，也因此认识了很多朋友。但是我认识的一些朋友就惨了。有人将地下室储物间用木板隔出几个房间来，按照市场价格租给即将到丹麦上学的中国学生，押金收半年的房费。地下室潮湿不说，还给他们限制各种条条框框的规定，时常给他们断电，即使他们不在家里做饭吃，还要他们每个月交调料费，就连厨房的案板坏了，也说案板是花了7 000元钱买的，让他们赔偿。如果学生要退租，他们就说合同未满，提前退租不给押金……所以，对于去丹麦学习的朋友，建议能够申请到学生公寓最好；如果租住的是别人家的房间，一定要提前打听房东的人品如何。如果对房东的人品不了解，签订租房合同的时候千万不要一下子签一两年，千万不能心急免得被房东牵着鼻子走。

3 热情有加的丹麦人

初到丹麦，人生地不熟，要去哪里，我都要提前查好路线，打印好地图才敢出发。走在路上，只要我稍有疑惑，拿着地图犹豫，总会有人主动过来问我是否需要帮忙。如果他们也不知道我要去的地方在哪儿，也会用手机帮我查或者问别人怎么走，然后再告诉我。

有一次，我拿着地图问一个男孩该怎么去某地方，他自己不知道就开始打电话帮我询问。还有一次我约的下午五点看房子（丹麦的冬天，晚上三四点天就黑了），由于房子地处郊区，人很少，我不幸迷路了。幸运的是，我刚好碰到有一个人从房间里走出来，便赶紧拿着地图找他问路，显然他也不清楚，但他让我稍等，回到房间去问路线。没想到的是，他竟然主动开车送我去了目的地，路上因为急着带我赶路，还差点撞车。还有一次，我约了医生看病，约定的时间快到了，我还不知道距离目的地有多远，迷茫中，我看见一位大爷坐在家门口晒太阳，向他确认了地址之后，赶紧赶路。谁知过了一会儿，他就开车过来说要载我到医生家里去……后来有一次和朋友聊天提到这些事情，感慨丹麦朋友的热情，他们都说我胆子太大了。我当时不以为意，现在看到了美国的章莹颖案，才庆幸自己遇见的都是好人。

在丹麦，我最幸运的是遇到了一对丹麦夫妇，并且和他们成为了好朋友。那是丹麦的三月份，我刚到丹麦的第三个月，兴致勃勃地去看美人鱼，结果我低估了丹麦的三月，以为是春暖花开、踏青游玩的好时机，结果在海边冻得瑟瑟发抖，寻思着看美人鱼该往哪个方向走。远远地走来一对夫妇，我鼓起勇气问他们美人鱼的所在。他们很热情地带我去看了美人鱼，路上，他们告诉我，他儿子以前去过中国（张家界、凤凰古城），还要了我的邮箱，说要邀请我去他们家吃饭。我以为他们只是随口说说，没想到他们真的写信邀请我去他们家里玩，从此以后，我们便开始了密切的往来，这也为我在丹麦的生活增添了许多的乐趣。无论是平日休假的时候，还是复活节或圣诞节的时候，他们经常会邀请我去他们家玩，以感受丹麦传统节日的氛围！有时我的实验结果不顺利，他们就会带我出去散散心。更为贴心的是，我回国前夕，他们开车接我到他们家里小住了好几天，最后送我到机场。回国以后，他们还到中国来玩，而且去我的老家看望我的公公婆婆及爸爸妈妈。感谢他们，使我在国外的生活如此丰富多彩！

分享人：曹小利，南京鼓楼医院

访学地点：丹麦科技大学

致谢：作者特别鸣谢国家留学基金委对访学人士的资助和支持

第五部分　慨乎言之

导　言

生活中，于所见所闻，我们都曾有过因某事而触动心弦、回味无穷的时候。犹如合上书本后依然记忆犹新之感，欣赏罢音乐的余音绕梁之韵味。艺术源自生活，又将其升华。此篇皆为访学者的感慨心声，走得越远，看得更广，感受愈深。

是为慨言者。

第七十章　尊重和信任是怎样铸成的？——日本 国立癌症研究中心访学之"医疗篇"

2015年6月，应日本东京国立癌症研究中心（NCC）理事长崛田之光先生的邀请，我来到了NCC，开始了为期一年的研修。

宝贵的研修机会源于医院各界的大力支持和科室同仁的无私协助，才让我有了这样一个难得的机会开拓眼界，磨练自身。为了回报同仁，我将仔细梳理我对日本的医疗人文、医疗技术和医学教育的观察和思考，希望能让更多人分享我的收获。

日本国立癌症研究中心设立于1961年，是日本的癌症诊疗的核心机构（图1）。它集癌症预防、检验研究中心和医院为一体，以癌症的预防、早期发现、早期治疗为目标。1992年在千叶县柏市成立了国立癌症研究中心东病院，同时原来的医院改为国立癌症研究中心中央病院，1994年还设立了研究所分所。国立癌症研究中心目前不仅是日本，也是世界上屈指可数的癌症诊疗研究中心之一，国立癌症研究中心东病院还是日本唯一一所使用回旋加速器以高强度连续质子束治疗的医院。

日本国立癌症研究中心中央病院的特点是学科门类齐全和科学合理的分科与协作，如消化系统肿瘤分为胃肠外科、肝胆胰外科、食管外科；内科则分成消化道内科与肝胆胰内科等。临床科室在分科的基础上，与放疗、医技等科室分别组成37个诊断治疗小组，各个小组会定期举行多学科协作（MDT）的会议。几乎包括了所有肿瘤的诊断与治疗。与别的医院不同的是，NCC下面还设置有社会和健康研究中心、癌症情报对策中心、少见癌研究中心等部门。我特别注意到这里还有一个先端医疗开发中心，专门负责肿瘤患者的第一阶段研究（phase 1 study）。

在NCC有很多海外来进修的医生，涵盖各个专业，最多的时候有60余名，有来自中国、韩国等亚洲国家的，也有来自德国、美国、西班牙等欧美国家的。

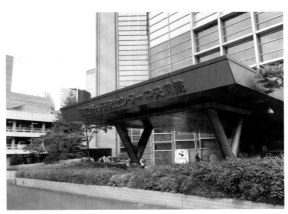

图1　国立癌症中心中央病院

1　理性建构下的秩序和条理

工作学习到现在，日本医院里的条理和秩序给我留下了最为深刻的印象。

医生们日常的工作很忙，但不乱。每天、每周、每月的工作都安排得井井有条。每个人都有一本笔记本，上面详细记录了自己工作的安排。科室墙上的日历上写着一个月之内的手术安排。

日本医院里，临床科室的人员配置主要由一个科长，3~6名Staff和2~3名住院医生构成。科长相当于国内医疗科室的主任，在自己的日常医疗工作之余，还要负责管理科室的日常业务安排。其他的Staff，相当于医疗组长，每个人都独立收治患者。住院医生分成住院总医生和一般的住院医生。

住院医生非常辛苦，跟随Staff管理每位患者从入院到出院的一切医疗事务，并跟着Staff做手术。由于科里的住院医生人数有限，所以基本上只要有手术，大部分的住院医生都会洗手上台。而不上台的住院医生则会抓紧时间忙好自己的工作后去手术室看手术，并帮助台上的医生处理病房的患者事宜。每天住院总医生要带着下面的住院医生查房两次，下医嘱、换药、为患者做一些检查和操作，并及时向Staff汇报，每天都要忙到晚上8~9点才下班。

Staff的日常工作是看门诊、收治患者和手术。Staff查房的时间不固定，会按照自己每天的日程安排查自己的患者。有的科室会每天进行全科大查房，有的科室则每周一次，由科室自己安排。尽管医生的工作非常忙，但从来没有看到过哪个医生对患者或家属有不耐烦，患者和家属有什么问题，都会耐心地予以解答。

患者对自己很负责，相信医生，相信医院，积极配合一切检查和治疗。患者住院，家人不会陪在旁边，只有晚餐时有几个小时的家属探望时间，晚上7:30之前所有家属都必须离开。患者自己记录生命体征，量体重，根据要求自己记录进食量和尿量。每次我跟着去查房时，病房里总是干干净净，患者自己也梳理得整整齐齐，安安静静地或躺或跪在床上看书、看电视（每人一台电视，接着耳机，并不会影响到别人）。家属如果要找医生，会先打电话到护士台来预约，护士和医生确认后，再安排具体时间接待家属。

在门诊时，很多患者自己带着笔记本，把医生交代的话，仔仔细细地记录下来，回去会不折不扣地执行。门诊很安静，叫到号了，患者敲门进诊室，就诊完毕，向医生鞠躬退出。大家都安安静静地在诊室门口候诊，没有谁会问"怎么还没轮到"，没有谁会擅自冲进诊室找医生，即使是本院的同事来门诊咨询，也必须预约、排队。

2 既保患者也保医生的医保政策

国家的医保政策对患者和医生负责。日本有较为完善的医疗分级制度。在NCC，患者是不能自己挂号来就诊的，必须由其他医院的医生转诊预约而来。检验和检查报告在日本各家医院都可以通用。患者在预约的日期来医院，先去自动挂号机上插入自己的国民医疗健康保险证（医保卡）排队取号，去相关诊室就诊，做好检验和检查，取药，最后再去自动结算机上付费。

日本的医保基本上都能覆盖医院里的所有药品、检查和诊疗过程中使用的器械。患者每次就诊，在一定的限额里全由医保承担，超过限额，患者自己要付30%。但是如果费用高于一定的数额，又是由医保全部买单。医生不需要整天填写申请药物的表格，当然也不会乱用药物和器械。以我所在的食道外科为例，手术中使用的自动切割吻合器是医保覆盖的，但是平均每位患者只可以用6把，超过的部分医院就要承担一定的费用了。医院会在月初把每个Staff上个月出院的患者在住院期间的费用资料送到每个Staff手中，Staff签名盖章后，医院再和保险机构核算。

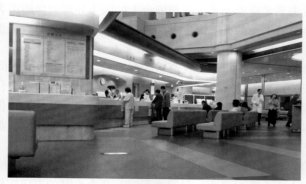

图2　日本东京国立癌症研究中心大堂

3 覆盖全民的癌症情报对策中心

国立医疗机构对国民的健康负责。NCC作为日本最高级的国立癌症研究专业机构，下属有一个癌症情报对策中心。全日本医疗机构的肿瘤患者的信息，都要到该中心的网站上进行登记。而癌症情报对策中心会定期统计全日本各类肿瘤的流行病学信息，协助政府制定医疗政策。同时，会不定期地向国民发布肿瘤预防、诊疗、检诊、疗养、生活等方面的基本知识。NCC自己还出版了不少肿瘤宣教的刊物，有些在医院里是免费提供的。

4 扑灭医疗纠纷的全社会体制

日本一直被视为医疗体制健全、医疗质量和服务水平高、国民的医疗保障做得很好的国家。但是，医疗过程不会都是一帆风顺，也不一定都会有令人满意的结果。那么，日本是如何防范和解决医疗纠纷的呢？

首先，日本社会的公序良俗是良好医患关系的基础。我所在的食道外科有一个老患者，食道癌术后发生了吻合口瘘，一直长不好，已经在食道外科住了3个月。有一天晚上查房时，家属也在，家属一看到我们走进去就马上站起来，恭恭敬敬地向我们鞠了个躬，说："患者的伤口一直没有长好，给医生添麻烦了，非常抱歉。"医生也马上说："我们也非常遗憾，但是我们一定会努力，你们也不要放弃啊，一定也要努力啊！"这一幕让我着实震惊和感动。

其次，医生过硬的专业素养和认真负责的工作态度、医院合理有效的运行机制是防范医疗纠纷的强有力的手段。食道外科急诊收治了一个食道癌术后8年的患者，本次因为反复高热入院。入院后收治在重症监护病房（ICU），各种检查都做了，一直查不出原因，院内、院外会诊了好几次，还是找不到病因。患者的状况越来越差，最后，死于多脏器功能衰竭。

患者死亡后，动员患者家属做尸解，家属也很配合，表示同意。让我没有想到的是，尸解就在医院里进行。在一个周末，全科的医生一起去病理科，由病理科的医生当场进行尸体解剖，大家一边看一边讨论。当时，我突然想起以前大学时有一位老师说的话：不放弃每一个患者，即使是患者死亡，也一定要查出问题的所在，从而吸取教训，从中获得经验。

在日本，患者对医生的绝对尊重和信任令人印象深刻。同样，医生也对患者高度负责。去医院看病或在医院里住院，医生都会在病历上详细写下患者的症状、诊断、治疗方法以及用药等信息。对患者的病情描述得相当清楚和形象，病程记录会附上很多患处的照片，描述病情多以图画和简单文字穿插，使人一目了然。

在日本，病历是由医疗机构保存的，而不是由患者自己带回家。

日本《医生法》规定，医疗机构有义务保存病历至少5年。《医疗法施行规则》则规定，医院有义务保存X光片、检查报告、护理记录等其他与诊疗相关的记录2年。医疗机构会按照一定顺序把患者的病历和各种检查报告等诊疗记录整理到一起，既便于复诊时医生查阅，又不容易遗失。

如果需要手术，医生会提前与患者进行详谈，会向患者及其家属详细介绍病情、检查结果、手术方案、潜在并发症以及术后的处理、预后等。所以说，在外科，手术几乎对患者是完全"公开、透明"的，患者及家人在术前一般就已对自己要进行的手术有了充分的认识。这样做能消除患者的疑虑，有助于缓解他们的不安情绪，增加患者对医生的信任。当然，万一手术中或手术后患者出现了严重的并发症，医生也一定会坦诚地告诉患者或家属，争取得到他们的理解和配合。

这里的医生告诉我，即便如此，在日本也还是有不少医疗纠纷的。但是，相对健全的医疗保险制度和各类社会保障，使得这些纠纷往往不至于闹上法庭。每一个Staff都有买保险，许多小的纠纷或事故可以通过保险公司解决，而不至于使矛盾激化。即使是纠纷演变成了医疗诉讼，多数也以原告和被告达成和解告终。

悟言者： 林之枫，上海交通大学附属第一人民医院
访学地点： 日本国立癌症研究中心
相关分享： 笃学明志–一种终身学习的体制——日本国立癌症研究中心访学之"教育篇"
笃学明志–细节决定成败，规范决定一切——日本国立癌症研究中心访学之"医疗篇"
邮箱： linzhifeng2611@163.com

第七十一章　访学日本，印象日本

有幸到日本访学一年。作为20世纪70年代出生的中年人，受党教育多年，对历史记忆深刻，面对日本这个国家，其实是心态复杂的。而这个近邻，一衣带水中也总是带着几分神秘。借助这个机会，我终于能近距离地接触到当地的普通百姓，感受其生活与文化特质，用心体会，希望能揭开它的面纱。

1　医疗

曾有师兄出访日本3个月，回国后感叹日本的医生地位如何之高。来日本前以及在访学期间，因为我并非临床访学的缘故，无法到日本的医院内亲自体验。不过，飞机落地长崎机场后的一幕，也许能说明一些问题。

不同于国内机场的设置，在长崎机场，过海关时有两个出口。一个专供持有日本身份证——视同拥有日本国籍的人使用，过关时就像国内出地铁一样方便，貌似亮一眼身份证件就可以通过。尽管只有一个闸口，根本就无人排队滞留。另外一个就是供外国人通行的，有三个闸口。因为经常被入境处工作人员检查行李，所以每一个闸口前都排着长长的队伍，大家缓缓通过。有个日本小姐穿着制服，拿着报税单挨个盘问、帮助填单。问到排在队伍最后的我时，听说我要去的是长崎大学医学院，惊讶地问我是否是医生，我回答"是"，她流露出羡慕的眼神，后退了几步侧立，竟忘了问我报税的事。

排在我前面的一个中国人被查了行李，行李箱被一一打开，衣物被逐个检查，查得可谓仔细！我走到另一个闸口，回答了海关工作人员询问的关于来日本的目的的问题："我是医生，到长崎大学医学院参与一些研究！"海关工作人员难以置信般地看着我，原本指示我拿行李上检查台的手势也停在了半空中，他思索了大约2秒，问我是哪个专科的医生，我回答了以后，他有点不情愿地露出恭敬的神态，示意我可以走了。我回头看看排在我前面的那个人，他

291

的行李还在被翻查中。他露出无奈的神情，扭头看到我已经过关，面露惊讶。

有人说日本的便利店很多，我倒觉得日本大大小小的诊所或医院更多，多到走错路都可以随时随地碰到，街边小巷到处都是，多到我总是怀疑它们靠什么养活里面的医护人员。因为每每走过这些诊所的门前，我几乎从没见到有患者或家属进出，用"门前冷落车马稀"来形容也完全不为过。而日本医护的高收入是众所周知的。我没有途径详细地了解，也没有就诊的经历，也许可以从一两件小事的侧面一窥端倪。第一件事，我必须缴纳首笔国民健康保险，7个月14 500日元，平均每个月120余元人民币。（其他留学生在日本打工，每小时收入为800~1 000日元）。第二件事，有留学生自称生病看不起。因为一个小感冒，去掉保险费用，自付至少3 000日元（接近180元人民币），相比国内，貌似并不便宜。但是，生孩子是顺产还是剖腹产，一定是由医生决定的，家属和患者没有决定权（由此推断：吃什么药、做什么治疗，恐怕也不可能由家属决定）。有留学生在日本生产，距离预产期不满一周时羊水有渗漏，看过日本医生后竟然每日还去公园遛弯，直到预产期来临时顺产。据说，日本剖腹产极少。

与医生的高收入和高社会地位现象截然不同的是：日本读医学院的学生很少。长崎大学医学院在日本国内还算是小有名气的，但是每年入学的新生并不多，目测不超过200人，实际上我估计可能120人都不到。一方面，这可能跟日本的低生育率有关。日本全国有1.27亿人，2016年全年全国新生人口只有97.6979万，从1899年有记录以来首次跌破百万（2017年6月2日日本厚生劳动省公布的官方数据）。另一方面，在日本人的观念里，也并非人人都得读大学不可，很多日本人读完高中，就直接进入职业学校或接受职业培训，然后出来工作。还有一个原因，在日本读医科相对比较难，学费也贵。医学院的学制为6年，据说一般都是家中父母长辈行医，或家中开有诊所或医院，家庭富裕，对医科有兴趣、成绩优异的人才会报考医学院。与国内不同，日本的医科没有硕士阶段，本科6年读完，再读4年，就可以拿博士学位，比国内要少一年。

2 住宿

访学期间，租房不可避免。在日本租房，没有国内那么容易，据说一般得提前1个月。好在有教授帮我提前敲定，当日就签约入住。15平米的斗室，月租金2万日元，算是最便宜的房子了，所以也不在市中心，而是在半山腰上。出门即是山坡，长满了杂草树木，还有不知道哪里来的野猫野狗，日日夜夜在门前拉屎，除了甘当"铲屎官"，别无他法。斗室虽小，卫生间和浴室还是分离的，从浴室中间分开，建有一处离地1米左右的隔断，里面形似浴缸，长宽约有60 cm左右（看到网上广告中的照片时，我一度担心自己太胖，钻不进去）。做饭的灶台和洗手池与睡觉的地方中间没有更多隔断，以至于我总是担心炒菜的油会溅到被子上，而地板湿滑油腻则是必然的事。铺上褥子、席地而睡，身边常有小虫爬过，捉虫竟成为生活日常。最痛苦的，莫过于斗室空空，无桌无椅，久坐地上，膝腿难受，用电脑时更甚。究其缘由，一是房屋中介只提供了冰箱、洗衣机（放置屋外）和微波炉，日本默认睡地上，无床、无桌、无椅；二是规则使然。日本处置大的物件，如床、沙发、桌子和椅子，如果废弃扔掉，是需要另外花钱购票处理的，费钱也费时，不像国内可以随便扔。比如扔一张双人床，可能要花费3 000~4 000日元。所以常有留学生在微信群里留言送人，应者也并不多。另外，日本街头也很少有家具店。

日本的马桶盖，据说是很多中国人争相购买的东西。天冷时坐在上面，的确暖和。

日本在马桶上的一点设计，我平生第一次见到：把洗手池设计在这里，我们为什么没人想到（见图1）？

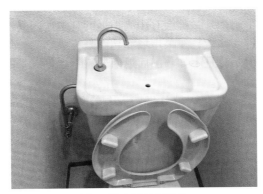

图1　日本的马桶设计

日本的租房，起租期一般至少一年，短租则非常贵。有同事旅日3个月，房子不见得大，位置一样偏僻，平均每月花费租金8万日元（一般3~4万就可以住得比较大、比较好了），非比寻常。据说一般中介公司也是不做短租生意的。另外，在日本租房，必须要有日本人做担保。拿到日本长期滞留身份的外国人，竟然也不可以做保，或许是出于安全考虑。

日本的房子，相比国内，普遍矮小，木质居多，据说这也是出于防震的要求。相应的，混凝土建筑的房子，要贵很多。很多房子，房龄都在20、30年以上。比如我租住的房子，是1997年之前建的，看上去并不显旧。

日本的人口逐渐减少，反衬出日本房子之多，没有亲眼见到时，是难以想象的。我租住的房子，上下两层共10户，有人居住的房子，最多占一半。上班路上，空置的房屋比比皆是。据说，日本有些镇上，因为人口太少而房屋太多，对于有日本国籍的年轻夫妇，镇上会免费赠送住房，这让长年买不起房的我更是目瞪口呆，羡慕不已！同样是半山腰上的房子，教授购买的二层小楼，包括地皮、房子本身及前后小院，占地面积为60多平方米，总共合计人民币20万左右。据说每年只需要缴纳房地产税2 000~3 000日元左右（人民币100元多点）。另一位华人在一墓地附近购置了房产，面积超过200平方米，包括地皮和整个房屋，合计人民币也就80万元左右。

3 饮食

日本的饮食，有着鲜明的特色。米饭滑软，口味清淡。除了烤肉会放一点黑胡椒外，一般是看不到花椒、胡椒、八角茴香、辣椒等。长期食用，就觉得菜式有限，总逃不脱那几种，令人生厌。以至于在国内常年不做饭、也不会做饭的中年人如我，也不得不常常自己动手做饭。日本人受不了辣。据说你在大学食堂里把一瓶老干妈敞开，都会有距离很远的日本人因受不了其辣味，过来阻止你。想买比较辣的辣椒，在菜市场和超市是买不到的。华人开的店里常常可以淘到老干妈，但是总是不如归国后返回的留学生带回来的辣椒酱，那可是至宝！

日本饮食的另一个特色，就是贵。大个的梨，超市里最便宜的1个200日元，2个380日元（约合22元人民币）。西瓜更甚，狗头瓜都常常卖到3 000日元以上，据说大个的、很甜的西瓜，还有卖到10 000日元（580多元人民币）一个的。大米10 kg目前一般接近4 000日元（约合人民币230元）。附带的，你会在大学食堂里见到国内绝对见不到的一个现象，就是无论是打饭，还是打菜，食堂的师傅都是把碗搁在一个小台秤上操作，务必称量精确（除非是预先就用小碗装好的一份一份的菜式）。米饭有SS、S、M、L之别，我常常吃最大份的L，也很少有吃饱。这样就导致了另一个很好的结果：几乎不会有剩菜剩饭，每个人盘子里的食物，总是被吃得干干净净。在诺大的一个大学食堂里，找个垃圾桶都困难。

日本街头是没有早餐摊点的，我都怀疑过日本人是否有吃早餐的习惯。我只好随便买点饼干充饥。还有一点很奇怪的是：在日本，常有人把米饭和面条一起买回来，然后一顿一起吃掉。貌似国内很少有人会混着吃的。

最后，日本的汤勺很有特点，是一种很方便的设计（见图2）！

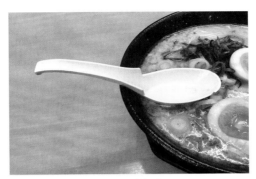

图2　日本汤勺

4　出行

　　日本公交车的车牌上，都有具体到几点几分的行车时间表，你按点过去，基本不会错过，能够精确到1~2分钟。可能是因为私家车太多的缘故，公交车并不多，线路和班次远远不及国内。长崎市内还有有轨电车，但是每站之间的距离，常常只有200~300米，最多不过500米，下一站常常就在前面抬头不远处。抬腿快步，应该也不超过5~6分钟。电车票也不便宜，120日元起步，相比公交车还是要便宜不少。火车或者飞机，网上可查，更不便宜。每每出门到市区内，总是步行，一来是锻炼一下，二来想念国内公交车的良心票价。

　　日本私家车多，几乎家家有车，很多还不止一辆。相应的，市区内车库很多。但凡可能，房屋一楼一般是车库（也有部分是商店或居酒屋什么的），多为敞开式的，有多个车位的，还会向外出租。租金倒是不贵，普遍为100日元30~40分钟，整晚400~900日元。日本政府呼吁国人买小排量的车（外观不怎样），据说有税收等方面的优惠。其中，小排量车在长崎街头是最多见的（图3）。

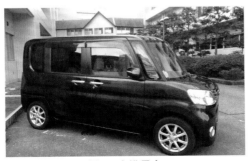

图3　小排量车

295

5　思考

中日之间，既是近邻，历史上又多有恩怨纠葛。日本作为发达国家，在很多方面确实领先国内。对方先进、卓越的地方，我们应该学习、借鉴。作为普通民众，两国关系和民众之间的有些问题，也需要细细思量，分辨明白。

5.1　规矩

一个部队要有战斗力，"令行禁止"无比重要。社会要和谐，人人遵守规矩就非常重要。

日本人的守规矩，几乎印到骨子里。点头鞠躬、排队、开车随时礼让行人、垃圾分类和定时投放等就不说了，单说长崎大学羽毛球队的队内训练。参加训练的都是大学生，没有一个老师或教员。队内训练时组合双打，他们遵守的规矩堪比正式比赛。比赛前4个人要在网前互相握手，然后猜发球权，每次发球前都说一句鼓励的话，报一遍比分，比赛结束时再次在网前互相握手并感谢，然后4个人一字排开站在球场一边，做什么？鞠躬——无论有无观众！然后4个人走到场边，围在一起，由水平高的前辈分析比赛、解说技术，后辈一边听，一边点头，结束时再次互相点头鞠躬表示感谢。我观察了许多次，次次如此，从不省下哪一步，他们也不觉得哪一步多余，做起来就像习惯一样自然。我估计他们没人去思考可不可以省略掉其中的某一步。

物极必反，所以列举几个我觉得可能不太好的方面。第一，日本的自杀率很高，且由来已久。据说和人与人之间总是彬彬有礼造成的距离感有关。第二，日本人在外普遍合群而盲目从众，怕被孤立，私下则比较自我，可能这也是很多外国人说日本人"两面性""虚伪"的原因。用留学日本的华人的话说："你永远不知道他心里在想什么！"第三，问过几个有小孩的中国留学生，有些就不愿意让小孩在日本上学，包括上幼儿园，据说是在日本上学会导致小孩呆滞、木讷、不活泼，尽管有些日本学校的"硬件"肯定比国内优越。第四，日本信奉"不给人添麻烦"的原则。所以父母没有帮忙带小孩的义务，电车上也不用给老人让座。

5.2　日本领先的根源

日本在很多地方领先中国，这方面不需要举例子。我们感兴趣的是：为什么他们能在二战之后的短时间内领先那么多？仔细思考之后，我觉得主要的原因有以下几点：第一，船小好掉头。岛国、人少，无论是政策的制定，还是在政策的执行上，容易达成共识。第二，危机意识。无论是战败，还是因为地理环境，都对他们的生存构成挑战。第三，规则意识（这一条，也得益于前面的两条）。所谓"人心齐，泰山移"。全民深入骨髓的规则意识、忧患意识，爆发出来的威力，的确吓人。

5.3　胸怀

许多日本留学生认为日本人胸怀比较小，我想是有些例证的。首先，侵华战争中的南京大屠杀和慰安妇等问题，日本不肯直面历史事实，没有反省。其次，我所接触的几乎所有华人都曾表示："很难融入日本人的圈子"。貌似欧美人会比较容易和日本人打交道，主要原因是日本人更喜欢或者更愿意接纳他们，甚至于主动上前交往。但尽管如此，据说其实他们同样难以打入日本人的核心圈子。其次，又据留学生讲："如果你发现日本人哪一点错了，千万别当面指出来"。

5.4　家庭与婚姻

我对日本人加班厉害这一点是早有耳闻的。据说，日本主妇如果发现丈夫早归，会担心他是因为工作没干好、与同事不合群等。所以日本男人下班不喜欢早回家，宁肯呆在办公室磨磨叽叽或者干脆去居酒屋、游戏厅。同研究室的日本男人，往往就是很晚才离开办公室。但是，同是日本人的女秘书（婚后出来打工、补贴家用的女性），经常下午三四点就回家了（做家务、接孩子等）。另一个有意思的调查结果是：工作挣钱的日本男人每顿午饭的平均花费是600～1000日元，而不挣钱的日本家庭主妇，每每因为午间逛街等原因在外消费，平均午饭花费则在1500日元左右。

日本人的低生育率由来已久。与之相应的是：年轻人不买房、不恋爱、不结婚，整个国家人口持续萎缩，老龄化越来越严重。1.27亿的人口，2016年全国只有不到98万婴儿出生，意味着全年结婚生子的人不足100万对夫妇（200万人）。2017年9月18日是日本的敬老节，9月17日发布的日本政府的统计数据显示：日本全国超过65岁的老人占比为27.7%，居世界首位。这是一个缺乏朝气、老龄化严重的社会。

家庭是社会的细胞。出国前我常常惊叹于国家对婚姻及财产相关的法律法规作出新的更改、或作出新的更细致解释的速度之快。走在日本的街头，看着无论老幼都不会牵手、不会做出任何亲密动作的日本夫妻，体会着偶尔见到几个小学生路过就会惊喜的心情。我觉得讲究重情重意的家庭观念对个人而言太重要了。有爱，才有希望，人才会有动力，社会才会有活力。

但是日本人的家庭观念，与古代的中国和现代的中国，显然不同。在古代的中国，人们是很看重家庭观念的，所谓"老吾老以及人之老，幼吾幼以及人之幼""鳏寡孤独皆有所养"。在现代的中国，父母和子女、孙辈的联系也是非常密切的。从父母帮忙带小孩，到春节团聚，还有父母的逼婚等，都是家庭观念的体现。但是在日本，情况很不一样。比如父母是不会帮忙看护子女的小孩（孙辈）的，即使帮忙，也只是偶尔，且通常是在子女的请求下才会给予帮助，从不会是出于自觉自愿，更不会认为这是义务。针对年轻人的不结婚、不生育，日本父母的观念也和中国的情况不同。

日本的老人是喜欢独居的，不愿意给子女添麻烦。近几日听说一个现象：日本的房东，都不愿意把房子租给高龄老人，尤其是丧失配偶的老人。因为，很有可能老人就会死在自己的出租房里，不发臭都不会被人发现。一旦发生这种情况，房东还得负责给死者清理、安葬，这笔费用是非常昂贵的。而且，从此这间出租房将很难出租出去，即使出租出去了，也得降价。很多日本老人选择去偷盗，因为住在监狱里，会有比独居好得多的条件享受。这从一个侧面反映，日本的子女如果不赡养父母，受到的社会谴责和道德责难，可能远远低于中国。

随着社会的进步和经济的繁荣，不婚不育的人可能在各个国家都有增多。但是，貌似日本最为严重。日本那么多的年轻人为什么会不婚不育呢？我以为最重要的原因是，基本生活有了保障后性吸引丧失。性，在日本社会获得满足更为容易，这就失去了它原有的吸引力。有人说过："如果从兴趣相投的角度讲，男生更愿意跟男生一起玩。"男女之间在生活习惯和三观上存在天然差异，没有性的粘合，让他们很难形成稳定的亲密关系。

中国古代很多人追求长生不老。问题是长生不老真的好吗？或者说，没有疾病、健康长寿，我们的社会和人们的心理，真的做好这方面的准备了吗？长寿高龄之后呢？这些老年人的生活、精神与物质问题，如何解决？恐怕仅仅独生子女婚后所面临的四个老人的赡养问题，我们国人都未必做好了充分的准备。日本的例子就在眼前，值得人们好好思考。

5.5　精神上的荒凉？

在森严的规则面前，世俗人情，冷暖自知。常常有华侨告诉我："你永远不知道日式微笑后面，他心里在想什么！"

在日本，红灯区、赌场，都是合法的，政府给发牌照。流连赌场的，不仅有年轻人，老年人也比比皆是。高中女生援助交际，就为了换个昂贵的包包。

我常常问留学生："生活有保障，规则清晰，这样一眼看到头的生活，有意思吗？"留学生回答："这样可以心无旁骛地专心做研究啊！"的确，这个社会适合于做基础研究的学者。问题是：其他不想做研究的人呢？比如做了售货员的人，他的生活就是长年累月地重复，这样的生活是他想要的吗？目前中国的经济发展很快，人们的生活水平提高很快，我们也会很快就遇到类似的问题。那就是：当人们的温饱都不再是问题的时候，精神家园如何建设？如果每个人都凭兴趣发展，这个社会是否可以提供足够的发展空间？当一部分人因为各种原因做了并非自己感兴趣的工作时，我们的文化有没有为他们提供足够的应对之策？

越长大，越觉得初高中政治课，并非扯淡。比如，世界观、人生观和价值观问题，在婚姻择偶中就非常重要，然而这是我结婚后才意识到的事情。又比如，"物质文明和精神文明，两手都要抓，两手都要硬。"原来觉得就是套话、空话，现在看来，是社会治理的金玉良言。

5.6　梦想

来日本一个月后，我惊叹于日本呈现出的良好面貌，家家户户都有房有车，生活富足，街道通畅，干净整洁，社会安宁和谐，一切井井有条。

来日本几个月后，我惊呼，我似乎来到了富裕的荒凉世界。因为整个城市太过安静，安静到大白天只有汽车的引擎声和树上的知了声，晚上八点的非主干道，一如鬼城，可以看到房屋里有明亮的灯光，就是没有人声。一位久居日本的朋友告诉我：不用去日本的其他任何城市，因为都差不多，无论是建筑、饮食，还是服饰和文化。走在日本的街道，很少见喧闹，很少见到兴奋的脸庞。大家仿佛都带着面具，冰冷尔雅而不温文。哪怕是小学生，你也很难发现他们有笑脸。大到超市卖场，小到小吃店，都是关门营业，服务员一律都是程式化的微笑与答词，毫无温度。这里，笑脸代表着距离。

也许是日本人不善外露，也许是他们不想给人添麻烦，更也许是我并没有深入日本人的圈子和生活，或者说是文化上的差异让我并没有深入理解。但是我想，作为一个中国人，这里的生活，永远不会是我的梦想。

慨言者：彭用华，广州医科大学附属第一医院
访学地点：日本长崎大学
邮箱：13925051974@163.com

第七十二章　文化是先进技术的土壤

  本人有幸曾在日本顺天堂大学附属顺天堂医院消化内科访学，访学期间，不仅学习了日本先进的内镜诊疗技术，而且感受到了日本的人文风情、生活习俗，还与日本的老师、学友建立了深厚的友谊。在日本的每一天都被新事物所吸引，每一天都有新的发现，每一天都有所收获。随着在日本生活时间的延长，我越来越觉得，我们国家和日本的差距不在具体的某一项技术，而在于我们缺乏做事精益求精的态度！

  日本有家著名的钟表企业叫"精工"，精工手表因其做工精良，走时准确而享誉世界，日本人以拥有一块"精工"表而自豪。"精工"这个名字准确阐释了日本人做事用心、细致、追求完美的精神。这种精神体现在了各个行业，渗透进了每一个日本人的骨子里。

  还记得我们初到日本时，飞机降落在东京成田机场，第一次走出国门的我内心除了兴奋，更多的是一份焦虑和茫然。日本国际合作中心（Japan International Cooperation Center，JICE）的大冈女士早早的在出口等候我们，醒目的接机牌让人有了"着陆"的感觉，随后见到了作为翻译的安章子女士。她们俩向我们详细介绍了当天的行程安排，并且，她们俩为我们准备的东西几乎一样：简体中文版东京便携地图、矿泉水、小点心。可见她们事先并未商议，只是按接待客人的习惯准备的。一口清凉的矿泉水让人感受到沁人心脾的舒心，这是何等的细致、体贴。接下来是培训、走访医院，大冈女士、安章子女士等JICE的工作人员对每件事都安排得井井有条、细致入微。每去一个地方前，都会给我们提供当地的介绍和地图！安女士带我们第一次出行时，想到我们人多（10个人），地铁拥挤，她担心有人走散或错过下车车站，特地打印了一张小纸条，每人发一张，纸条上标明了详细的来回出行线路（见图1）！这

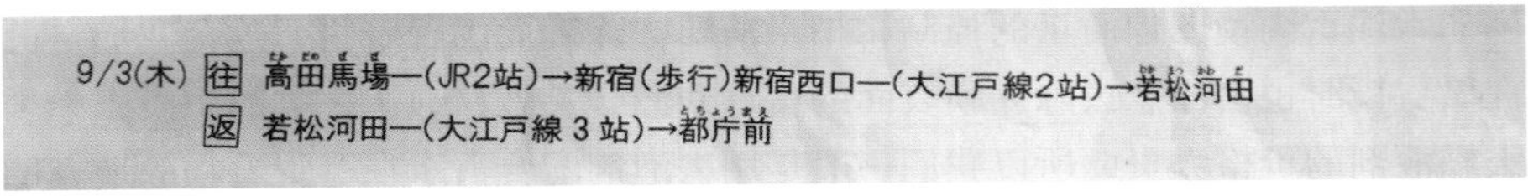

9/3(木)　[往] 高田馬場―(JR2站)→新宿(步行)新宿西口―(大江戸線2站)→若松浃田
　　　　 [返] 若松河田―(大江戸線3站)→都庁前

图1　安女士为我们准备的便条

是何等的细心、贴心！

　　记得有一次，我到品川超市去购物，买了很多东西，结账时服务员将不同种类的商品分类装了包，并将我买的一个玻璃奶瓶单独拿了出来。我心里纳闷，难道是我看错了，这个奶瓶是"非卖品"？不一会儿，只见服务员从柜台下面拿出了厚厚的泡沫，将奶瓶严严实实地包裹了起来，然后放入了我的袋子里。我这才恍然大悟，由于玻璃奶瓶容易打碎，服务员认为不能直接和其他商品放一起，因此专门用泡沫保护了起来！

　　我是在顺天堂大学医院内视镜科学习的，这里的老师更是将日本人对工作的执着、热情、细致发挥到了极致。第一天到科时恰逢周一早上，日程安排上是上山浩也先生为患者进行胃镜检查。一上午只预约了6个患者，我心想，这不是很轻松嘛，要知道，我们在中国一早上就要做10~20个胃镜检查。上山先生使用的是奥林巴斯（Olympus）290的放大胃镜，这是Olympus公司的新产品，成像效果好，尤其是其光源有了改善，NBI图像亮度得到了明显的提高，在中国不少家医院已经在使用了。上山先生在NBI模式下将内镜前端插入患者的口腔，先观察咽部，每一处色泽稍有异常的部位都不放过，然后是会厌前侧壁、左侧梨状窝、右侧梨状窝，稍有色泽改变，即刻放大观察。完成整个咽部观察后轻轻将内镜送入食管，先观察食管入口，缓慢进镜至食管上段，注入去泡剂及清水，冲洗去除食管腔内的黏液、气泡，轻轻插入、仔细观察、拍摄照片，抵达胃食管交界处拍照后切换至白光模式，拍摄的每一张照片都是清清楚楚，稍有不如意，重新拍摄！内镜通过贲门进入胃腔，胃底部见较多的黏液和泡沫，上山先生同样用30 mL的注射器注入了去泡剂，然后清水冲洗，将胃底的黏液、泡沫去除，对胃、十二指肠的观察顺序与我们中国医生没有太大的区别，但当在胃内发现了一处可疑病灶时，上山先生的处理让我记忆犹新。当时是在下部胃体小弯侧发现了一处可疑的浅表隆起的病灶。上山先生说，对病灶观察前必须彻底清除病灶表面的气泡、黏液，这样才能显示出病灶的细节。说话间，助手熟练地拿了一个容量为400 mL的大纸杯，在里面倒入几包白色药剂（4包链酶蛋白酶、2包碳酸氢钠），加入温水，稍微搅拌后拿30 mL的注射器抽了一管递给上山先生。来到日本前，我早就从内镜图书中了解到日本的医生非常注重内镜图像质量的控制，拍摄前要去除表面的附着物，这个我们自己在做胃镜时也会注意去除黏膜表面的食物残渣、黏液、泡沫之类的。由于中国去黏液剂的价格太贵，所以我们一般是用去泡剂配合清水在有附着物的地方冲洗1~2次。当时我心想，这是个常规内镜操作步骤，我们天天做，没什么特别值得提醒的。上山先生对着病灶进行了两次30 mL冲洗后，病变表面的泡沫不见了，也看不到明显的黏液附着了。可是助手又递给他一管，我当时心想，日本的医生确实仔细，多冲洗一次效果可能会更好。但是我看到的是，第三管冲洗后是第四管、第五管、第六管、第七管、第八管、第九管！！！我一直数到九，完全惊呆了，最初心里的一点点小聪明像胃壁上的泡沫一样被冲洗得一干二净，荡然无存。事实证明，这种对胃黏膜彻底的清洗，使得后面对病变的观察变得非常清晰，拍摄出来的照片美得像画一样。

在日本另一个感触比较深的情况是，日本人的礼貌、乐于助人和利他主义。初到异国他乡，总是容易迷路，记得一次在新宿，我和同学去BIC CAMERA（一家日本大型购物中心）买东西，面对熙熙攘攘的人群、四通八达的出口，我们根本找不着北。向一位青年女性问路，讲了半天双方都没太明白对方的意思。后来只能在纸上写下"BIC CAMERA"，人家立刻明白了，她直接领着我们上了一个楼梯，拐了个弯，指着一个建筑物让我们看，上面红色的大字"BIC CAMERA"很是醒目。当时觉得日本人真热心。还有一次，我们去品川，在地铁口迷路了，向一位学生模样的少年问路，他说"我不太清楚，请在原地稍等一会"。当时我心里纳闷，既然不知道，为什么让我们等在原地？然后见他跑向出口的工作人员，跟他们讲了一会儿话后，少年再次跑了回来，他详细地告诉了我们路线，并且把我们带到了正确的出口处，自己转身回去乘车了。多么可爱的少年，他完全可以说"我不知道，请去问警察"，把我们打发走了事。

每天早上的电车非常拥挤，但是大家都排好了队，先下后上，秩序井然。车厢内像是沙丁鱼罐头，人挤人、肉贴肉，要不是车顶上的换气设施高效，我觉得自己会窒息！可是全程没有人喧哗、没有人抱怨，到了车站，门口的人主动会让路。在箱根的小路上，人们遇到陌生人也会问好、鞠躬，在医院里，无论是门卫、护士、医生、患者，还是患者家属，见了面都会问好。在这里，礼貌是一种习惯。

3个月的学习虽然短暂，但在JICE各位友人的精心安排和带教老师的倾心传授下，我不仅学到了先进的内镜技术、精益求精的做事态度，而且感受到了待人以礼、处处为他人着想的文化氛围。这些将成为我人生的巨大财富，我也将这些技术介绍给了我的同事，以便更好地服务于患者。

最后，附上一张我在标本上练习放大内镜技术的照片（见图2）。

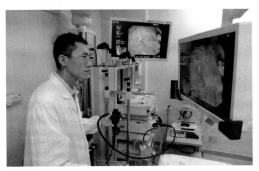

图2 在标本上练习放大内镜技术

慨言者： 王芳军，江苏省江阴市人民医院

访学时间： 2015年9月—11月

访学地点： 日本东京顺天堂大学医学部附属顺天堂医院

邮箱： timeswang@163.com

致谢： 作者特别鸣谢2015年度江苏省卫生国际（地区）交流支撑计划：江苏——日本国际协力中心项目

第七十三章　从小事理解日本人的认真细致

　　我从首都医科大学毕业后来到了北京儿童医院皮肤科工作。2002年，我到北大医院进修时，无知无畏。幸运的是，我遇到了一群中国顶尖的教授，他们严谨和勤奋的医者气质深深感染了我，比如我第一次见到皮肤科杨勇教授时，他坐在实验台前，用绅士的眼神打量我并和我打招呼。谁知，17年的友谊就此开始。那年赶上了非典，五月初的一天，杨勇教授笑着和我们几个仍然在做实验的年轻人说，你们几个真是胆大。想起来，当时还真是没有害怕，实验室只剩下几个人还在坚持，当时我们更担心的是几个月后能否顺利地把自己的文章发出去。没有经历过非典时期紧张气氛的人可能无法理解那时候的难处，能在当时继续工作是多么难能可贵。

　　2013年，我到了日本北海道大学进修。如果别人问，你在国外最大的收获是什么？那么，有的人会说是看到了最美的风景，当做游学；有的人会说发表了最棒的文章，为日后打下了基础；有的人会说参加了很多学术讨论，开阔了眼界；还有的人会说提高了语言水平，不虚此行……我的收获是，这次进修让我在以后的工作生活中变得更加谦虚、谨慎、严肃、认真。这四个词是中学时学过的刘少奇同志在《论共产党员的修养》中的话，少年时权作读物，到了40岁回想起来方才略有感悟。

　　先说两件令我心存感慨的小事。

　　第一件事是我被鞋子震撼了。有一次，我做完实验后从动物房出门，看到了门口摆放整齐的鞋子，联想到以前在国内看到的鞋柜，着实感觉不同，不禁肃然起敬——没有人监督，每个人都自觉地把鞋子摆放得如此整齐，这也是责任感的一种体现，即不管别人如何，自己要做好该做的事情。我们中国人讲治国修身，最重要的品质是慎独。当你回想自己的求学生涯时，如果能享受到每一天的成长和快乐，那真是很难得的。

　　第二件事是关于一家铁壶工坊的。有一次，我和老师去横滨开会，他说，这里的铁壶不错，你可以买一个回去。正巧下午我们路过港区边上的一条小巷，看到了当地的一家铁壶工坊。老师给我讲起了这家老店，说它有很长的历史，现在的布局是前店后厂。他又说道，铁器制作的技艺最早是从中国传来的，所以在港口周边开始散播……老师最后说，日文中有一个词，用来形容这种匠人：一筋。后来才知道，其意思是专注于一道一艺，从一而终，绝不变心的意思。这里所说的精神挺适合当下的医生的，哪怕身份地位不高，也要有自己的自豪感和自信心，因为只有尊重自己的工作，才能获得别人的尊重。

日本人的谨慎和认真大家都有所耳闻，其完善齐全的制度也是有口皆碑的。我所在的北海道大学是日本几家著名的国立大学之一，学校位于北海道札幌，以农学起家，直至现在农学和生物学仍是该校的重点学科。我有问过身边的同事，为什么科里的技术员，不论资格高低，都那么专业和热情。原来，虽然是国营单位，但是学校的保障制度也是很清晰和严格的。学校制度规定，临床研究室的技术员，实行特殊的聘任制度——一名技术员第一次签订5年合同，然后他/她必须离职满1年后才能继续聘任到工作岗位。当然，这个规定只是众多条款中的一项。

细想起来，它是一项很人性化的多赢制度。一名技术员在工作了5年后，首先可以有一年的修养期完成自己诸如结婚生子等人生大事，或者给自己一个喘息的机会，考虑下自己是否适合继续在此前岗位上干下去；另一方面，当这名技术员再想回到原科室岗位工作时，他/她需要同诸多应聘者较量，唯一的优势是自己曾在这里工作过，你以前的工作业绩可以帮你获得职位，也可以关上回来的大门。设想，过去的5年工作中，如果你的工作态度不积极，经常出差错，那很可能就会被淘汰。日本利用制度对每个人的工作职责和工作态度进行了规范管理，值得学习。

在社会中，我们只能不断地接受挑战，并从容面对。每个人都需要由衷地同自己交流：自己需要什么，想要成为什么样的人。在此想把个人的拙见和大家分享，祝所有人工作顺利。

慨言者：徐哲，首都医科大学附属北京儿童医院

访学地点：日本北海道大学

邮箱：zhexu_cmu@163.com

第七十四章　一名华人在美国的临床检验职场的奋斗经历

　　不经意间，我在美国已经生活了5年。2013年来美国后，我及时找到了工作，后来夫人也很快拿到了绿卡，现在全家在美国过着简单自足的生活。来美之前，我在国内大型教学医院工作了7年，被日常工作、科研和教学等多座大山压得不行。现在，我很享受不用写论文的自在生活。

　　美丽的麦迪逊（Madison），是威斯康星州（Wisconsin）的省会，气候类似于国内的长春市和沈阳市，是美国著名的一个国际小都市（见图1）。受益于大学城和周边众多的高新技术公司，其城市高等教育人口比例全美排名第一，麦迪逊市一直是美国最有文化、最安全、最有健康意识和商业精神以及最适宜居住的城市之一。

　　著名的威斯康星大学麦迪逊分校（University of Wisconsin-Madison），世界排名30名左右，既无大门也无围墙，整个校区就融于城市之中，该校师生人数

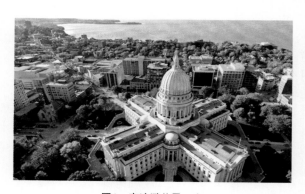

图1　麦迪逊美景一窥

约为5万，占麦迪逊市人口的1/5，对麦迪逊的文化、政治、经济和生活等各个方面影响巨大。其附属医院，威斯康星大学医院（UW Hospital）位于市中心，是威斯康星州最大的医院，拥有500多张床位。麦迪逊有一万多名华人，华人社区活动丰富，欢迎大家前来访学和生活。

回顾当年，我于2013年通过认证考试，成为了由美国临床病理协会认证的国际医学实验室检验师（Certification of International Medical Laboratory Scientist, ASCP），年底在贝洛伊特纪念医院（Beloit Memorial Hospital）的临床实验室（Clinical Lab）求职成功，成为了全职的检验技师（Medical Technologist）。在Beloit Memorial Hospital工作的这些年，我的英语水平和对医学检验的领悟都获得了长足的进步。这种喜悦和感恩之情，让我非常乐意为Beloit Memorial Hospital服务，尽管我在Beloit Memorial Hospital的工资已经没有后来任职的SSM Dean和UW Hospital多。

为了更深入地理解美国的医院（Hospital）和诊所（Clinic）的运转机制（国内只有医院，没有真正意义上的规模化的诊所），2015年，我在SSM医疗集团Dean医疗系统（SSM Health Dean Medial Group）的一个大型诊所找了第二份全职的Medical Technologist职位，同时把Beloit Memorial Hospital的全职转为兼职工作。2017年，我再接再厉，成为了由美国临床病理协会认证的国际微生物检验专家（Certification of International Specialist in Microbiology，ASCP）。伴随着医学检验学识和英语水平的持续提升，我把就职目标锁定为威斯康星州最强的医院UW Hospital，并在2018年1月成为了UW Hospital检验科的临床核心实验室（Core Lab）的一员。撸起袖子加油干，目前我选择了同时为3家医疗机构工作，一周工作64小时以上，期待自己融会贯通各家医疗机构的独特优势，让自己的临床检验能力更扎实。

美国医疗机构所有的招聘信息，都可以在各自的官方网站和各种求职网站上搜索到，求职申请也都是网上申请。2013年，那时我的英语水平还很欠缺，而国际医学实验室检验师认证也仅仅只是临床检验工作的敲门砖。我手握认证、简历、求职申请信（Cover Letter）和推荐人信（Reference），在麦迪逊周边的医疗机构在线投了几十份简历。我大概收到了十几次的电话面试，一般都是由人力资源部（HR）进行电话面试（phone interview），可惜当时我听不太懂，发音也不准，也不怎么能用英语清晰地表达。估计多数HR认为我语言能力不行，所以很多机会就止步于电话面试了。如果能顺利通过电话面试，一般两周内会通知你参加现场面试（in-person interview）。我收到了6个现场面试。如果现场面试过了，大约2周就会被通知最后的结果。最终Beloit Memorial Hospital给了我工作合同（job offer），并邀请我一周内到医院做入职体检。再过了一周，HR电话通知我到医院完成入职手续（paperwork）。

求职的关键三点：第一，所有面试都起于电话面试（phone interview），因此你的听力和口语要让面试官满意；第二，每次结束面试之后，需要发电子邮件表示感谢（thanks for your time）。第三，手机号码服务需要开启语音留言功能，如果HR打了电话，没人接听又没有语音留言服务，HR一定认定此人不够专业水准（Professional），求职肯定就会失败了。美国临床检验的市场需求量很大，大的医疗机构竞争者很多，对求职者的资质要求也高些，而小的诊所其实对资质要求很低。我身边有人花了整整一年，才在居住地附近找到临床检验工作。天道酬勤，只要我们有实力，认真对待每一次求职机会，我相信终归是能找到一份检验工作的。

贝洛伊特医疗系统（Beloit Health System）是以Beloit城市为中心的医疗系统，拥有自己的医疗保险系统，包含2家医院和多个诊所、疗养院等，其中Beloit Memorial Hospital是其主体医院。Beloit城市是威斯康星州中等以上规模的城市，Beloit Memorial Hospital是城市里面唯一的医院，约有130张床位，专科种类齐全，能开展心脏手术、关节置换、普通外科手术等各类临床治疗。检验科规模和国内县级医院差不多，从本院和附属的各种诊所收集标本。常规检测由检验科独立完成，不常见的项目则外送，总共可以做数千种检测。这些外送标本只是由检验科做前处理，然后送到有合作关系的国家级参考实验室（National Reference Laboratory）和其他更大规模的实验室。Beloit Health System绝大多数外送标本都送至探索诊断公司（Quest Diagnostics），少数送往UW Hospital、威斯康星州立实验室（Wisconsin State Lab）等实验室。Beloit的医生可以申请几乎所有的检验项目，而不需要关心此检测项目本院是否已经开展。检验科依据检测项目的标本要求，获得合格的样本，或自己检测或外送。Beloit Memorial Hospital的主建筑如图3所示，整体建筑类似雪花片，当年曾登上美国最美丽的建筑排行榜和最有效率的医疗建筑，所以医院的徽标也被设计为雪花片。

SSM医疗集团（SSM Health System）是美国最大的医疗集团之一，横跨4个州，拥有超过20家医院，3万多名职工。Dean医疗集团（Dean Health System）也是大型的医疗集团和医疗保险系统，成立已经100多年了。2014年，Dean整体并入SSM Health，成为SSM旗下的SSM Dean Medical Group和医疗保险系统。Dean旗下有50个小诊所和3个大诊所，我所属的西部诊所（West Clinic）是三大诊所之一，统管西面的诸多小诊所。Dean临床实验室群（Dean Lab）是一个典型的网络协同运作系统：西面诸多小诊所的各个临床实验室做简单的waivedtests，把生化等需要大型仪器的测试项目送至Dean西部实验室（Dean West Lab），West lab和另外两个大型诊所的lab协同检测常规检验项目，又与SSM旗下的麦迪逊地区的大型医院圣玛丽医院（St. Mary's Hospital，床位数超过500张）协同检测，检测不常见的项目。Dean West是大型诊所，拥有较大的急诊中心，与医院的区别只在于没有住院患者，就诊时间为早上7点到晚上8点，一周7天均开放急诊，节假日不休。Dean Labs与梅奥医学实验室（Mayo Medical Laboratory）深度合作，大部分罕见项目都被送往梅奥医学实验室，因此Dean的医生们也是可以自由地申请任何检验项目，总的检测项目数高达数千项。

威斯康星大学医院医疗集团（UW Health System）是威斯康星州内最大的医疗系统和医疗保险系统，拥有10家医院，近百个诊所（见图2）。其中的UW Hospital是其旗舰医院，很多专科闻名全美国。医院与威斯康星州立大学深度整合，建筑群非常庞大，如图5所示。临床病理科和检验科整合在一起，包含了22个下属子科室，包括：管理层、尸体解剖室、骨髓室、客服部门、核心实验室、细胞病理室、流式细胞室、HLA室、免疫室、IT室、手工生化室、微生物室、分子诊断室、抽血组、Point of Care室、质量控制室、研究室、血凝室、干细胞室、外科病理室、毒理学室和血库等。各个子科室都比较大，人员庞杂，导致各子科室之间并没有多少互动。我任职的科室是核心实验室，检测范围包括生化、血液、血凝、HIV、肝炎、体液、尿液和血气分析等。UW Lab和ARUP医学实验室（ARUP Laboratory）有战略合作关系，UW不能做的项目基本都被送往ARUP Lab。如果有些项目ARUP也不能做，标本则会被送至梅奥诊所和Quest Diagnostics。

经过百余年的发展，美国医疗机构的单体都完成了各种程度的合并和网络化布局，进化成健康系统，中文可翻译为医疗系统或者医疗集团。我所工作的3家医疗机构，分别属于一个中小规模的本地医疗系统，和两家大型的医疗集团。他们的组成都是由一个旗舰医院主导，伴随数量不等的中小医院和诊所，这些中小型医院和诊所为旗舰医院提供了足够多的样本进行化验。不常见的样本被外送至全美数个巨型实验室：National Reference Laboratory！美国最大的3家National Reference Laboratory就是ARUP Lab，Mayo Lab和Quest Diagnostics，其中ARUP最为庞大，这些实验室遍布北美甚至全世界，通过陆运和空运把全美甚至全世界的常规的和稀有的检验项目标本运往指定实验室进行检测，保证了

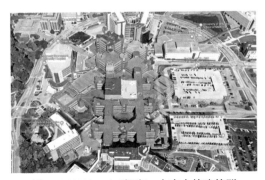

图2　UW Hospital拥有一个庞大的建筑群

稀有检测的标本量，因此这些巨型实验室都能开展5000项以上的检测项目，这是目前国内任何临床实验室所无法企及的。而美国的医生也根本不用担心想申请的检验项目本单位能否开展，只需了解哪些项目是患者需要检测的。有趣的是，我任职的3家医疗机构分别和3家不同的国家级实验室签订了协议。Beloit Memorial Hospital给Quest Diagnostics输送标本，SSM Dean Medical Group给Mayo输送标本，而UW Hospital Lab给ARUP输送标本。从中，我们也能感受到美国的这些临床实验室巨头之间竞争的激烈程度。

国人比较关心检验科的夜班轮转问题，在美国不存在这样的担忧。美国的医院无论大小，大体上都分为3班制：白班、晚班和夜班。招聘的时候就直接定下了工作的班次。负责夜班的人，是永远上夜班的。夜班的工资会高一点，因此总是能招到猫头鹰类的人，所以就很好地回避了夜班轮转的问题。

至于检验师，是美国医疗系统中很普通的一种职业，甚至美国医疗界人士普遍认为这是被严重低估的职业，其收入和地位甚至不如护士。因此，国人就算有了国际医学实验室检验师（MLS）或者更低级别的国际医学实验室检验技士（MLT）的认证，也只是拿到了工作的许可证，是不可能被雇主当作人才引进而获得工作签证的。在美国工作，必须要有合法的工作许可，而这个和MLS没有任何关系。国人在国内可以考ASCP的MLS，如果想来美国工作，则需要通过其他的途径获得工作签证。

过去的五年，我把绝大多数精力都花在了学习美国的检验专业上，每天都按计划地学习和生活着，过得很是辛苦。但是天道酬勤，我现在手握着三份工作，已然是职场老手，日常工作游刃有余，纵然每周工作时间超长，也没觉得太累。这些年，有些在威斯康星州立大学做了很多年生物博士后的国人，最终决定转行，少数人成功开启了美国检验科的职业生涯，老江湖的我有幸帮助了其中几位，为此深感荣幸。

慨言者： 魏源华，美国威斯康星大学医院（UW Hospital lab）

邮箱： Labmedicine@gmail.com

第七十五章　麻省大学访学体会

1　初来乍到

报到以后，我便趁着周末将整个校园逛了个遍。马萨诸塞州大学医学院（University of Massachusetts Medical School，UMMS）的医院和学校整合在一起，并没有用围栏阻隔，短短几十分钟我便能深深感受到美国校园及医院很好的硬件设施，走到哪儿都是窗明几净的，室内温度宜人。尤其对于求学的学生来说，资源极为丰富。图书馆对所有的学生24小时开放，全年无休，凭自己的ID可以登录校园内任意一台计算机，获得自己已经存储到网上的文件，可以在不携带个人笔记本电脑的情况下随时随地地学习和办公（见图1）。无线网络全时段、全校园覆盖，访客也可以轻松地使用校园WiFi。实验室的设施根据申报人的工作范围设置门禁卡权限，实施安全管理，照明为声控的，所有的设施都能够24小时待命。12月的美国东部大雪纷飞，室外气温跌至零下15 ℃左右，但在校园里，室内任何角落都非常温暖，各栋建筑之间都有封闭的连廊供

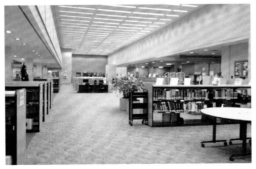

图1　窗明几净的图书馆，工作日人也很少，每个人都能找到舒适的角落学习工作

医患及研究人员轻松通过。

　　到美国的第2周，外方导师就通知我去参加实验室的每周例会，并向我介绍了课题组既往的工作成绩和研究背景、现在的研究方向，以及安排给我的具体工作。庆幸的是，外方导师的美式英语口音非常标准，我基本上都能理解，但是对于我来说，要想准确表达自己的意思还有一些小困难。

　　领到任务后，我就开始了自己的课题研究。在最初的一段时间，我也常常利用实验的空闲，学习许多仪器的使用和实验技术。同时我还申请并完成了动物实验的培训及参加资格考试，并顺利地在第一个月就获得了动物实验操作的合格证书。

　　美国研究机构的办事流程十分清晰，各部门的规矩也很严格，一定要谦虚坦诚，不懂就要问。而且，要尽全力了解清楚办事程序，否则将有可能出现难以收拾的麻烦和错误。

2　语言交流

　　作为访问学者来到UMMS的人力资源部报道时，我见到了从接到录取信后一直和我E-mail联系的HR，美丽的Melissa Scher。她向我详细地介绍了来到学校正式开始工作之前需要办理的每一步手续，包括申报门禁卡权限、停车信息等非常具体的问题，非常贴心。在和HR交流期间，我深切地感受到，虽然在国内顺利通过了PETS-5考试，口语也拿到了高分，但是真正在异乡与人交流的时候，还是有很多困难的。尽管如此，Melissa还是很贴心地鼓励我说，在她接待过的世界各国来求学的母语为非英语的学生当中，我的口语已经算是很不错的了。

　　2015年1月份HR向我发来邀请信，询问我是否愿意参加面向新到的母语的非英语的学生的语言培训，此培训可以帮助访学的外籍学生在不影响实验工作的前提下提高英语。"作为第二语言的英语课程"（English as Second Language program，ESL）是Worcester政府资助的非盈利组织，由退休的医生、律师、大学教授等志愿者组成的教职工为我们这些初到美国语言有障碍的专业人士进行培训。

　　晚间培训每周两次，每次2个小时，只收取非常低廉的费用（平均每次课7~8美元）。我尽量安排好实验时间，坚持参加了两个学期，一直上到2015年12月回国前。

　　培训期间，我认识了三位非常和蔼可亲又知识渊博的老师，不但提高了语言能力，还了解到了很多美国的历史和当地的风俗文化。经过3~4个月的强化学习，以及强迫自己多与实验室的非华裔同事交流，我的英语听说读写能力都得到了很大提高。

　　到第二个学期时，我感觉到自己与身边的美国学生和教授交流时顺畅了很多，我还惊喜地发现读专业文献的速度也得到了很大的提高，这种进步令我非常欣喜。

UMMS十分注重与全球范围内的知名科学家及学者的交流，伍斯特校园各专业的PI会经常邀请相关领域的学者前来作学术报告或者培训，平均每周有5~6场非常精彩的报告可供选择。这些演讲者很多都来自美国境内的顶级名校，还有来自英国、德国等境外的知名学者。

高强度的培训和交流对于校园内的各级学者来说无疑是开拓眼界的大好机会。研究生、博士后及访问学者们纷纷挑选出自己感兴趣的场次，早早来到会场抢占有利地形。会场爆棚是经常发生的，后到的学生也不愿意离开，宁肯坐在地板上或者站着听完这些极有创新性又能给人很多启发的研究报告。

由于UMMS内的生物专业涵盖了相关的很多专业，被邀请来演讲的学者也来自不同的研究机构并有不同的研究方向，这种"百家争鸣、百花齐放"的氛围非常容易培养出眼界开阔的学生。

借此良机，我也经常在学校主页上研究演讲信息，挑选出与专业相关的前去学习。于是，我每周都要听3次以上的专业讲座。如此高强度的学习让我的思维开阔了很多，我也逐渐意识到，原来我的专业可以和如此多的学科交叉，产生了很多新颖且有趣的研究方向，同时这也是极好的锻炼专业英语听力的机会。

听了半年的学术报告后，讲座中我能理解的内容明显增多，结合幻灯的描述，基本上都能够听懂，这对我来说也是一个质的飞越。

3　生活总结

初到美国时，由于气候及环境的差异，我出现了罕见的皮肤过敏，持续时间长达两周，瘙痒伴皮疹，甚至进入动物房进行实验时症状会明显加重。幸好赴美时我带了各种口服药，自己根据症状口服了一些抗过敏药物。随着时间的推移，身体渐渐适应环境后过敏症状也就缓解了。

由于租住的房屋没有任何家具，我只能与房东两人租箱型货车（U-HAUL）前往一个小时车程以外的商场购买家具。第一次坐货车，恰逢下雨，路也不熟，心里格外紧张。到达商场后购买的床架、床垫、椅子、桌子等重物均由自己搬运到货车上，这对于我这种手无缚鸡之力的女医生而言无疑是个巨大的挑战。

更具挑战的是，这些家具买回家后全靠我自己参照说明书组装，直到凌晨一点钟我才将床架搭好，这才终于有了能躺下睡觉的地方。

美国东部的冬季是出了名的寒冷，每年的一月份左右气温都将降至零下10 ℃度，2015年1月—2月的最低气温更是达到零下18 ℃，这让我这个生长于江南地区的人难以适应，只好尽量躲在室内减少外出。

不知哪里来的运气，2015年初波士顿地区的降雪累计达到了160 cm，据说是50年不遇的大雪，而且有四五次暴雪。全波士顿地区都是学生停课、工人停工，那一段时间里市政铲雪车昼夜不停地工作，以保证应急车辆的畅通。

UMMS也通过邮件和短信通知我们不要上班，叮嘱我们躲在安全、温暖的室内防止意外发生。我租住的屋子大门被雪挡住，无法开启，长达一个多月的时间里我们只能从车库的入口进出，直到三月份雪融了一些才恢复。遇见这样的大雪也算是我此生难忘的经历之一了。

这一年中，除了在实验室研修以外，我还利用假期走遍了美国东部几个著名的城市：纽约、华盛顿、费城、巴尔地摩、波士顿。美国东部是美国历史的起源地，所以这些城市在美国算是历史名城，观光之后对美国的历史有了更加具体的认识。

从纽约的自由女神像到象征着欧洲移民登录美国的爱丽斯岛，到华盛顿国会山景区、二战纪念喷泉、林肯纪念堂、白宫；从费城的自由钟、市政厅到巴尔地摩的美丽的Bar harbor。每一个景点背后都有一些著名的美国历史故事。

观摩了这些之后，我被美国人民的爱国热情所感动，他们将每一个历史景点都充分地保护起来，并辅以各种形式的介绍，甚至是每小时循环一次的免费人工讲解，让全世界人民都能了解美国发展的过程以及国家强大的原因。

访学已经结束两年了，但访学期间的种种感触仍盘旋在我的脑海里。这次访学经历不但对个人的职业生涯发展具有重要的意义，还让我开拓了眼界，不夸张地说确实更新了我的人生观和价值观。

所谓的"要爱国，先出国"，这句话说得真好，走出国门，才能让中国人更加深切地感受到祖国是多么的好，我们所处的和平、安定而又充满机会的时代是多么值得珍惜。

4　麻省大学概况

马萨诸塞州大学（University of Massachusetts，简称UMASS，俗称"麻省大学"），是美国知名的公立大学系统，如今已经发展成一个拥有5个校区的美国著名的公立大学系统，包括麻省大学阿默斯特分校、麻省大学波士顿分校、麻省大学达特茅斯分校、麻省大学洛威尔分校和麻省大学医学院5个校区，在全球都享有很高的学术声誉。特别是麻省大学阿默斯特校区，作为该系统中的主导研究性机构，和麻省医学院一样都是世界一流学府。经过百年的发展和壮大，麻省大学可授予从学士到博士的20多种学位，并已建立起完备的教学和科研体系。在美国3 000多所大学中，在2016年USNEWS全美大学综合排名中位居第75位。伦敦时报将UMASS列为世界上最好的50所大学之一。2011年英国《泰晤士高等教育》（Times Higher Education，简称THE）将其列为世界最知名的100所大学中的第19位，世界最好的200所大学中的第56位。麻省大学医学院

（UMMS）坐落于历史悠久的伍斯特市，隶属于波士顿地区（见图2）。作为马萨诸塞州最好的公立医学院，每年申请者众多，录取率甚至比哈佛医学院的录取率更低。

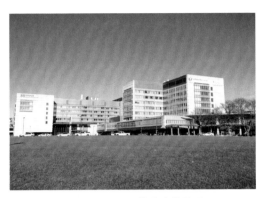

图2　UMMS医学院建筑外观

慨言者：朱雨，江苏省人民医院

访学时间：2014年12月—2015年12月

访学地点：马萨诸塞州大学医学院

邮箱：zhuyu@jsph.org.cn

第七十六章　One World One Dream——麻省总医院访学随笔

一直认为，在医生的职业生涯中，应该到美国、日本、欧洲的医疗机构走一走、看一看，领略一下不同国家（地区）、不同文化在医疗领域的差异。2014年12月，经过长达半年的准备，计划终于成行，我踏上了到美国哈佛大学医学院麻省总医院胸外科为期一年的访学之旅。

1　初出国门

因为在申请访学的时候，我申请并办理了J1签证。直到临出发前1个多月，才偶然得知J1签证可以带小孩过去读公立小学。于是临时决定带爱人和小孩办理J2签证一起到美国。还好紧追慢赶，终于在出发前1周办好了相关手续。

2014年12月初，我们一家三口经过长达15小时的长途飞行，终于到达波士顿洛根（Logan）机场。初次走出国门，踏上万里之外的异国他乡，心里多少还是有点忐忑。一过入境处，就发现有热情的机场人员过来帮我们推行李，刚开始觉得有点受宠若惊，心里也隐隐有一丝不安。后来直到那个黑人员工伸手向我们要小费的时候才证实我的预感是正确的。资本主义是没有免费午餐的，这种小费制度也在我们随后的波士顿生活中随处可见（见图1）。

机场接机的车在国内出发前已经约好，但后来觉得可能没有必要，美国Uber（优步）也很盛行，只要提前下载好软件，在机场24小时都可以叫到车。波士顿位于美国东北部，纬度类似于我国的哈尔滨，我们到达时是当地时间下午4点多，波士顿的天色已经全黑了。

因为这次出国除了我自己的访学任务，还有儿子的上学问题，所以我在国内提前做足了功课。美国有一个非常值得羡慕的地方，那就是信息公开透明，

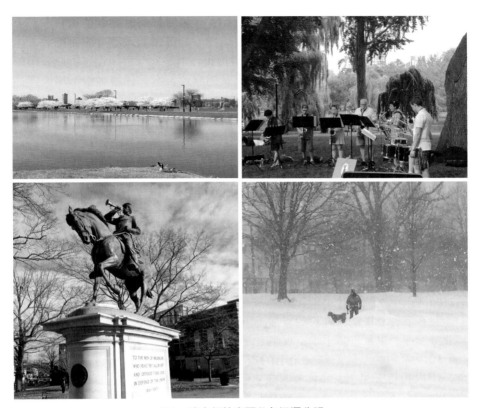

图1 波士顿的春夏秋冬泾渭分明

很多信息都可以在政府网站上查到。我去美国之前就通过他们的教育网站查阅了波士顿当地小学的信息，包括小学详细的评分和排名。在国内我已经确定了儿子要在哪个小学入读。美国小学是按照学区划分的，但是租售同权，你只要在该学区居住就能入读该学区的学校。

所以我最后把租房地点定在波士顿市郊一个叫布鲁克林（Brookline）的小镇上。该地区安静、安全，学区好，缺点就是房屋租金贵，甚至比市中心的房租还贵。在国内我已经跟公寓物业公司联系好了，公司帮我们预留了两个房源供我们到达后选择。所以租房的事一切顺利，在我们到达后的第二天，物业公司的工作人员就冒着大雨开车来送我们去挑房源，并且帮我们办妥了儿子入学所需要的材料，包括租房合同、住址证明等。对比有些访学同行的租房经历，我们算是幸运的，所以在出发前做些准备工作，可以减少很多波折。

另外，美国租房是不提供家具电器的，上一任租客在搬离时必须把房间所有私人的东西清空，新一任租客搬进去时是家徒四壁的。这一点我也提前在其他前辈那里得知了这个情况。所以我在国内时就通过物业公司联系了前一任租客，那是一个在波士顿儿童医院读博士的韩国人。经过协商以后，他同意把所有的家具电器优惠价300美元留给我，当然这个必须经过物业公司的同意。这样减少了我租房后还要去找家具的麻烦，上一任租客也不用头疼如何处理他的家具，对双方都有好处。

2 步入正轨

稍事休息几天后，儿子顺利地进入了附近评分达9分的Pierce小学学习，我也开始到麻省总医院（MGH）报到，开始了我梦想中的医学殿堂之旅。

MGH是哈佛医学院最大的教学医院，位于美国东北的马萨诸塞州波士顿市（哈佛大学、麻省理工学院、韦尔斯利女子学院都位于该市）。长期以来，与另外两所闻名世界的医院梅奥诊所（Mayo Clinic）和约翰霍普金斯医院（The Johns Hopkins Hospital）一起一直占据美国医院排名的三甲。胸外科位于主院区Ellison Building的19楼，拥有Attending高级医生8人，病床数42张，年手术例数约2100例，年住院患者3000余例。

我在麻省总医院胸外科的日常工作是参加他们每天早上的查房、病例讨论和业务学习，以及进行手术室观摩。

印象深刻的是他们每天早上的查房，是从早上6:00开始的，一般7:00结束，所以我每天早上5:00就要起床赶地铁。波士顿的冬天夜长昼短，五点多出门时天空还是一片漆黑，我披星戴月地赶往医院（见图2）。地铁上碰到的也多是在医院上班的医务人员，大家见面都会对视一笑，相互打一下招呼。我在内心也心生感慨，美国医生外表光鲜，其实工作强度和工作压力也是挺大的。查房一般由专科的Fellow（相当于国内的中级职称医生）主持，住院医生或实习医生汇报患者的病情变化。

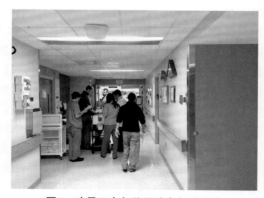

图2 凌晨五点赶往医院参加早查房

业务学习和病例讨论基本上每天都会进行，有时是科室内部的，有时是相关科室（如胸外科和肿瘤科）的，有时是全院性的（见图3）。一般在早上7:00—8:30进行。我感觉收获较大的是小范围内的业务学习或病例讨论，十几个人围坐一起，部分人可能还吃着早餐，喝着咖啡，但是现场讨论可能会十分激烈，大家畅所欲言，讲者不时会被提问者打断。这也是美国文化的一种表现，他们觉得有问题就要现场提出，不会等到讲完再提出来。

9:00开始，医生们会进入手术室开始手术。手术室的人性化管理做得十分到位，家属是可以陪同、护送患者进入手术室的，待麻醉起效后才离开，以减少患者的恐惧感。手术过程中也十分注意保护患者的隐私，决对不允许拍照和录像（见图4）。术后患者如果需要入住ICU，在ICU住院过程中可以全程有家属陪伴。

3　思考体会

通过一段时间的学习和观察，加上与我国的医疗制度的对比，我对美国的医疗状况和医疗特点有了一些初步的认识。

3.1　医疗制度完善，双向转诊机制使医疗资源合理分配

双向转诊由社区医疗站、小型医院和大型医疗中心共同执行。在美国，每个人都有一位固定的家庭医生。家庭医生一般在社区医疗站工作，属于全科医生性质。家人如果有什么不适，一般第一站都会去找自己的家庭医生。由家庭医生初诊后，如果属于小病，就会继续在社区医疗站治疗。如果病情较严重，那么家庭医生就会把你转诊到较大型的医院或直接转诊到类似MGH这样的大型医疗中心。每个家庭医生都有固定的患者群体，因为患者群体固定，家庭医生对于患者的既往健康状况一般都比较了解，很多家庭医生私下和患者也是很

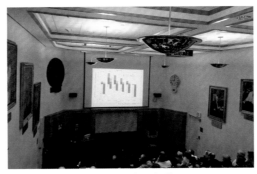

图3　全院性业务学习

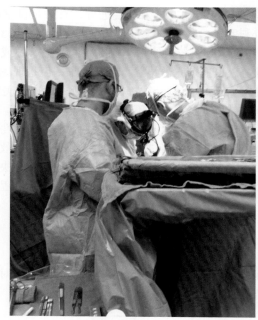

图4　征得同意之后拍的手术室照片

好的朋友关系，这些对于判断病情很有帮助。而且即使需要向更高级别的医院转诊，家庭医生也能够利用自己的专业知识更好地将患者转诊给对口的专科，避免了患者病急乱投医。所以，在MGH这样的大型医疗中心，住院患者基本都是从社区医疗站转诊上来的，这样一来医生就可以把精力集中在专科疾病的治疗上。这对患者和医生来说都是一个双赢的结果。

3.2　医生更注重于疾病的系统化治疗

国内的胸外科医生比较偏重于技术，而其他国外医生，譬如美国的外科医生除了技术以外，会更注重理念。国外医生比较在意系统化，例如对于癌症患者来说，术前的综合评估、术式如何选择、术后如何预防感染、术后选择哪种辅助化疗方案、如何调整化疗剂量以及对患者的心理支持等，这些都需要标准化的临床训练。在国外，医生都会习惯去研究病例，他们习惯于在各阶段对患者进行随访，在这方面国外把握得比较好。

3.3　病例高度集中，医生专业性强

得益于双向转诊机制，医生可以专注于某一类疾病（甚至是发病率很低的某一种疾病）。因为即使发病率低，但因为家庭医生知道该医生是某方面的

权威，就都会把该类患者转诊给他，这样累计下来总病例数也会不少。胸廓出口综合征是指锁骨下动、静脉和臂丛神经在胸廓上口受压迫而产生的一系列症状。手术切除第一肋骨解除压迫是治疗该疾病的有效方法。这类疾病发病率很低，我曾经和来自北京、上海在MGH学习的同行们交流过，他们所在的医院也很少有人开展此类手术。MGH胸外科的DR. Wright专注于这种疾病，据我观察，他每周大约有5台第一肋切除手术。因为技艺纯熟，所以手术速度很快，患者创伤也小。

3.4　医护态度好，医生与患者沟通细致

美国医生素质很高，而且高度职业化，如何对待患者、如何和患者相处都有规范的指导。比如，见患者一定要微笑，但这些微笑也是职业性的，我也亲眼见到医生抬起脸来微笑对患者，低头的一刹那，马上面无表情。在我们国内，患者签署手术同意书，一般都是由管床医生与患者沟通签署。而在MGH胸外科，签署手术同意书都是由主刀医生亲自与患者沟通并签署。据我观察，沟通通常会在半个小时左右，这也为术后避免不必要的纠纷做好了充分准备。当然，国外可以这样做是因为患者总数较少，如果放在我们国内，可能也无法行得通。

3.5　人文关怀

"患者"含有"病"和"人"两部分的意义，要把患者当作"一个完整的人"去看待。一个医生可以把患者治好，却往往会忽略患者的感受和心理需求。很多医患纠纷其实并不是技术问题，而往往是感情问题。因为患者在感情上没有得到尊重和满足所以产生了矛盾。在MGH，有一个附属的小教堂，专门给患者和家属使用，教堂也有专属的牧师，可以协助患者排解心理问题。在人文关怀这一块，国外确实有很多值得我们学习借鉴的地方。

回国至今已有两年，我经历了出发时的憧憬与期待，学习过程中的收获与感触，以及归国后的回顾与反思。读万卷书，不如行万里路，师夷长技，为我所用。只有出了国门之后你才会发现原来你是如此爱国，祝愿我们的伟大祖国越来越强大。

慨言者： 李锐雄，中山大学附属汕头医院
访学地点： 哈佛大学医学院麻省总医院，波士顿，美国
邮箱： lirx2005@21cn.com

第七十七章 "医学麦加"梅奥访学游记

印象篇

  话说飞跃了湛蓝广阔的太平洋之后，我的人生也翻开了崭新的一页，开始了在梅奥医学中心为期半年的临床学习和实验研究。

  梅奥医学中心（以下简称梅奥）的历史起源于1864年，梅奥医生在明尼苏达州罗切斯特市（Rochester Minnesota）创建了一个以救治美国南北战争伤员为主的诊所，即所谓的梅奥诊所。战后梅奥医生的两个儿子继承父业，与当地一所女修道院合作，扩大了诊所规模。历经百年发展，这个"诊所"慢慢演变成了一家集临床医疗、科研、教学为一体的大型综合性医疗中心，所以"Mayo Clinic"译为"梅奥医学中心"也许更合适。梅奥的徽标中的三个盾牌分别代表了临床医疗、教学与科研，在此基础上，梅奥还提出了口号"The needs of patients come first（患者需要至上）"作为"梅奥精神"的核心体现。

  梅奥在最新一期的美国最佳医院排名中首次名列第一。根据国内的传统观念，大家也许认为该院会地处繁华都市。然而，梅奥的地理位置并不占优势，它坐落于美国中部的一个小城镇——罗切斯特。作为明尼苏达州的第二大城市，常驻人口只有十来万。随着IBM公司从罗切斯特撤离，现在的梅奥已经成了罗切斯特的支柱产业，当地约有40%的人从事与其相关的工作。

  梅奥医院建筑密度小，占地大，这一点是国内医院无法比拟的，也是我们无法效仿梅奥模式的根本原因之一。梅奥的主体建筑大致可分为三大群：一个门诊建筑群和两个住院部建筑群，还有其他附属建筑群，包括医学院（校）、检验病理楼、实验楼、健身房等。除此之外，还有许多酒店、餐馆、外租式公寓、轮椅商家、假肢厂商、药店等诸多房屋建筑，这些房屋建筑虽不属于梅奥医院，从业人员也不是梅奥员工，但是它们与医院的关系非常密切。再加上梅奥的6万名员工，可以说，整个罗切斯特基本上就是个"医院城"，人人都在围绕梅奥转。

1 医院虽大，但交通方便

梅奥给我的第一个印象就是地方大，从业人员多。虽然医院大，建筑分散，但交通非常便利，城市路面上有不少免费或收费巴士（shuttle）在医院各建筑群之间来回穿梭。许多建筑群之间也会有空中走廊（sky line）和/或地下走廊（subway）连接。我在罗切斯特时就住在城市中心的凯勒大酒店（Kahler Grand Hotel），可以经过地下走廊直接到达门诊区的贡达（Gonda）楼和梅奥（Mayo）楼，也可以经过空中走廊到达医院行政办公区的Sieben楼及图书馆所在的普拉默（Plummer）楼。这些空中或地下走廊是有空调的且可以供轮椅通行，雨雪天气时特别方便。当然，奥地利维也纳大学林茨医院、柏林心脏中心及波士顿儿童医院等，也都有许多类似的空中走廊。在这一点上，我们国内的医院可以借鉴（见图1）。

梅奥的员工巴士免费对访问医师开放，凭我们的临时ID卡即可搭乘。我们的ID卡还整合了许多功能，刷卡可以进入某些实验室、打开某些通道、在员工食堂消费等，同样梅奥也可以通过ID卡掌握我们的一些信息。临时ID卡是在我来梅奥的第一天内就制作完成的，卡上附带了个人照片，非常精致。但是梅奥规定，这张卡是要归还的，所以丢了就要及时申请补办。

2 门诊有特色，但不适合中国

在全美最佳医院排名中，梅奥、麻省总医院及约翰霍普金斯医院长期位居前三，而在最新一期的美国最佳医院排名中梅奥首次名列第一。在医疗技术方面，美国这前三强谁强谁弱或许存在争议，但是在服务质量方面梅奥每次均是毫无例外地排名第一。

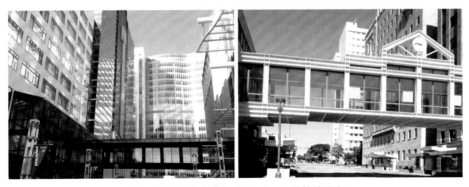

图1 这些空中走廊都有空调，可供轮椅通行

梅奥把最新的两栋建筑（Gonda楼和Mayo楼）用于门诊，这两栋楼建筑面积很大，内部装潢精美，大厅内摆有钢琴，能者大可上前弹奏。各层均有候诊大厅，沙发、书籍、电脑、无线网络等一应俱全，候诊患者透过玻璃幕墙可以欣赏到蓝天白云。也正是因为这个原因，梅奥的门诊挂号费非常贵，心胸外科门诊的挂号费为600美元一次，门诊患者一般采取网上预约挂号、电话预约或其他医师推荐等方式获取"号子"（appointment），而且大多在医师助理或社区医师的安排下已完成了不少检查项目，这些患者在来就诊时之前的检查结果就早已提交给会诊医师查阅了。患者一般提前1小时左右到相应的大厅候诊，以便护士和医师助理把门诊患者再安排在不同的诊室。每个诊室都是独立封闭的，内部常用的门诊设施齐全，会诊医师在不同的诊室间走动。

一般每个患者的门诊时间约为60分钟，门诊的医师着正装，一般是以高年资的会诊医师（consultant）带队，有医师助理、专科医师（fellow）陪同，以团队形式到诊室进行诊断，气氛非常轻松。对于初诊患者来说，医患之间的谈话往往是从一些家常闲聊式的对答中开始的，期间会穿插些问诊，或是会诊医师向其助理或专科医师询问某些结果，然后会诊医师再向患者提出治疗方案。如果需要多科会诊，患者则继续在该诊室等候其他医师会诊。结束该患者的门诊后，会诊医师团队进入另外一间诊室对下一个患者进行门诊工作。

我来梅奥访学的邀请者（sponsor）是胸外科的Dr. Nichols，他在接诊老年患者时常叫上患者和他一道爬几层楼梯，并计算患者登梯前后的心率、经皮氧饱和度的变化，以此来比较直观地评估老年患者的心肺功能。

梅奥每年的门诊量约一百万人次（含急诊），高居全美第一，门诊所完成的磁共振检查例数比加拿大全国的总量还要多。当然，年过百万的门诊量对于中国许多大型医院里来说并不算太多。但考虑到全梅奥有员工约6万，而国内大型医院员工不过数千，所以，就门诊（或是住院部）医生的工作压力而言，我们中国的医生要比梅奥的医生大得多。当梅奥的医生听说我们一个医生每天可能要看近百位门诊患者时，其表情相当惊讶，表示难以置信。

尽管我们也非常强调医院环境建设、强调人性化服务，但由于我们国情的差异性，我们不可能给每个就诊患者一小时左右的门诊时间，也没有足够的空间为每位门诊患者提供诊室，患者也不可能花费数千元人民币来挂个号，所以，我们的医生留在固定的诊室，患者依次进入诊室的方式才是适合我国国情的。

3　梅奥配套设施多

梅奥内部环境优美，随处可见的雕塑已与医院融为一体。梅奥人甚至把这些雕塑、景观整理成册，供大家翻阅。

3.1　教堂

也许，在这众多的配套设施中，梅奥人眼里最重要的可能会是教堂吧。其中还有几个教堂本身就在住院部楼内，或者说梅奥在修建病房时就将某些房间规划为教堂所用。曾经有位中国医院的院长问梅奥的CEO："你们梅奥强调服务、方便患者，那为啥不把医院搬到美国人口密集的大城市里去？这样岂不能更好地为人民服务？"梅奥的CEO娓娓道来，其中大意是：梅奥作为一个医院、一个集团，在罗切斯特是有深厚底蕴的，其中还有许多教堂的牧师、修女也参与了梅奥的运作，其言谈间大有一股"树挪死"的味道。在实际生活中，我也确实看到了牧师、修女在病房间走动、参与早查房，也看到着修女装的"护士"从事护理工作。教堂和医院的运作紧密相连，这大概就是为何梅奥CEO不愿舍弃罗切斯特的原因吧。

3.2　健身房

在建筑里众多的配套设施中，大多数被用作教学讲课或研究室科研所用，有大气的，也有低调的。例如，梅奥重视员工健康，规定每个员工必须进入大气的健身房，细化到每月要去多少次、每次持续多长时间。如未达到，某些福利就不予发放。

而梅奥医学学校（Mayo Medical School）就显得低调得多，面积小、楼层矮，听说每年只招收50名新生，虽然这50名新生是优中选优（见图2）。

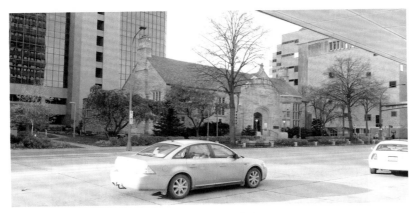

图2　梅奥医学学校

3.3 图书馆

除了病房、手术室以外，我去得最多的地方是位于Plummer楼十二楼的图书馆和Vincent A. Stabile 一楼的手术模拟室。（顺便说一句，梅奥许多建筑的命名是以捐资者的名字命名的）。Plummer楼是梅奥现有最老的建筑，顶楼是钟楼，楼下有图书馆、书店等，楼内为旧式风格。图书馆内藏书多，电子图书、杂志丰富，基本上全部对我们这些访问学者开放，许多经典的医学图书都可以查阅，医学文献的门户网站也可以自由进入，如我们用得最多的PubMed在这里可以非常方便地搜索到所需要的全文。有了这个图书馆，我们在梅奥的学习方式就丰富起来了。我把学习时间分成多个阶段，比如某个阶段重点学习梅奥对升主动脉及主动脉弓疾患的外科处理，一般白天到手术室看手术，晚上到图书馆结合手术组医生的文献整理学习心得，还可以查阅专著以补充知识点。可以说，如没有图书馆，我的学习效果肯定是要打折扣的（见图3）。

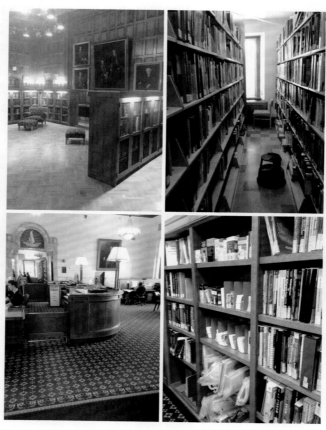

图3　Plummer十二楼的图书馆

3.4　手术室模拟室

Vincent A. Stabile的手术模拟室对我们外科医生来说也是非常重要的。手术模拟室在默认状态下是不对所有访问医生开放的，所以不少访问者甚至不知道有这个模拟室。但实际上要得到模拟室的使用权并不难。只需要到Sieben五楼的Visiting Clinician Program办公室（访学管理部门），向Patricia女士出示我们的梅奥ID卡，再提出口头申请即可。有了这个模拟室，白天观摩手术后，晚上就可以来操练一番，手术模拟室面积虽不大，但器械较全，而且虚拟手术场景不少，涵盖外科多个专科。由于本院的年轻医生也常常在晚上的时候来此操练，所以作为客人的我们深夜来此比较礼貌和方便。

慨言者： 虞桂平，江苏省江阴市人民医院
访学时间： 2014年9月—2015年2月
访学地点： 美国梅奥医学中心
相关分享： 整装待发－"医学麦加"梅奥访学游记准备篇
　　　　　　笃学明志－"医学麦加"梅奥访学游记之笃学篇
　　　　　　饮食起居－"医学麦加"梅奥访学游记之生活篇
邮箱： xiaoyuer97103@163.com

第七十八章 "医学麦加"圣地——Mayo Clinic 访学之旅

在同济大学短期访学基金的支持下，2016年12月—2017年6月，我有幸到美国明尼苏达州罗切斯特市梅奥医学中心（Mayo Clinic）进行了访学交流，在Zhenkun Lou教授的指导下完成了学习和科研等工作。

1 工作体验

Mayo Clinic是一所历史悠久的医院，长期在《美国新闻与世界报道》发布的美国年度最佳医院排行榜中占据榜首的位置，同时在多个专科领域中排名第一，可以说是众多医生心目中的医学圣地。Mayo Clinic的第一核心价值观：患者需要至上。一切的医疗活动都始终以患者为中心。在日常的医疗活动中非常注重团队协作，与我们认为的传统的美国个人英雄主义完全相反。同时Mayo Clinic自始至终都重视科研和教学对医疗的促进作用，所以在梅奥历史上有两位医生因研发可的松而获得了诺贝尔医学奖。Mayo Clinic的LOGO中的三个盾牌代表着临床、教学和科研。三方面相得益彰，成就了梅奥"医学麦加"的美名。

Mayo Clinic临床、教学和科研三头并进，在科研成果方面他们一点都不逊色于专门的科研机构。印象中最深刻的就是，在医院的公告板、电梯和官方网站上每天都会通知有哪些即将举办的学术讲座。这种学术讲座一般都在中午12点左右开始，提供午餐和饮料。参会者可以边吃午餐边听讲座，然后进行提问。整个学术报告通常在一个小时之内，基本上每天都有，既充分利用好了午休时间，也并不妨碍临床工作。

Mayo Clinic有一栋气势宏伟的Guggenheim大楼是专门留给科研工作者的，当然也有研究部门分散在其他大楼里，投入还是非常巨大的。我的课题主要是在门诊大楼Gonda 19楼进行的。课题组每周二上午会举行Lab meeting。在汇报的过程中，当我们有疑问时，随时可以打断汇报的人并提出问题，当这些问题得不到解决的时候，Zhenkun Lou教授在通观全局的情况下会给出自己的建议，大家也可以据此提出自己的看法。整个Lab meeting的氛围都非常轻松，但也有一定的压力，这是一周的成果汇报，谁都不愿意落后于别人，都似乎卯足了劲在干。在这样的学术氛围下，课题组基本上每年都会有高质量的论文发表。同时，每个月在Gonda 19楼会举行两次课题组间的Joint Meeting。一般是安排在周三上班时间之前，每次由不同的课题组成员负责讲解最近的课题研究现状和进展，也可以讲自己在课题研究中碰到的困难，没有限定主题。讲解后其余课题组的成员分别提问，由演讲者解答。这种形式的会议，一是团结了Gonda 19楼不同课题组间的成员，二是促进了多学科之间的交流，也促进了学术研究的整体发展。这种团队之间的协作精神非常值得我们学习。在国内，课题组内可以很团结，但是不同课题组之间的交流却相对地少了很多。

遗憾的是，本来还打算去临床或者手术室进行观摩，但是Mayo Clinic对于访学观摩的要求特别严格，需要官方申请、进行疫苗接种等程序，由于我的前期准备工作不够，临时申请又比较麻烦，所以就放弃了。

2　生活体验

美国的航空业非常发达，从明尼阿波利斯–圣保罗机场到罗切斯特的飞机在拥有50个座位，却只载有8名乘客的情况下也会正常起飞。到达罗切斯特机场后我不知道应该在哪儿取行李，正当彷徨的时候，一位打扮成圣诞老人模样的机场工作人员立即问我是否需要帮助。哪怕你在罗切斯特大街上徘徊不到5分钟，也立即就会有志愿者前来问你是否需要帮助。整个罗切斯特给人的感觉就是关怀无处不在。

由于到罗切斯特时正值圣诞节，对于一个中国南方人来说，很难见到如此大的雪。一直持续到4月初，春天才会到来。即使在冬天，路上也都能见到戴着口罩跑步的美国人，可见锻炼在这里实在是深入人心啊。美国是一个在车轮上的国家，在罗切斯特同样如此，没车的话出行非常不方便，尤其是在大雪纷飞的冬天。购物的地方离住所通常都比较远，走路是行不通的，公交也不像国内那么发达，经常会需要在冰雪天里等上一个小时。

罗切斯特整个城市给人的感觉非常干净舒适，当有人告诉我说罗切斯特的人口都算多的时候，我很惊讶，因为有一个周末我独自走了整整一条街就只碰到了一个人。在这个非常安静的小城市里，大家的节奏都那么缓慢。夜晚降临时，我的内心也非常宁静，有时想想，在这样的氛围下的确适合搞研究。

谈了住和行，也说下"食"。在美国，一切食材似乎都是只要用水煮过了就行，这种方式保留了食材原本的味道，沾上各式各样的酱，他们就可以大快朵颐了。对于口味挑剔的中国人来说，在美国最没盼头的就是一日三餐，纯粹是为了饱腹和补充能量。

在访学交流期间，我参加了一个教会组织的免费医学英语学习班，这也是我印象最为深刻的一段经历。每周二和周三下午上课时，大家会轮流朗读医学专业文献，英语老师会纠正我们的发音。隔段时间，教会会举行各式各样的派对，英语老师每次都会热情地邀请我们参加。通过英语班的学习，我的口语水平提高了很多，也通过派对认识了很多可爱的朋友。最感动于英语老师们的敬业，他们并不会因为这是免费上课就敷衍了事，相反的，他们非常认真。他们周而复始地坚持，送走了一批又一批的学生，我想这应该是信仰的力量。在英语班学习的日子里，我感觉到了在罗切斯特生活的温暖和意义。当到了需要告别的那一刻，我的心中充满了不舍。

在访学结束之际，我带上家人和朋友开启了自驾游，从罗切斯特出发，去了恶地国家公园、拉什莫尔山国家纪念公园、魔鬼峰、黄石公园、盐湖城、拱门国家公园、丹佛等很多地方。

慨言者： 罗颀枫，同济大学附属上海市第十人民医院
访学地点： 梅奥医学中心
邮箱： luoqifeng001@163.com

第七十九章　走进盖茨基金会——催化式
新慈善

西雅图是我最爱的美国城市，没有之一。它不仅是文艺电影《西雅图夜未眠》、医务剧《实习医生格蕾》的拍摄地，是星巴克、微软、波英公司总部所在地，同时更重要的是，这里还坐落着世界上最大的私人基金会——比尔及梅琳达·盖茨基金会的总部。

1　盖茨基金会的由来

1994年，比尔·盖茨先生的父亲，老盖茨先生，西雅图当地一位很有声望的律师，一直都在劝说盖茨先生成立一个小型的慈善基金会。2000年，比尔·盖茨及其妻子梅琳达·盖茨正式成立了这个基金会。2006年，由于巴菲特先生非常认可盖茨先生和盖茨夫人的理念，所以慷慨解囊，把他一大部分的资产约219亿美元都贡献给了盖茨基金会。盖茨基金会目前总资产大约有400亿美金。

谁也想不到，在20余年后的今天，当初老盖茨先生提出的一个"小型的慈善基金会"的建议竟然成为了世界上最大的公益组织，并致力于利用科技创新推动全球健康、全球经济发展和美国本土的教育工作这三个主要任务。确实，盖茨基金会的理念即相信所有的生命价值都是平等的，希望"所有人都能过上健康而富有成效的生活"。

盖茨基金会的新总部建立于2011年，与西雅图著名的地标"太空针"隔街相望。它由两栋长得一模一样的六层楼组成，最多可容纳1 500人。基金会接待大厅中的图腾柱由员工和合作伙伴捐赠的毯子制作而成。每张毯子都是一个故事，每张毯子上的卡片都记录着一段美好的回忆。

基金会园区在各个方面都贯彻和实践了可持续性发展的理念。办公楼和车库房顶上都种了植被，不仅非常好养活，而且起到了隔热、保温、防止雨水下灌等诸多作用，同时，这还成为了西雅图的鸟儿们理想的栖息场所。办公楼内没有任何空调暖气（这在美国是难以想象的），制冷靠地下储存的雨水循环，自然通风系统的巧妙设计也可以帮助调节楼内的温度，办公室的外部玻璃都采用隔热玻璃，使得办公楼即使是在阴雨连绵的西雅图也能最大限度地吸收自然光，并有助于保持恒温。

　　除了西雅图本部外，盖茨基金会在全球不同的国家都有办公室，也各自有着不同的使命。在中国，盖茨基金会的初衷是帮助中国加快实现自身的一些重大健康和发展领域的目标，比如艾滋病、结核病等。但是自2013年开始，基金会在帮助中国应对自身挑战的同时，更多考虑的是如何让中国能够进一步帮助世界。盖茨基金会致力于推动中国成为全球健康和发展强有力的合作伙伴，促进中国的公共组织和私营组织发挥资源、技术和政策优势，在世界范围应对卫生和发展方面的挑战。近年来，盖茨基金会和中国自然科学基金委员会共同启动了中国大挑战的项目，以便中国科学家也能有机会参与解决全球问题，其中的项目每项最多可以获得100万元的资助。另外，盖茨基金会也和国内知名高校联合成立了"全球健康药物研发中心"，以帮助中国科学家进一步将象牙塔里的研究转化为可实际应用的产品，从而进一步为影响发展中国家的重大疾病问题找到有效的解决方案。

2　催化式的慈善（catalytic philanthropists）

　　基金会的核心工作理念是催化式慈善，即利用基金会资源，撬动广泛的合作伙伴关系，投资于政府和企业无法负担却又能产生巨大影响的解决方案。传统的慈善事业方式总体分为两种：一是直接捐钱、捐物资、出人力等，比如在灾难发生后捐赠救灾物资、建立希望小学、支教等；二是战略性慈善，需要大量的学术组织和社会团体参与，进行社会调查、报道采访，进而了解事实、收集证据，吸引社会关注和引起共鸣。

　　盖茨基金会则打破了传统的慈善形式，基金会内部人员将其称为"催化式的慈善"，重点在于驱动系统性的变革。这就需要如下基础：一是多方参与，包括来自公共领域、私营领域和社会领域不同利益相关方的跨领域合作；二是注重慈善的杠杆效应，通过激励机制让慈善投入获得更大的效益。虽然盖茨基金会是全世界最大的基金会，每年的捐赠额达40亿美元，但是在全人类的巨大苦难面前，再多的捐赠也是杯水车薪。因此，盖茨基金会在一开始投入的资金更多的是起到催化剂的作用，从而去吸引更多的资源汇聚到同一个平台和渠道中，真正发挥作用并解决问题。

　　以我比较熟悉的艾滋病疫苗为例。

　　盖茨基金会之所以对艾滋病疫苗如此重视，是源于1998年的一次宴会，在那一次宴会上，盖茨先生问当时国际艾滋病疫苗行动组织（the International AIDS Vaccine Initiative，IAVI）的CEO Seth Berkley："在阻止艾滋病的道路上，哪个领域最需要财力的支持？"Berkely回答说："疫苗是阻止艾滋病的最大希望。"随后，在详细了解了艾滋病疫苗研究情况后，盖茨先生便确定将基金会的一个重要发展方向确定为加强对艾滋病疫苗研发的支持力度。

　　2001年，盖茨基金会宣布将捐献1亿美元给国际艾滋病疫苗行动组织（the International AIDS Vaccine Initiative，IAVI）。持续5年的资助将帮助这个来自纽约的非赢利组织开展三项最有希望成功的艾滋病疫苗的临床研究。这对于曾经一蹶不振的艾滋病疫苗研究领域来说无疑是一个巨大的鼓舞。Berkley先生后来回忆道，当时盖茨基金会对艾滋病疫苗投入的大手笔让他们很吃惊，但是这同时也给予了他们去和拥有研发和生产能力却不愿意投入资金的药企进行谈判的机会和能力，同时也让他们有机会去开展一些高风险的疫苗研发项目。有了盖茨基金会捐献的1亿美元作为种子基金，IAVI随后将通过从药企、政府等多方组织获得的更多支持，总计8亿美元，都投入到了艾滋病疫苗研究中。

3　与基金会的近距离接触

　　在艾滋病疫苗领域，盖茨基金每年会选择出几个领域内亟待解决的重大问题，号召全世界科学家参与，集思广益，头脑风暴。与美国卫生研究院（NIH）基金或者是国内的评审不同，盖茨基金会在决策是否资助项目时，更多的是通过一种非正式的形式，一种更注重个人长期在业界的影响力与关系网络，而不是仅以同行评审为考量的透明化过程。这意味着基金会更倾向于资助那些他们认为在这个领域内长期有声望、并在技术上有希望能获得重大突破的专家。在评审过程中，盖茨基金会聘请了工业界颇有经验的高层作为项目导师，选择他们认为有希望的项目，并监督、协助项目的完成。

　　我跟随我的导师也曾有幸参与过从写标书、项目评审到项目实施的全过程。我们当时携手药企研究发现，对一些酵母菌进行基因改造以后可以生产出具有特殊糖基化修饰的病毒包膜蛋白，我们利用这一点在动物上进行了新型抗原验证，研究抗原糖基化形式的改变是否可以诱导更有效的针对艾滋病病毒的保护抗体，以提高疫苗的有效性。当时我们的项目主管是来自工业界的一位前科学家，在疫苗领域很有经验，退休后，她便在基金会任职，协助基金会决策项目的资助。在提交标书后不久，她就与我们进行了电话会议。她首先表示很喜欢我们的项目，不断强调她对改造抗原的糖基化这个想法感到非常兴奋。由于盖茨基金会要求所有的受资助者公开他们的实验数据，并共享资源。一旦受资助者的想法被证实可行后，就需要放弃专利，并将研究成果免费提供给基金会。因此，她也担心默克作为药企，对于其核心技术——基因改造过的酵母菌株——是否愿意共享表示担忧。在一一回答完她的问题后并提交了修改后的标书后，她表示很满意，并提出会积极推荐我们的项目。很快，我们便得到通知，我们的项目获得了盖茨基金会为期3年670万美元的资助。其实，这仅仅是盖茨基金会资助项目中一个金额较小的项目，然而对于从事艾滋病疫苗研究的科学家来说却是一件大事。为此，我们学校还为我们实验室特地举行了一个小型的庆功会，这也足以看出学校对于盖茨基金会资助项目的重视。

当然，资助仅仅只是一个项目的开始，盖茨基金会非常重视和科学家们共同完成预期的目标，并在必要的时刻给予资源上的帮助。我们的项目由于有学校、药企等多方的参与，每个月都会召开电话会议，讨论项目的进展和下个月的工作安排。基金会方面的项目导师也积极要求加入我们每个月的电话会议，一方面是了解我们项目的进度，一方面也是希望积极提供必要的资源和帮助。每半年，我们都需要提供文字版的进度汇报。同时，我们的项目导师、基金会的工作人员以及艾滋病疫苗研究领域的三位专家也会共同来到我们实验室现场，聆听我们的项目进展汇报，对我们的项目预期目标进行严格的考核和评价。只有每一年度的考核通过后，基金会才能继续拨款。同时，我们也必须将我们的实验数据上传至公共系统中，这样所有的受资助者才可以从大家最新的研究成果受到启发。正是基金会内部这种严格的监督项目进展、详尽评估项目成果、试验数据共享的机制才让有限的资源得到了充分的利用。

盖茨基金会能够提供的，不只是财力的资助。它更是一块磁石，无时不刻不在凝聚着当今某个科学领域内最有潜力的科学家和合作者们，在这样一个良好的平台去进行深度合作。每一年，盖茨基金会都会举办一次以艾滋病疫苗为主题的年会，只有受资助的团队能够拿到入场券，这也就是说，只有得到盖茨基金会认可的科学家团队，才可能参加这个VIP俱乐部的年会。在每年的年会中，大家会畅谈自己项目的进展，或者提出新的想法。盖茨基金会也尽量让有可能合作的、目标类似的科学家坐在一起，以期他们在讨论中碰撞出火花，在合作中共同进步。

对于每天泡在实验室里的"实验狗"来说，我最期待的就是到西雅图参加盖茨基金会的艾滋病疫苗年会。2011年的年会，由于基金会刚搬进上面所说的盖茨基金会总部，工作人员很兴奋地带领我们参观了他们的新家，同时向我们详细阐述了他们的工作理念。盖茨的父亲也到场致辞，感谢科学家们在艾滋病疫苗这个大挑战中持续不断、永不放弃的努力。2012年的年会，盖茨先生也亲自到场演讲。他的穿着非常简单大方，也很平易近人，说是演讲，其实更像是和老朋友聊聊天。他谈了谈最近读完几本新书后的感悟，聊了聊对美国政治对科学资助的担忧，又以计算机人独特的视角阐述了他对研发有效的艾滋病疫苗的急需解决的难点的理解。让我很惊讶的是，盖茨先生并不仅仅只是出钱，他确实对我们每一项入选的基金项目都有过仔细的研究，对于艾滋病疫苗这个小而专的领域中新的术语和科学家的名字也是顺手拈来。这样的年会，不仅促进了科学家之间的交流，也让大家对基金会的工作理念更加地感同身受，并乐于以更大的热情投入到项目的开展中去。

4　结语

我毕业后曾经最想工作的地方之一就是盖茨基金会，可惜当时并没有合适的岗位。如今，我奋斗在国内临床一线，从事临床研究，也是为了延续那个愿景，为那些因为传染病而遭受疾苦的人们寻找减少病痛和死亡的希望。近距离地接触和参与美国的公益事业，给我带来的震撼很大。在成功的光环与名利的驱动下，很多人成为了精致的利己主义者，然而在这里，一位科技界"大佬"却是现实的理想主义者，在人生早年获得了所谓的成功后，却愿意从零开始，利用自己的财富、资源和爱心为全人类最基本的生活权利而努力。

在中国，我们也看到有越来越多的人参与到了公益事业中来，小到个人——"巴东村官"陈行甲离开官场后投身于国内公益事业，大到阿里巴巴脱贫基金，五年内将投入100个亿帮助贫困人口脱贫致富。相信中国的公益事业会越来越好，而越来越多的年轻人也将有更多的渠道参与、投入到公益事业中来。

最后，用盖茨先生的话来作为这篇文章的结尾：最有价值的投资，是为全人类的福祉而投资。

慨言者：陈雨欣，南京鼓楼医院
相关分享：笃学明志-在美国读博士的日子
邮箱：yuxin_chen2015@163.com

第八十章　那触摸到的生活，犹在昨日

2014年3月16日，我携妻带子，经历16个小时的飞行，来到了心驰神往的美国。由于入关前如实填写了超过一万美金的旅行支票，在海关被耽误了三个多小时。当天夜里达拉斯机场外飞雪连天，多亏好友的热情接机，在没有路灯的风雪夜里，凌晨两点多抵达马里兰州巴尔的摩市，开启了人生中全新的留学生活。

1　尖端医学，尽在咫尺

2017年全球QS世界大学专业排名中，美国约翰霍普金斯大学医科位列全球第四，我非常有幸在约翰霍普金斯大学医学院病理系生化科学习。老板Dr. Chan是位中学时就从香港来美的华裔，老先生讲话幽默又受人尊敬。刚来第一次组会时跟我开玩笑说，检验界的前主任委员杨振华教授曾在他的科里学习，回国后就升任全国主任委员了，我也有希望。我的直接老板是Hui zhang教授，她是北大出去的高材生，也是约翰霍普金斯大学第两百位女教授。据传，她曾在一年内写了17个标书，中了8个。张教授的成名作是在2003年和2016年分别以第一作者和通讯作者的身份在《自然生物技术》（*Nature Biotechnology*）上发表了两篇关于质谱检测糖蛋白的文章。

实验室多有在《细胞》（*Cell*），《自然》（*Nature*）系列杂志上发表过文章的年轻人。在这样的环境下学习和工作还是很有压力的。好在工作人员多是博士或博士后，每个人都有自己的研究方向，大家经常利用中午吃饭的时间在一块儿讨论学术。实验室的工作人员半数是中国人，但老板规定进入实验室后就只能用英文交流。虽然其中不乏带有俄罗斯、巴基斯坦、印度口音的英文，但的确锻炼了听力，也增进了不同肤色、不同人种间的交流。

每周五生化科有午餐会，所有科研人员需要逐一汇报一周以来的科研进展。在每周二下午的学术活动上，大家轮流汇报课题进展。我有幸承担了老板

EDRN课题尿液质谱筛选前列腺癌标志物的工作，并且相关实验结果获得了约翰霍普金斯大学医院泌尿外科Patrick C. Walsh前列腺癌研究基金十万美金的资助。有了老板指引正确方向，有了师兄弟的倾力相助，再加上自己的辛勤努力，一年半访学结束时，有一篇论文被SCI期刊《蛋白质组学》（*proteomics*）录用。

2　融洽交流，置身其中

在访学期间，除了本科室组织的学术活动，学校其他系还有数不尽的学术会议，每个人的校内邮箱事先都能收到会议通知，而且每场会议都会提供一些食物，多数是披萨和汉堡。对于单身在外访学的游子来说，工作之余听讲座是个不错的选择，既能学到专业知识，又锻炼了英语听力。按规定，实验室人员每年有一次外出开会的机会，学生一般是做壁报（Poster），做口头报告的通常是老板。2015年我有幸参加了在凤凰城召开的美国蛋白质组学会议，并且认真准备了Poster，站在自己的Poster前向感兴趣的学者们讲解了自己的研究工作。美国老板很好，参加学术会议时会提议我带上家人。我利用周末的时间带家人去参观了大峡谷，感受到了壮观秀丽的美国自然风光。

3　出国后的思乡之切

在美国学习期间选房是得下番功夫的活，因为既要考虑经济、方便，又要考虑安全问题。首选当然是学校官方网站上推荐的地方或租房机构，但大多数都没有房源。其次是寻求实验室工作人员的帮助，他们本身是长期租户，了解行情，他们可以给出很好的建议，甚至还可以帮助你提前预订房间。我在访学期间就帮助国内的两位朋友预订到了房间，并且亲自开车去接机，从而努力减少他们初次出国的惶恐与不适。

我刚到美国时暂住在朋友家，后来联系到了另外一位国内同行，他回国前将房子转租给了我。转租的好处是家具等不用再置办了，不好的地方是合约到期后房东会涨价，我只好选择再次搬家。搬家时租了辆U-hall，一天19.95美元，在实验室四五个兄弟的帮助下，半天就搬完了。因此，我给来美租房的朋友的建议是，最好租学校附近的，安全有保障，而且建议整年整年地租，价格上会有优惠。

有许多人讲，一出国就爱国，因为吃不惯，所以有条件、有时间的话建议自己做饭。食材可以去当地的中国超市买，品种齐全，价格适中。美国的许多地方公交并不发达，出行必须有车。所以，建议访学一年以上的朋友可以考虑买车，四千美元左右的就可以，开一年后再转手也亏不了多少。刚到美国时可以先租车，有按天或按小时计费的，根据实际情况选择即可。在美国的许多城市，中国的驾驶证都可以使用，但得提供有资质的机构的翻译件。解决了车的问题就好多了，可以带家人特别是孩子享受下美国的自然风光。利用有限的时间，我带着五岁的儿子开启了美国名校自由行：参观了约翰霍普金斯大学、哈佛大学、麻省理工学院、普林斯顿大学、哥伦比大亚大学、弗吉尼亚大学等著名高校，当然也去了佛罗里达州的迪斯尼世界。最有收获的是，孩子在美国上了一年半的幼儿园，体验了美国幼儿的教育，感受到了它提倡的人与人之间相处的礼仪、绅士风度与互助的精神。

　　一年半的美国生活是愉快与令人难忘的，个人总结了在美国访学的几点经验：一定要遵守并敬畏法律、讲究诚信、强身健体，热爱自己的专业并持之以恒。

慨言者： 贾兴旺，中国人民解放军总医院
访学地点： 美国约翰霍普金斯大学医学院
邮箱： jiaxingw301@163.com

第八十一章　天使之城@CHLA——访学归来

　　365个日日夜夜，天使之城，美丽的地方，天使般的人儿。这份情感两年多以后仍这样萦绕在我心头，铭记于我心底。其实在写下上述文字的时候，我的眼眶已经湿润了。此时已经不是失落，亦不是怀念，更多的是为自己能够拥有这样一段难得的海外经历、拥有一段美好的回忆、拥有一群天使般的志同道合者、为了曾经的经历和付出而感动。

　　思绪回到2012年那个不平凡的春天，当时我阴差阳错地参加了山东大学出国留学高级英语培训班，那一个月真是黑白颠倒。为了参加白天的培训，一个月内我连续上了12个夜班，每天的睡眠仅有可怜的三四个小时。每当回想起那一个月的历练，就会感觉这辈子再没有什么不能够吃的苦了。因为所学的专业是病原微生物学，所以在面签的时候签证官问到我的专业时，为了避免老外胡思乱想，以为我是去美国搞生化武器或生物恐怖袭击的，我便委婉地说我是做antimicrobial resistant的（抗生素耐药的，目的是为了救人）。还好一切顺利。2014年10月28日，我怀着梦想和希望，满怀着对大洋彼岸的憧憬和热情，飞越重洋，跨越东西半球，终于来到了隔海相望的天使之城——Los Angeles（洛杉矶）。

　　时间总是无情地、悄无声息地流逝，为期一年的访学转眼已接近尾声，离回家的脚步越来越近了，半夜辗转醒来的次数也越来越频繁，我这个奔四的人居然开始变得多愁善感了。翻看着来美后的一张张照片，细细回忆这一年来走过的路，不由自主地想写点东西，以纪念这一年的得与失，以及那逝去的青春！

　　这一年，我的的确确充实了自己，也开阔了视野。经历了很多，失去了很多，克服了许多，收获了更多！

　　这一年，我感受到了美国严谨的临床工作程序，接触到了不同的社会制度、不同的语言、不同的文化、不同的信仰、不同的价值观，感受到了平等、民主与自由，美国人民的谦逊和平和，感受到了人与人之间的友善和礼让。

这一年，我才真正知道什么是兴趣，什么是科研，什么是团队协作。体会了一番科研的酸甜苦涩，有被拒稿时的沮丧，也有论文被接受时的幸福。也许这就是科研的魔力，也是生活的魅力和真谛。这一年我是幸运的，有几篇论文被SCI期刊收录，也积累了非常宝贵的临床经验，认识了一群来自天南地北的志同道合的朋友。真心感谢那些帮助过自己和一直默默关心、陪伴自己的亲人、朋友和领导。

就是这样一座天使之城，见证了我们生命中绚烂的365天，给我们留下了不可磨灭的印象。无论是CHLA（Children's Hospital Los Angeles，洛杉矶儿童医院）所在的Sunset Blvd（日落大道）的安定便捷，还是Santa Monica（圣莫妮卡）的激情似火；不管是Beverly Hills（比弗利山庄）的奢华富庶，还是Downtown（市中心）的热闹喧嚣又充满危险，这里都是我的思绪和记忆所在。我们满怀着对天使之域的憧憬来到这里，来到所谓自由的国度，了解了，经历了才明白，这里也是人间：有自由就会有禁锢，有融合也会有碰撞，有富贵也有贫穷，有阳光也有黑暗。

慨言者：王世富，山东大学齐鲁儿童医院
访学地点：美国南加州大学附属洛杉矶儿童医院
相关分享：笃学明志–在天使之城@CHLA学习
邮箱：wshfu709@163.com

第八十二章 "洗脑"培训漫谈——美国实验室工作介绍

　　美国医院给员工进行的入职教育和后续的强化培训（我们把它唤作"洗脑"）比国内详细很多，强度也大很多，我觉得有很多地方值得借鉴。抛开入职教育的内容，我们谈谈一年一度的"洗脑"，这个在国内（至少在广西）我没听说过。具体做法和时间各医院有所不同，但大同小异。

　　罗斯威尔帕克癌症研究所初建时属于私立医疗机构，一段时间后，又划规纽约州卫生署管理，成为了公立医疗机构，现在又改为公私合营。医院有职员3000多人，来自世界各地。因此，拥有多元文化，极具包容性。每年被评为纽约州西部两个最好的雇佣单位之一（另一个是Wegmans大型食品连锁店）。

　　要对这些不同人种、不同文化背景的员工进行员工培训是一件不容易的事情。医院制定了很详细的员工培训计划，以网上开卷考试的方式进行。时间从每年的11月15日开始，到12月15日结束。每个人必须亲自做题，不能代考，电脑有识别系统。考题分为研究人员和临床医疗人员两大类题，每个大类里又有十几个大题。题量很大，我要分好几天才能做完。

　　我属于临床职员，培训内容包括：①员工在工作场所中的相互关系（The relationship in working places）；②患者隐私保护法案（HIPPA）；③医院感染控制（Infection control）；④工作场所安全（Safety in working environment）；⑤化学毒物（Chemical hygiene）；⑥放射性物质管理（Radiation safety）；⑦信息安全管理（Information technology safety）；⑧员工职责（Your responsibilities）；⑨火灾与事故（Fire and Disaster）。

1　员工在工作场所中的相互关系

　　这一内容很有西方国家特色，以至于我刚回到广西时很不适应并感到惊讶。这里面有很多规定，比如：员工在工作中要互相尊重，不许讲有种族岐视的话或隐意；不许说带有性挑衅的话或动作；男性不许触碰妇女肩以下的身体部位或带有性挑衅的动作；不许吵架和公开冲突；明白你的上司是谁，什么情况下你可以越级上报。

2 患者隐私保护

医院要求员工：除了必要的医学讨论外，不许在任何情况下讨论患者姓名、性别、年龄、诊断、个人信息等，同事间也不能讨论；每个人的电脑密码3个月换一次，离开电脑15分钟要注销退出临床系统；同事如果生病了也不能议论。如果有同事议论患者的情况，你听到后，可以做出如下举动：一是制止，二是回避不参与，三是向上反映。我的妻子曾经有一次因为参与了另一个同事对同组一个员工病情的讨论而被举报，从此她以后先后被部门主管、经理、系行政主任、人力资源部约话，写了很多份材料，弄得她几乎崩溃，好几次从美国哭着打电话给在国内的我。最后，她写了保证书给人力资源部，与另一个同事一起都被警告如再犯就被开除。

3 化学毒物

医院要求员工服从医院化学毒物管理部门的要求，定期检查，做好详细记录并派专人负责（尤其是研究实验室更严格）。垃圾箱分为有医疗垃圾箱、化学药物废物箱、利器盒（只能进不能出）、一般生活垃圾箱。医疗垃圾统一在医院里用巨大的高压锅处理。员工不得戴戒指进实验室，不能在实验室里吃东西、化妆、喝水。如果在实验室内发现食品包装盒，等同于在实验室里吃东西，一旦发现将警告、通报全院。员工有休息室和厨房，包括可以存放食物的冰箱。

4 信息安全管理

研究实验室每人有一台专用电脑，轮转学生也一样。每台电脑都有使用者名字、有专门的地点（位置），有专一的代码，由IT部门实时监控。IT部门的人可以在其办公室对各台电脑进行操作，包括安装软件、数据归类等，只有出现硬件问题时他们才来实验室。临床部门原则上也每人一台电脑，但有时候也可以两人一台（较少）。所有电脑都由医院的IT部门提供，不需要科室的钱，全院统一使用同一个品牌，比如罗斯威尔帕克规定全院都用戴尔电脑。员工不能用工作电脑做与工作内容不相关的事情，比如上网购物、浏览娱乐网站。所有访问过的网站都有记录和监控。有一段时间员工反映，这项规定太严厉，后来医院同意员工可以访问银行页面进行付账，但不能超过15分钟。我是实验室经理时有权限上网购买与工作相关的物品并进行付款。

　　医院规定，员工不能拷贝工作的数据并携带出去，如很有必要则要报告部门主管或你的上司，你也应及时记录下来以保护自己，同时一定要将数据加密后才能拷贝。正式职员可以获取在院外登录医院内网的权限（我是教职人员，所以直到现在我还可以在中国登录医院内网）。所有的电脑均由IT部门定期更换，各部门不需要付费。所有人员每3个月更换电脑登录密码一次，电子邮件的密码也同时被更换。此外，医院还规定员工不能在办公室里打私人电话，更不能用科室电话打；上班时间不能会客，与工作相关的也应事先约时间。

5　员工职责

　　主要是要让员工知道自己的工作任务是什么？上司是谁？如何有效地与上司进行沟通与反馈？单位就是员工的工作场所，工作对个人的思想交流、社交和心理健康有什么好处；看见违规、违法的事情怎么举报；医院的各种应急电话是什么？员工有责任维护医院的利益、安全，要尊重别人。不能允许年龄小于14岁的未成年人进入实验室。我刚入职研究实验室时不知道这一点，曾带我儿子进入药理系实验室两次，每次都被保安追到实验室当场抓住，被警告如再违反的话，我儿子就将被他们监管，吓得我再也不敢了。

6　火灾与事故

　　这部分主要是要让员工知道在火灾发生时该如何逃生，如何使用灭火器，如何呼喊和救助同事，如何使用面罩，什么材料对火的抵抗是好或不好的，火灾报警系统如何使用，电话号码是多少。水灾的报警电话（Code Red是火灾；Code Blue是水灾）是多少；遇到恐怖分子袭击的情况时如何逃跑；枪击案件发生时如何逃跑和应对；化学武器袭击时如何应对；战争发生时如何应对和转运患者；原子弹放射线爆炸时如何逃跑和应对等。

　　这样的考试和培训强制性进行，每年一次，每次限一个月内完成。每年的内容可以有少量改变，均是客观题，采取开卷网上考试的模式，先读完内容后才能答题，80分及格，我每次都是重做时拿100分。后来改为不能重做了，可见美国对措施的执行是很严格的，也看得出美国对员工保护措施的重视程度。另外，还强调女性员工在院区内晚上不能单独走路，从工作场所到停车场也要注意安全，可以随时叫保安护送。

慨言者： *黄华艺，广西壮族自治区人民医院*

相关分享： *饮食起居–到美国缅因州吃龙虾和出海看鲸鱼*

邮箱： huayih@yahoo.com

第八十三章　美国St. Luke医院进修感受

　　我所进修的医院是位于亚利桑那州的St. Luke医院，这所医院是国际关节镜—膝关节外科—骨科运动医学学会（ISAKOS）授权的fellow（比国内的主治医生资历稍高）培训医院，在美国仅有6家，因此我格外珍惜这次机会。

　　菲尼克斯属于沙漠气候，早晚略冷，中午偏热，所以一开始时我有点不适应。由于是第一次到美国，虽然之前学了那么多年英语，但是到了美国后才发现，我的英语无论是口语还是听力，都比较薄弱，专业英语更是如此，往往需要Google翻译才行，这就减慢了和美国医生的交流速度。同伴是一名印度骨科医生，由于印度教科书都是英文的，所以印度医生和当地美国人之间的交流毫无问题，这让我很羡慕。以后如果还有机会再来美国学习的话，我一定会先把自己的英语尤其是专业英语好好练习一下。

　　我来美国师从关节骨科专家Jimmy Chow，他年仅42岁，只比我大4岁而已，但是为何他如此有名？就是因为他自己发明了髋关节置换的手术入路，这一入路被命名为Superpath入路。该手术方式真正做到了微创，尽可能减少了对周围组织的损伤和血供的破坏，因而可以加速患者术后恢复。当然Jimmy还擅长关节镜技术。他的父亲Jammes Chow曾是北美关节镜协会（AANA）的主席，Jimmy的关节镜技术也相当出色。由于目前太忙，所以除了难度比较大的关节镜技术他自己会亲自操刀外，其他关节镜手术都交给另外一位医生操刀。

　　来美国3个月，受益匪浅。初到美国时，Jimmy就告诉我要想学好骨科，要对解剖非常熟悉才行，这是骨科医生的基本功，不仅上学时要好好学，每次手术前都要好好复习一遍，这样才能不断进步。此外，就是要不停地问为什么，比如为什么这个手术要这样做，而不是那样做？为什么要选择这个入路，而不是选择另外的入路……Jimmy希望自己的fellow能不断地问他问题，这样不仅代表fellow在思考问题和认真学习，同时也可以让他自己不断进步。

　　在美国发生了一件让我觉得非常尴尬的事。有一次，我问Jimmy是否可以给我一些课件（PPT），让我可以利用业余时间在公寓好好学习。他说："It is just like steal!（这就像抄袭一样！）"我当时很尴尬。他说，你应该自己好好查资料，看文章、杂志，然后不断总结归纳，自己做PPT，这样你才有进步。他也碰到过好多中国医生，都喜欢问他要PPT，他都没有给。他说这是他的心血，是他的创新，所以不希望别人抄袭。

Jimmy还告诉我，在美国没有任何人情可以讲，你行就行，不行就不行，所有成果都必须靠自己获得。他还告诉我，既然我来了美国，就要遵照美国人办事的原则。如果我表现好，自然会给我奖励，也会给我ISAKOS颁发的证书。当然，如果我表现不好，他也不会给我情面。所以在以后的工作学习中，我也老老实实、认认真真的。

手术日我们都是5点半起床，6点他会准时开车接我一起去医院。换了洗手衣，再到病区查看昨天手术患者的术后情况，然后到术前准备室同当日拟手术患者谈话。每次谈话结束，他都对患者说：I PROMISE MY BEST WORK!（我会尽我最大努力！）这样可以最大程度地让患者放心。8点，准时手术。事实上，每次手术Jimmy也都是竭尽全力地做好每一个细节，因此患者的手术效果通常都很好，找他做手术的患者自然就很多。我曾见到一位来自上海的患者，为了等Jimmy手术，足足等了一年半。此外，每周还有来自美国各地的骨科医生前来观摩手术，可见Jimmy多有名。

每周二门诊是最累的一天，每天虽然只发放40个号，但是每个患者都要看30分钟左右，因此那天下班也会特别晚，一般是在下午7点以后，中午就吃汉堡或者直接不吃。由于美国医生出门诊都是站着的，所以一天站下来会极度疲劳。美国医生地位高，收入高，但是工作确实也很辛苦。

还有三件事让我记忆深刻。第一，一般fellow到美国进修，由于没有执照所以不能上台手术，但是Jimmy为了让fellow更好地学习，都是让fellow洗手穿手术服上台，这让我真的很兴奋。第二，在美国没有什么可以假客气的，尤其是学习，会就会，不会就不会。记得有一次尸体解剖课，我和一位美国加州非常出名的骨科教授一起手术，当他做完一半手术时，问我是否想操作。我当时犹豫了一下，我想他也是有名的教授，我总不能抢着做。所以我当时委婉地拒绝了。事后Jimmy问我，为何不要这个机会，我说我是客气了一下，我内心当然是想操作的。Jimmy说，这里是美国，不是中国，你想做就直接说，不需要客气，毕竟机会难得。后来只要我有信心操作好，我都会积极申请实战的。第三，是关于患者的隐私权。在美国对隐私权相当重视，所以任何患者的资料都不能泄露，包括术中照相、患者影像学资料等，如果一定要拍照，必须经过患者同意和Jimmy同意，并且把患者的名字、年龄、手术部位等地方遮住才能手术。

由于Jimmy所在的医院和门诊是美国男子职业篮球联赛（NBA）菲尼克斯

太阳队的官方医疗机构，Jimmy还是首席队医，因此当我的进修快结束时，由于表现还算不错，Jimmy带我看了一次NBA。正如他所说的，这个机会是我努力后得到的！那是我第一次在NBA现场看球，岂一个爽字了得。

由于菲尼克斯地处美国西部，所以在美国进修期间，我抽空游览了一下美国西部一些大的城市和景点，包括旧金山、洛杉矶、圣地亚哥、科罗拉多大峡谷、拉斯维加斯、斯坦福大学、加利福尼亚大学洛杉矶分校（UCLA）等。这不仅加深了我对美国历史文化的了解，而且也扩大了我的视野。

在美国进修的最后时期，恰逢美国太空探索技术公司（SpaceX）火箭发射成功，美国民众相当兴奋，这不得不让我想到，祖国虽然已经进步不少，但是距离美国还有很长的路要走。无论是医学、教育还是军事，方方面面我们都要取长补短，不断发展。美国再好，也不是自己的国家。衷心地祝愿祖国更加繁荣昌盛！

慨言者： 沈鹏程，江苏省苏州市第九人民医院
访学时间： 2017年12月—2018年1月
访学地点： 美国St. Luke医院
邮箱： spc15162512858@163.com

第八十四章　简繁有致，倍道而进——记明尼苏达大学 Hormel 研究所访学经历

Hormel研究所（图1）位于明尼苏达州的南部小镇奥斯汀（AUSTIN），小镇只有2万左右的人口，基本没有公共交通，人们出行都依靠私家车。小镇到省城圣保罗至少要一个半小时的车程，到梅奥（MAYO）总部所在的罗切斯特（ROCHESTER）大约需要50分钟车程，出了小镇就是一望无际的农田，所以AUSTIN是一个远离尘嚣的所在，非常适合做基础研究的科研人员静心钻研。

Hormel研究所的名称来源于Hormel食品公司的创始人Jay.C.Hormel先生。Hormel基金会至今依然是研究所最大的资金来源，同时研究所还通过与MAYO、明尼苏达大学的合作奠定了其美国东北部最大的癌症研究所的地位（图2）。

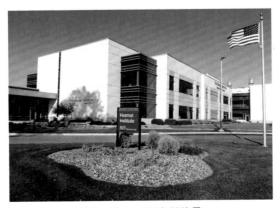

图1　Hormel研究所外景

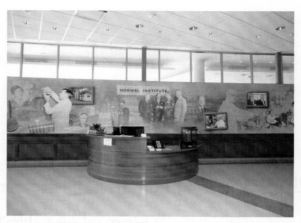

图2　接待大厅的照片墙默默讲述了Hormel研究所发展史上节点性的人物和故事

　　来Hormel研究所之前，我曾有无数的想象，美国的同行们是如何工作的，如何高质量、高产量地完成科研论文和课题的，6个月的共同工作使我对他们的工作模式有了初步的认识。

　　整个研究所的人员分工明确，除了所长兼管行政事务同时担任细胞和分子生物学的主要研究者（section leader）外，其他人员分别负责科研或者科研支持，并且这两部分人员基本不交叉。科研人员来源于世界各地，每个实验室由各自的section leader，或者可称之为"PI"负责，PI之下有研究型的副教授、助教，博士后、技术员以及访问学者。PI负责所属实验室的所有科研工作，并且承担各自实验室的运行费用。而人力、物资资源管理，设备维修、维护，图书、网络信息服务，安全培训（生物安全、实验室危化品、自然灾害等），基金项目申报管理等，所有附属于科研的外围工作则由研究所科研支持人员完成，这些人员基本都是美国当地人。这样的设置简化了科研工作人员的工作内容，能够将时间、精力最大限度地投入到科研工作本身，极大地提高了工作效率。

　　在每个实验室内部，PI、副教授等高级研究人员负责日常科研的设计、指导、基金申请、文章撰写及修改，而技术员、访问学者则主要负责具体的实验操作。我工作的实验室属于Margot P.Cleary教授，专业方向为营养和代谢，具体工作则由Daqing Yang教授指导。我们每天早晨会把培养箱的所有细胞生长状况汇总列表交给Yang教授，然后由他分派当天的工作，例如哪个细胞传代、加何种药物干预、浓度、作用时间，哪个细胞收集蛋白、检测何种指标。Yang教授对所有的实验细节，如试剂、设备了如指掌，我遇到的任何问题，他都会给予解答，偶尔有疑问时，他也会立刻查资料或者翻看实验记录，一般当天都能得到他的回复。每天下午约5点的时候，我们会汇报当天任务的完成情况，如有实验结果也会一同汇报，Yang教授会分析实验结果，安排第二天的任务。我在Hormel 6个月，每天的工作情形都是如此，每个人的角色清晰，工作内容明确，所以十分高效。研究所目前有15位section leader，2015年6月—2016年6月共发表SCI论文51篇（图3）。

Hormel研究所科研人员虽然分工明确，专注科研，但是并不意味着在这里工作就会轻松，反而对每个人的科研素养的要求都很高。以设备使用为例，研究院的设备资源管理采用了自有和公共平台共存的模式。每个PI根据自己实验室的需要使用自身经费购买常用的、价格便宜的小型设备和耗材。而稍贵一些的设备，如共聚焦显微镜、成像仪、定量PCR仪、超速离心机等则由研究所统一购买。公共平台的所有设备旁都放有说明书，除了流式细胞仪、电镜、高效液相等有技术人员协助，其他设备都需要使用者自行阅读说明，学习操作流程。

到研究院之初，我不习惯在没有人监督、带领的情况下使用大型设备，但很快我发现真的只能靠自己，所以硬着头皮读厚厚的说明，请教使用过的人该如何使用。总之，属于个人工作范畴的内容需要每个人独立完成，自行通过多渠道掌握相关知识，而科研技术的快速更新使每个人都处于不断学习的重压中。而且随着近年来美国国立卫生研究院（NIH）的项目资助率的大幅降低，各种科研基金的竞争更为激烈，各个实验室都面临着生存危机，实验室的每个人员都在满负荷工作。以我所在的实验室为例，每个人都要同时养3~5种细胞，几个实验同时兼顾，一天的工作内容满满当当，常常需要晚上加班才能保证第二天的工作正常进行。所以，工作性质虽然简单，但是工作内容却很繁重。

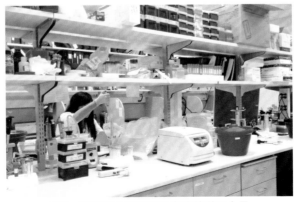

图3　实验室内忙碌而又专注的科研人员

　　借助荀子名篇《劝学》中一句话来作结尾，"吾尝终日而思矣，不如须臾之所学也；吾尝跂而望矣，不如登高之博见也"。Hormel研究所简繁有致的工作秩序，倍道而行的工作效率令我感触颇深。来美国之前，我处于困惑的状态，不知道科研这条路该怎样走下去，不知道怎样弥补自身的差距，何处才是需要努力的方向，Hormel研究所的工作经历使我的很多问题有了答案。

慨言者：邢邯英，河北省人民医院
访学时间：2017年4月30日——2017年10月30日
访学地点：美国明尼苏达大学Hormel研究所
邮箱：13483139983@163.com

第八十五章　朋友，异国他乡的温情

在范德堡大学（Vanderbilt University，昵称Vandy）医学中心的医院、实验室，有各种肤色的人，操着各种口音的英语进行交流、学习和工作。

医学中心的实验室主要集中在相邻的3座大楼内，我日常工作、学习的地方在一个双列排放了十几个长工作台的、由几个实验室共享的大实验室内，有两个实验台是属于我们实验室的。实验台中间通过试剂架隔成相对独立的空间，大家各自做事，互不干扰，也很少交流，一般只有在休息室同桌吃午餐时才会聊几句。

1　一路相伴的暖心

到Vandy约三个月后的一天，在从实验室到医院的路上，我碰到导师陪同一位年轻的黑人女士一起朝实验室走来。导师为我们做了介绍，她叫拜斯，从肯尼亚到美国访学，要在我们实验室待三个月。我俩礼貌性地握手问好，她的笑容很灿烂，露着雪白的牙齿。

等我从医院办完事再回到实验室后，拜斯独自坐在我旁边的工作台前，见到我后主动热情地跟我打招呼。英语是肯尼亚的官方语言，拜斯的英语很流利，也很爱主动跟人沟通，但因为口音太重，听着费劲，加上对她还很陌生，我便不大想跟她说话，独自对着电脑看资料。拜斯刚来时，有很多需要处理的事情不太明白，所以她一有事就问我，问完了又不禁会聊到其他的内容，诸如外面下雨了、美国好冷、住房情况等。有一次，她边说边把手伸向我的脸颊，我愣住了，只觉她凉凉的手在我嘴边捋着什么，才明白她是在帮我捋开嘴角的头发，自然得毫不跟我见外。

有一天，拜斯要去学生中心参加新生培训，问我要学校的地图。但地图当时不在我手边，于是准备带她去取，顺道吃个午饭。就餐时一位中国朋友也加入了我们，对方礼貌地问她是否一个人来的，有没有朋友在这边。我以为拜斯会摇头说没有，却不料，她点头，指着我说："Her"。我愣了，没想到她心里已经把我当作朋友了。午餐过后，我又多喝了杯咖啡，拜斯开始收拾餐具，坚持拿我的饭盒一起去洗。

相处久了，渐渐熟悉起来，拜斯的肯尼亚式英语也没那么难懂了。拜斯是分子生物学专业的，之前在肯尼亚的一家美国研究机构工作。她性格外向，与她相处很轻松，从外型上我看不出她的年龄，感觉很年轻，其实她已三十多岁了。她一个人租住在学校附近的公寓里，身边没有熟人、朋友。原本习惯独来独往的我，身边渐渐多了一个身影。有时我们会一起讨论专业问题，会一起吃饭，工作之余在校园的各处闲逛、看风景，足迹遍布了整个校园。每天早上到实验室，拜斯都会给我一个灿烂的笑容与暖心的问候，下班时微笑着道别，周一早上见面会聊聊彼此的周末生活。

就这样，我和拜斯一路相伴着。三月开春，拜斯约我出去照相。在学校附近的公园，初春的草地湖旁，一片春意盎然，景色甚美。我俩在初春的微风中，用相机拍下美美的相片，一路欢声笑语。拜斯微笑的面容，就这样深深地印在了我心里。某个时刻，我有点恍惚，原本在地球两端、不同肤色的人，在远离亲朋的异国他乡里却相拥相伴，感觉很不真实。

和拜斯3个月相处的时光飞逝，在她回国的前两天，我刚好要出差，在跟她告别时，我将她喜欢吃的巧克力送给了她，她非常开心地收下，说"So sweet you are"。她也准备了从肯尼亚带来的衣服作为礼物，被我放在了抽屉里，希望我穿上时就能想起她。离别在即，彼此都有些感伤。不舍之情萦绕在心头，却只能张开手臂，紧紧拥抱住她。

这个聪颖、优雅、独立、活泼的异国女孩，她单纯的笑容和真挚情感，让我在异国他乡感受到了浓浓的温情。和拜斯的相处虽然短暂，却分外美好。我不会忘记，那些曾一起走过的日子。

2 异乡的坦诚之交

刚到美国时，实验室还有一个土耳其小伙维塔，他高大、帅气，也是操着一口流利但口音极重的英语，他还非常热心、有责任感。维塔担心我们初来听不懂英语及表达不清楚，有时他会主动替我们回答，给我们讲解。遇到其他人，他会向他们介绍我们是他的朋友。而每次写邮件，他对我们的称谓永远是"My dear friend"。

维塔在美国待了一年，我们只相处了一个多月。他是临床医生，在实验室工作得不是很顺畅，也时常感到很孤独。我们来到这里后，他就找到了伴，对我们说，大家是一个"Team"，互助是应该的。

维塔带了一家大小来，并在这里买了车。离开这里之前他提出要把车卖给我，我问他，如果车卖了后最后一天出行怎么办？因为他住得远，没有车办事不方便。他让我不用担心，因为他在这边有朋友，虽然这里土耳其人很少，但他还是交到了几个朋友。人在他乡，朋友不仅是情感的需求，还有生活上的相互照应，这样才不会让大家不会在初来乍到时和需要人帮助时感到无助。

离别之际，维塔坚持请我们吃饭，说这是他们国家的习惯，但我说这是在美国，可以AA制，他却坚持不肯。他认为自己先来到这里，而且把我们当作了朋友，这就是他待朋友之道。后来他还约了我们一起照像留念，却因他临时有事没有成行。当我们回到实验室时只见到桌面上他的匆匆留言，说希望把我们的微笑带回去。

维塔的性格开朗幽默，待人主动，真诚友善。他在美国这一年虽然工作不是很如意，但我知道，他回国后是如鱼得水的。每次看到他一个人的背影，我都深深体会到了他的寂寞无奈。他的肩，扛着的不仅是他自己，还有一家老小的生活。他的苦闷，从不会跟家人说，只能跟我们这些初交的、但他却视为"Team"的朋友说。

朋友，一个很宽泛的称谓，但真正的朋友是人一生中最宝贵的珍宝，即使彼此隔着万重山水，也让人不觉得孤单。在异国他乡，这些萍水相逢所带来的单纯友谊，如冬日的阳光，让人倍觉温暖，只要能做到彼此真心对待，我们就是朋友。

慨言者： 何英，中山大学附属第八医院（深圳福田）

访学时间： 2008年11月1日—2009年11月8日

访学地点： 美国田纳西州范德堡大学医学中心（Vanderbilt University, Medical Center）

相关分享： 笃学明志–与美国乡村音乐之都的Vandy相遇

　　　　　　慨乎言之–围城——美国访学感悟

邮箱： heying6620@126.com

第八十六章　围城——美国访学感悟

在美国访学一年，我一共在两个家庭租过房。我的房东们，充当了我在美国的生活向导，给了我很多生活上的帮助与陪伴。也正是通过他们，我了解了一些其他中国人在美国生活的情况。

1　和安安相处的8个月

第一个住处是导师帮忙找的，是学校附近社区联排别墅中的一间带卫生间和浴室的卧室。房东安安和老公都是在范德堡大学（Vanderbilt University，简称Vandy）医学中心工作的中国人。安安随老公来美，两人都有收入尚可的工作，拿到了绿卡，买了一间大的、装饰好的房子，又生了孩子。然而，安安老公因为一个很好的契机已经选择了回国工作，同时，因为美国的保姆费太贵，在一年前安安夫妻已将年纪尚小的孩子送回国，交由他们的父母照看。在我与室友来美之前，安安才开始她的单身生活不足20天，这对她而言可以说是又一次重大的转折。

纳什维尔是美国大农村，人口密集度不高，住宅区相隔甚远，安安的生活极其单调，平时一个人上下班，回家后一个人守着空荡荡的大屋，不仅寂寞，晚上还"瘆得慌"。安安说，她招租客主要是为了找个伴。

我们在Vandy的访学生活很规律，周一至周五上班，周末休息。因为有工作压力，总觉得时间不够用。安安的工作日程与我们一样，只是没有学习的压力，下班就可以放松了。每日晚上共餐后，各回各房，我们学习，她是直奔地下室，待到深夜才回楼上的主卧睡觉。我曾有事去地下室找她，看到她正在房间里一个人面对着电脑。她平日提起来也说，每晚主要是通过视频见她在国内的孩子。此外，就是泡在网上，在留学生群里聊天，了解各种资讯或网上购物等。

纳什维尔公路交错全是车道，很多岔路口步行无法通过，大家到哪儿都是以车代步，再加上公交车很少又不方便，没有车的我们，步行去购物的范围只能到社区超市。但是社区超市里生活必需品的价格比大型超市贵了很多，由于汇率高，这个差额在我们眼中可是不小的数目。因此，每周六搭安安的车去大型超市购物，是我们固定的行程。

安安是在老公回国前才学着独立开车的，车技与胆量都不够，远程不敢走。因此，我们的生活圈子，就局限在了附近的沃尔玛超市、会员制仓储式超市COSTCO与一个大的购物广场Green Hill。前两家主要是买食品及生活必需品，而Green Hill有Macy's 和 Dillard's这样的百货商场，可以买衣服、化妆品等，是我们女生最喜欢逛的地方，也是唯一的娱乐方式。

安安是绝对的贤妻良母，她逛商场主要是给孩子买东西，即使每周都去，衣服、玩具也可以挑上两三个小时，每次，每个货架都逐一细细看过。孩子的衣物，甚至木马之类的大型玩具她都会买，因为品质好，折后的价格也很优惠。与此形成鲜明反差的是，安安自己却是一直不变的着装与发式。每次回国，她总是满箱子去再满箱子回，用美国的玩具、衣物换回国内的食品。网上购物也是安安喜欢的购物方式，在我来美不到2个月的时间里，安安已网上购物了十几次，我们下班时总能看到在门口地上躺着的快递邮包。

有天吃饭时，安安问我们："你们有没有与世隔绝的感觉？"才到美国没多久的我们摇头笑答："没有"。她不再说什么，但我能感到她深深的寂寞与无奈。在随后的圣诞节9天假期中，她又回了一次国。需在美国境内转机，为了经济考虑，安安订了间隔15小时中转的机票，在纽约机场要停留足足15个小时，飞至北京后再转机回家。这一趟我们都替她觉得累，因为中转、倒时差都很辛苦，但回来时的她，一脸笑盈盈地说好幸福。

后来她只是笑着随口一说："我老公好狠心，把我一个人丢在这里"。可我知道她的心里有多想回国，想一家人一起，好好享受国内丰富多彩的生活。之前，孩子和老公在美国，美国的家就是她的家，美国的生活就是她的生活。现在老公和孩子在国内，亲人也在国内，她在美国的生活就突然没了任何意义，美国的家对她而言只是一个驿站，是她为拿到公民身份留守美国暂居的地方。拿公民身份也是为了回国定居，女儿长大后来美国读书，他们夫妻也可以方便来回照应。离拿到公民身份可能还要等待两年的时间，对她来说何其漫长，我能感觉到安安度日如年的心情，虽然她有工作，但也只是工作，并不是生活。

为了拿到公民身份，安安很小心翼翼，不愿有任何可能影响公民身份申请的事情发生。我在申请女儿来美探亲，并考虑是否让孩子来美读书的事情上，与安安发生了分歧。安安不同意我女儿到美后住在她家里，担心我申请孩子上学这件事影响到她公民身份的申请。因此，在与安安共同生活了8个月后，我搬家了。

2 在异乡的独自飘零

第二个住处是朋友介绍的，也是中国人家庭，在较远社区的一个三层独立别墅的二楼。别墅坐北朝南，视野开阔，在中国留学生中条件算是很好的了。女主人晶也是随老公赴美，家里买了3套房子，这个别墅最大。别墅招了我和另外一位留学生入住，由于距学校路程远，晶和老公君每天要开车捎带我们上下班。

在留学生群中，夫妻俩人际关系很好，家里有时会办Party。过节时我们会和他们一家人出去吃饭，假日旅行也会带我们一起去，我的生活也因此丰富了许多。

晶曾带我去看望一位在医院陪护孩子的中国女士，她是孕中通过旅游签证来美，却并没有跟旅游团回国，想着等孩子生下来拿到美国的公民身份再带孩子回国。却不料，孩子生下来是残疾的，还有先天性心脏病。曾有美国夫妇欲收养，但她因舍不得而拒绝了。由于孩子的先天性心脏病需要进行多次手术，为了美国的免费医疗，她无法再回国。她就一人带着孩子，住在美国的一个基督徒家庭里。我跟随晶去看她的时候，她的儿子正因为肺炎住在医院里，在单间病房里，虽身体残疾但仍长得漂亮的小男孩正闭目沉睡。白天她一个人在医院照料儿子，晚上由她借住的基督徒家庭的女主人过来陪护。生活骤然的转变，导致她一个人在美国飘零，国内有家回不了，她有时会打电话给晶，哭着说很想回家。

我的导师帮助了不少人来美国访学，曾经有位女性学者来美访学结束后，选择了继续留下来，并且与爱人离了婚，这是我导师非常不愿见到的事情。而对于我，导师则颇感欣慰。我在美访学时，申请了让家人来美探亲，访学结束回国后，又回到了原来的家庭里。美国，很多人想来而不能，可我始终有着盼归的心。与在美国相比，我更热爱国内丰富多彩的生活。

中国人在美国发展事业，非常不容易，成功的例子并不多见。而在美国的生活，比国内寂寞许多。第一代移民，因为语言文化的巨大差异，很难真正融入西方社会，生活圈子还是在中国人群中。而第二代移民，即使完全接受的是美国教育，也有很多人的社交范围依然局限在华裔或亚裔的圈子里。

讲到第二代移民的教育，我觉得挺有趣的。我在跟团旅游时，经常看到大人说中文，孩子答英语的现象。第二代从小接受西方的教育，英语交流能力是父母这一代移民所不能及的，但很多孩子不会说中文，更别说认、写中文了。安安说，有些父母的英文水平只能跟孩子交流日常的东西，更深入的情感与文化等，是无法进行的。其实造成不能交流的原因，不仅是语言障碍，还有文化观念的差异。安安坚定地认为中国的教育很好，中文比英文更重要。所以她的孩子，是要在中国长大了再回美国读书的。

我出国前以及来美国后，均有朋友、同事劝我留在美国，因为从事我这个专业的人在美国比较容易找工作，而且待遇也好。国内现在发展迅速，人才济济，却并不容易找到合适的岗位。可是事实上，大多数在美国的中国人听了之后都摇头，劝我不要留下，因为他们想回中国时却回不去。

　　来美国，仍是很多人的梦想。国内国外，如围城内外，城内的想出去，城外的想进来。其实，生活中何处不是围城呢？

慨言者：何英，中山大学附属第八医院（深圳福田）

访学时间：2008年11月1日—2009年11月8日

访学地点：美国田纳西州范德堡大学医学中心（Vanderbilt University, Medical Center）

相关分享：笃学明志–与美国乡村音乐之都的Vandy相遇

　　　　　　慨乎言之–朋友，异国他乡的温情

邮箱：heying6620@126.com

第八十七章　留学澳洲的几件趣事

留学澳洲已经是几年前的事了，实在是不敢说有什么太深刻的道理和体会，就提几件比较有趣的故事吧。

1　乌龙

研究生第一个学期，基本上都是必修课，其中有一门生物实验室技术，名字特别高深，其实就是实验室基础，先讲一些理论，然后进实验室学一些基本的实验室操作，比如显微镜的使用、微生物接种等。教授基本上会在学期一开始就将一个学期的教学大纲发在网上，并列出一些需要看的书、查的资料或考评要求等，当然也会有作业。于是我们这些兴奋的小伙伴们就开始勤奋地下载、收集各种资料。顺便说一下，在国外念书是没有教科书的，图书馆与你本专业课所有有关的书你都可以看，当然教授也会专门推荐1~2本，但也基本上跟他课上说的没多大关系。所以小伙伴们就发挥想象力吧。

这个故事的重点其实不在这儿。本人在准备课程时，在网上兴奋地发现教授已经将第一次的作业布置好了，作业内容也很简单：学习实验逻辑，做一个单因素改变比较性实验，"不同条件下将水煮开所花的时间"（开盖煮，沸腾需要多长时间；盖盖煮，沸腾需要多长时间；半开盖煮，需要多少时间）。有了作业题目，那还等什么，开始做吧。在澳洲学习想要通过一门专业课，得分主要来自三个部分：平时作业、随堂测试、最后的考试。平时作业和随堂测试占一半的分数，最后的考试占一半的分数，所以平时成绩很重要。我从实验开始到结束，再把它写成报告，大体费了些功夫，最后就准备在网上提交（作业需要在截止日期之前，通过学习网页提交给教授）。

此时，不幸的事情发生了。进入学习系统后，在本专业版块下，跳出一个通知：教授通知，之前发布在网上的作业是上个学期的，新的作业已经布置在黑板上。什么！？我的脑子一团乱麻，此时离交作业的截止日期已经没剩几天了。好在教授在备注中写明，如果已经有同学完成了上学期的作业，可以发邮件给她，她会酌情提供一些新作业的数据以帮助这样的同学尽快完成。我立刻发邮件给教授，表达自己是多么多么认真的一个学生，看到作业就立刻着手准备，并把已经完成的结果发过去。教授也不含糊，很快就回复了邮件，为自己未及时更新网上信息表达了歉意，同时把新作业需要的数据发给了我，并安慰我可以推迟1~2天交作业。

这真是一个小小的乌龙。后来才知道，班上有几位同学也遇到了相同的问题，其中一位是学习超级认真的马来西亚女孩。

除此之外，这门课令我印象比较深刻的就是，上实验课的第一天，带实验的博士生（一人带5~6个人）首先并不是介绍实验室的各种仪器，以及"高大上"的实验器材（实验室超级豪华，所有的实验台全部是白色的大理石面，到处一尘不染，全部以白色为基调，差不多就是北欧厨房的那种感觉。后来才知道我们实验室还真有几样世界级的东西），而是宣教实验室的生物安全，如进入微生物实验室必须穿倒背式隔离衣，不可以穿露脚趾的鞋，离开实验室之前应先脱去隔离衣，再进行手卫生，然后才可以离开实验室，严禁在实验室饮食，如果操作过程中遇到污染物的扑洒如何处理，使用什么样的消毒剂，在哪里可以获取……整整一堂课（上午半天）就是在介绍这些，并且每个人一个清单（checklist），以保证大家了解每项知识。第一天的实验课就这样结束了，没有任何关于专业知识的介绍。一个学期大概有12堂实验课，这就占了约十分之一。

如果你认为以后的实验课都会如此轻松，那你就太天真了，通常情况下，我们的实验课是，从上午8点上到下午2点，2点后休息半小时，然后继续到下午4点多（4点后必须离开，把地方让给别人用）。实验课除了满满的案例分析（case study），操作结束后，在实验室的靠后几排实验台上摆满了各种相关的学习内容，如文献、简报、最新的实验器材（厂家提供），大家可以自主学习1~2个小时。这说明了什么呢？这说明实验室生物安全足以匹配一门实验课十分之一的重要性，之后的实验操作课也首先强调实验生物安全，然后才允许进行操作；离开实验室之前有辅导老师看着大家打扫完整个实验台面，洗完手才允许离开。

2　考场

想了很久终于有灵感想起几件有趣的事，在此和大家分享一下。我想大家最感兴趣的应该是如何通过国外教育的课程考试，我选择的硕士（master）类型是授课式硕士（course work），可以跟大家分享一些经验。除了上文提到的总成绩的分布，最重要和最困难的依然是最后的考试。那究竟会考些什么呢？真的非常抱歉，作为一位四星级大学的毕业生，我只能告诉你，一切皆有可能。是的，所有和这一专业有关的内容都会考。如果你已经阅读了好几本书，那该专业的重点你一定已经十分清楚了。简单说，其实就是和高中的考试差不多，完全超出书本范围，超出想象空间。老师当然也不会给你什么重点，但会给你过去几年的考试卷。但是你也别指望这试卷能发挥多大的作用，曾经我们就为了一份卷子费了好大的功夫，最后考试却完全偏离核心。所以，这就是为什么平时成绩很重要的原因。如果平时成绩能比较好，最后考试的压力就会小一点点。

但真正有趣的其实是考试本身，在国内考场基本上都没在授课的阶梯教室或是普通教室，但在澳洲就有趣多了，我们所有人（不同专业的全部在一起）都在室内体育场考试，一个考场大概可以坐200~300人。一人一个座位，左右距离超过2米，场面是不是个很宏大？其实这不算什么，我学的是科学（Science）（学生不算多），在一起考试的基本上也都是同一个学院的（college）。如果学的是商务（Business）（一个班好几十人），那本校的体育场可就不够用了，我的表哥是学会计学（Accounting）的，曾在墨尔本市的奥林匹克运动场考试。更"牛"一点的大学，会租下整个墨尔本展览馆进行考试，这个古老的建筑在平时基本不对外开放。想象一下几百人陪你一起考试，你那点担心也就不算什么了。

还有考卷本身，题型其实没什么创意，也是选择题（单选、多选）、名词解释、临床判断分析、简答题、论述题。但论述题的答题风格有些特别，推荐用画图回答。这是什么意思？如果看过原版英文教材的小伙们可能可以理解——外文的教科书都是彩色的漫画书。几乎每一页都有非常形象的图片，用其来表达深奥的生化反应和各种生物分子的功能。所以考试的论述题，教授也希望你用画图的方式来表达整个过程，在图形的基础上配以文字说明，那就完美了。所以考试的时候，你会看见我们学Science的同学们桌上都放着五颜六色的水彩笔。大家不像是来考试的，而像是来上美术课的。顺便科普一下，考试的专用笔是铅笔，不能用圆珠笔或签字笔。为什么这样不太清楚，反正老外很喜欢用铅笔。

是不是感觉考场氛围比较轻松？那就分享个惊悚的。几百人的考场，考试纪律是非常严苛的，每一竖排大概有三个监考老师。为了做到考试公平，考试开始分为三个步骤：发考卷、写姓名和准考证号、开始阅读考卷（但不能动笔），然后哨声一响再开始动笔写。如果在未宣布考试开始时就动笔写立即会被当作作弊处理。我有一场考试就把开始阅卷的命令当成了开始考试的指令，突然一位年轻的男考官大跨步地走过来，二话不说一把抽走我的考卷，当着我的面将其撕了个粉碎。我当时整个人都吓傻了，心想，完了，我一定是被当作作弊处理了。这个后果非常严重。我一个小姑娘，当时居然没急得掉眼泪也真是不容易，我立刻举手表示歉意，说我弄错了开考的指令，而不是想作弊。其实当时已经有一位年长的女考官向我走来，并安慰我："不要紧张，不要紧张。我们会重新给你一份考卷，请听到指令后再开始答题。"我的心脏都差点停止跳动了。在国外就是这样，惩罚是非常严厉的，但也不是不通人情的。也不知道当时哪来的勇气，拿到考卷后，我立马让自己恢复了平静，投入到紧张的考试中，最后顺利地通过了该门课程。走出考场的时候，真是长叹一口气，有惊无险啊。诚信是比天都大的事，任何时候都不能犯有违诚信的错误。

3　实习

跟大家分享的最后一个故事，发生在我留学生涯的最后一个阶段——实习。我研究生课程的最后一个学期可以有两种选择，一种是选择做研究（research），这基本是奔着读博士去的，还有一种就是实习。其实大部分的学生都会选择实习，因为这是为找工作做准备的，原因就不用我多说了，找到工作才是王道啊。实习又分为两种，一种是学校推荐，一种是自己找。这其实就很明显了，当然是学校推荐的最靠谱、最容易，自己找可能性几乎为零。

我非常有幸得到了学校的推荐，进入维多利亚省的疾病预防与控制中心的Attwording center。该中心的地理位置较为偏僻，我还记得第一次去的时候，在其门口的广阔草原上遇到了迁徙的野生袋鼠。每天我基本上要花2个多小时才能到达目的地。就这样，我开始了为期6个月的实习生涯。该研究中心隶属于维多利亚省的政府机构，基本上依靠政府的拨款来运营，所以在财政宽裕的时代是非常好的选择。

我被安排到病毒学部门实习，我的带教老师是一位年龄较大的白人妇女，名字叫Margate，已在该研究中心工作多年，非常有经验，人也十分友善。我很感谢在我职业生涯的起步期遇到她，在她身上我学到了很多的工作方法，这对我以后的工作和生活都大有裨益。Margate每天进入实验室后，会打开自己的记录本，把当天需要完成的所有事情都列出来，其中包括需要完成的各项试验、需要领取的标本，以及每天记录实验室各项仪器的基本参数，每完成一件事都会在后面打一个勾。基本上一天的目标就是完成笔记本上列出的所有事项。她带教我实验时，会分为三个步骤：第一遍我看她做，第二遍我和她一起做，第三遍她看我做，之后就由我独立完成。所有的试验不论大小都会经历这三个过程，中间如果有什么问题也可以随时提出来。现在我带教学生也会用到以上这三个步骤，真的是非常好的带教方法。

我们的工作内容主要是监测整个维省地区脑炎病毒的传播情况。这个故事要从头说起，大概七八年前，维省曾经发生一起严重的脑炎病毒感染暴发事件，大约有几十人被感染，其中有2人因此死亡。这在澳洲已经是非常严重的感染暴发事件，至此维省疾控中心建立起一个覆盖整个维省地区的感染监测系统，以实时报告脑炎病毒的传播情况。脑炎病毒主要通过节肢动物进行传播，比如蚊子。我们收集了来自维省多个城市和地区的样本，检测这些样本中是否含有脑炎病毒。这些样本包括鸡的血、马的血、牛的血，当然包括蚊子的血。

我们自己也设置了捕蚊器，以捕捉本地区蚊子样本。蚊子根据其翅膀、足、口器的形状分为不同的类型，我们需要将捕捉到的蚊子分类并计数其个数。

有一天，Margate把我叫到试验台，给了我一张蚊子形态的分类图，让我在放大50倍左右的显微镜下，将20只左右的蚊子根据其特征进行分类。我哪里会分，只好硬着头皮上，煞有其事地忙活了半天，把每一支蚊子的品种记录下来，将结果交给Margate。Margate很高兴地接过结果，一一比对，然后不好意思地笑了起来，"没有一个是正确的"。我的脸顿时红成一个大苹果，接着Margate很有耐心地把每个蚊子的形态及其对应的意大利学名向我介绍一遍。我很是惭愧，听得非常认真，但最后还是啥也没弄明白。她笑说："没关系啦，你没有这个天赋。"从此再没叫我帮她分过蚊子。

除此之外，其他的试验我还是都顺利地掌握了，比如使用酶联免疫吸附测定（ELISA）检测各种动物血样中脑炎病毒的抗体，将蚊子体内的病毒进行培养，再通过猕猴的肾脏细胞观察脑炎病毒的繁殖引起的细胞凋亡现象，最后通过逆转录聚合酶链式反应（RT-PCR）检测各种脑炎病毒的亚型。其实我们就是通过监测各种动物和蚊子携带病毒的情况，从而了解当年脑炎病毒在整个地区的传播情况，并分析其引起感染暴发的风险。若监测值超过预警值，则需要向疾控总部上报，由总部决定是否需要采取一定的预防措施。我实习那年发生了澳洲有史以来最严重的森林火灾，却未发生脑炎病毒的大流行。

6个月的时间很快就过去了，后来我还被调去其他几个部门，与自己的师兄师姐工作了一段时间。印象最为深刻的一次，是去一个自然保护区采集大雁和野鸭的粪便。这个自然保护区是不对游人开放的，通常也不允许外人进入。那天天气非常好，晴空万里，山野湖泊尽收眼底。工作结束后，夕阳西下，金色的余光伴着凉凉的秋风穿梭在一排排的杨树间。这个画面留给我的印象非常深刻，我的实习生涯也就此画上了圆满的句号。

回国后很多人问我为什么回来，也有人问我出国最大的感受是什么，获得的最大收获是什么。其实这就是一段人生经历，有高潮有低谷，有欢乐有泪水，得到什么、失去什么真的很难算得清。只希望有更多的学子能走出国门，看看外面的世界，欣赏欣赏别样的风景。

慨言者：孔懿，南京鼓楼医院
访学地点：维多利亚疾病预防控制中心Attwording Center
邮箱：842239724@qq.com

第八十八章　我在加拿大育空工作的经历

1　育空简介

育空（Yukon）是加拿大三个地区之一，位于加拿大的西北方。1898年6月13日，育空正式加入加拿大联邦。根据2016年的人口普查数据显示，育空人口约为35 874人，其中约70%的人口居住于育空首府白马市（Whitehorse）。育空是以流经该地区的育空河来命名的。在哥威迅语里，育空意为"大河"（来自维基百科）。

2　白马市总医院

白马市总医院（Whitehorse General Hospital，WGH）是育空首府白马市的一家综合性医院，也是该地区三家医院里最大的一家。白马市总医院有55张床位，员工503人，提供24小时急诊服务和外科、内科、肿瘤、康复、妇产、儿科、影像和实验室检查服务。每年的急诊访问量为33 000人次，手术2 600台，实验室检查28 000人次。

3　一片神奇的土地（图1~图4）

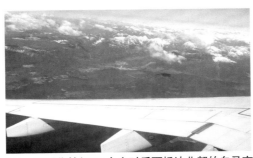

图1　温哥华转机2.5个小时后可抵达北部的白马市

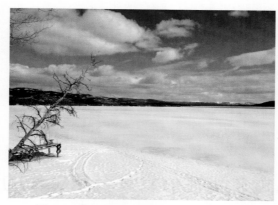

图2 天鹅湖看天鹅，四月时还是冰天雪地

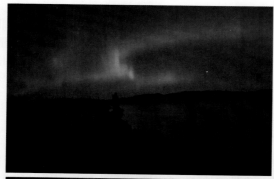

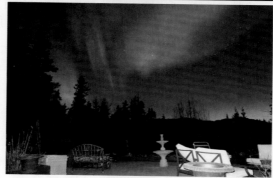

图3 极光

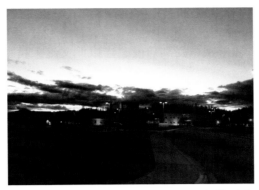

图4　极昼：八月某天午夜十二点，这叫"午夜阳
光（midnight sun）"

4　工作经历

　　和生活经历相比，工作经历就没那么有趣了。尽管是该地区最大的医院，但是WGH其实只相当于中国的一个县级医院，检验科的工作量也很少。

　　整个Lab（实验室）有20余名工作人员左右，分为Lab Manager（实验室管理人员），Charge Technologist（主管技师），Staff Technologist（技师）和Medical Lab Assistant（实验室助理）。科室的设置主要分为两大块：一块是微生物，另一块就是把生化、血液和血库合在一起的Core Lab（核心实验室）。生化仪器为两台Siemens（西门子）的Dimension EXL系统（全自动整合式生化分析仪），血常规仪器为两台Beckman Coulter（贝克曼库尔特），微生物仪器是bioMerieux（生物梅里埃）的Vitek2（微生物鉴定系统）和血培养仪。

　　北美地区地广人稀，医疗资源主要集中在一些大城市，如加拿大的多伦多、温哥华和蒙特利尔几乎集中了所有的大型教学医院和临床中心。而大部分偏远地区会和大都会地区签署合作协议，共享医疗资源，比如育空地区就和BC省（不列颠哥伦比亚省）结对子，白马市总医院和温哥华总医院及圣保罗医院都是Partnership（合作伙伴），检验科会把一些少见的项目和病理标本送到温哥华检验。这样做的好处是节省了人力、仪器、耗材的成本，缺点是标本的周转时间提高了。甚至，虽然WGH有Trauma Center（创伤中心），但一些极其危重的患者也会转运至温哥华，这被称为Med Evac（Medical Evacuation，医疗救援）。Med Evac（Medical Evacuation，医疗救援）的成本很高，因为要有专门的飞机和医疗队伍护送，而这些费用都将由政府承担。

　　虽然地处偏远地区，WGH检验科的整个工作流程还是相当规范的。每年有CAP（College of American Pathology，美国病理协会）的室间质控和阿尔伯塔医学服务系统的血库质控抽查，质量管理是按照ISO15189标准建立的，但是没有经过实际的认证。Medical Director（医疗主任）是由圣保罗医院病理及检验科的主任兼任，每年来指导工作两次。

我们希望读者能够从中受到启发，谨以此文纪念我在白马市工作的一年半。

慨言者： 周强华，上海交通大学医学院附属同仁医院
访学地点： 白马市总医院
相关分享： 慨乎言之—如何在加拿大做医学检验师
邮箱： zhouqianghua@gmail.com

第八十九章 如何在加拿大做医学检验师

1 前言

医学检验师，在美国以前叫做MT（Medical Technologist），最近几年美国本土毕业获得美国临床病理协会（ASCP，American Society for ClinicalClinic Pathology）证书者改称为MLS Medical Laboratory Scientist（国际证书获得者称为iMLS）；在加拿大叫MLT（Medical Laboratory Technologist），是在医学行业中一支非常重要、不可或缺的专业力量。一个检验科/实验室的预算可能只占整个医院总预算的5%，但是影响着60%~70%的医学决策行为。一张高质量的报告单可能会影响一个患者的入院、诊疗和预后。在国内，检验科的发展起步较晚，水平也还比较落后，这体现在人才良莠不齐、规程制定不全、部分地区设备落后、检验人员地位及待遇低下等多个方面。相对而言，国外检验科的硬件条件尚可，许多医院配置了全自动流水线，还有很多医院都通过了CAP或ISO15189认证。接下来说说怎么才能在加拿大做个检验师。

2 加拿大检验医学协会CSMLS认证

在加拿大，如果想做检验师，必须持有CSMLS的检验师证书，有些省份还需要申请参加专业学会（College，这个不是指上学的学院，只是负责颁发从业执照的机构，和医师的管理机构一样叫college）以获得从业执照。而想获得这个证书，只有两条路可走：①参加加拿大医学会认可的医学院校，通过2~3年的学习培训并获得考试资格后，再参加全国考试，适用于没有检验医学教育及工作背景的同学。②申请先前学习评估PLA认证，通过认证获得考试资格，参加全国考试。CSMLS根据申请人的背景决定你是不是需要参加过渡学习或一些线上教育课程来弥补教育和工作上的欠缺，以符合加拿大检验师的要求。

通过考试后，再根据需要在所在省份的学会进行注册，比如安大略省检验师学会（College of Medical Laboratory Technologist of Ontario）。他们也有相应的要求来指导你完成这个流程，但是简单很多。

如果你所在的省份不需要注册执照，那么考试通过、获得证书后就可以直接找工作了。

对于走第一条路的同学而言，只需要认真读书，好好实习，申请考试这种事情不需要操心，因为有学校会负责申请。运气好的话，实习结束就有机会面试且留在实习的医院。

对于非加拿大检验师而言，过程就复杂许多。所有的工作必须自己做，而且CSMLS的认证要求相当复杂，要花些时间好好准备。

另外，鉴于临床医生在加拿大重拾专业的艰难性，好多临床的同学想转到其他医学专业，比如检验、超声、放射等。但是，加拿大是个很保守的国家，不像美国那么开放、大气。比较一下ASCP和CSMLS就知道，ASCP有很多途径，可以说只要专业及工作有一点相关就可以申请检验师的考试，非常宽松，效率也很高。但是CSMLS要严格许多，如果教育和工作经验与CSMLS的要求相差较远，一般是通不过认证的。那样的话，就只能从头开始上学了。

CSMLS有个网页专门讲非加拿大检验师如何申请认证。简单一点来说，就是要准备三部分的文件：①自己寄出的部分；②学校寄出的部分；③单位寄出的部分。

3 自己寄出的部分

你要准备的材料如下：

加拿大医学检验师职业能力量表，可以理解为作为合格的医学检验师需要达到的要求。这个表格不需要填写，不需要寄出，但需要看仔细，对照一下看到自己的不足之处。普通医学检验师必须在下面5个专业上有完全的竞争力：临床化学，临床微生物学，血液学检验，组织病理学和输血学。

职业能力自评表（图1），这个比较复杂，你要对照职业量表的要求，在这个文件上选择答案。

如果你觉得对这个很熟悉，那么就在5上面画个圈，然后在下面选学过还是没学过，做过还是没做过。这东西主观性很强，又很重要，需要花点时间。这个先前学习认证其实主要是看你学过哪些和做过哪些，协会的评估人员会根据你的自评表来判定你的职业能力符不符合加拿大医学检验师的要求，一旦不能满足的话就会被要求参加过渡培训项目，所以这个自评很重要。有人问我这个自评有什么技巧，我的意见是：不要太谦虚。我们的同胞们大都脸皮薄、自卑、谦虚，其实这样很吃亏。当然我也不是建议你弄虚作假，毕竟在诚信社会，一旦被发现弄虚作假的话，后果也是很严重的。

NUMBER	COMPETENCY

4.19	Applies molecular diagnostic principles to identify nucleic acid sequences
4.19.01	Operates and maintains common instruments/equipment
4.19.02	Identifies sources of interference and initiates corrective action as applicable
4.19.03	Assesses results and initiates follow-up action as necessary

(Low)　　1　　2　　3　　4　　5　　(High)

□ Education　　□ No education
□ Work experience　　□ No work experience

4.20	Performs tissue preparation techniques to produce paraffin and frozen sections for microscopic examination
4.20.01	Operates and maintains common instruments/ equipment
4.20.02	Assesses the quality of the preparation and initiates corrective action as required

(Low)　　1　　2　　3　　4　　5　　(High)

□ Education　　□ No education
□ Work experience　　□ No work experience

图1　职业能力自评表

通过CSMLS的在线评估考试，然后把你的用户名提供给评估机构。考试成绩>70%是可接受，55%~70%是一般，<55%是不可接受。但是我不知道如果是"不可接受"的话会怎么样。

学历认证，需要提供WES或者International Credential Evaluation Services（ICES）的认证报告。推荐使用WES的服务，美国和加拿大通用。

英语能力，可以选择以下四种测试，推荐选择MELA，相对简单：

Michener English Language Assessment，MELA

Test of English as a Foreign Language，TOEFL

International English Language Testing System，IELTS

Canadian Test of English for Scholars and Trainees，CanTEST

4 学校寄出的部分

4.1 课程大纲

在这方面，中国的学校没有美国和加拿大的学校做得好，美国和加拿大的学校的每门课程都有标准的大纲，而且在学校网站上就能找到。而中国学校的课程大纲不仅多（我总计有69门课程），而且不全（我找了好久也没把所有的课程找齐），还太过详细，往往一门课程就有几十页的内容。所以，我就只翻译了一些专业课的大纲，比如临床化学、免疫学、微生物学等。那些和检验医学不太相关的政治理论课我就没有翻译。光这个就花了我将近四个月时间。我在网上找到了南方医科大学医学检验专业的课程大纲，比较有代表性，大家可以参考一下。

4.2 临床实习情况

如果有学校的实习大纲，可以翻译一下。需要说明实习的时间、单位，以及所轮转的科室。最好列个表格，说明你所承担工作的具体职责，操作过哪些仪器，做过哪些项目。

5 单位寄出的部分

5.1 推荐信

这个需要和主任进行沟通。有些主任可能愿意写推荐信，但是担心自己的英语水平不行，这时，你可以自己拟个草稿给主任过目，如果主任觉得不错那就行。否则就让主任写个中文的，自己翻译，然后找主任签字。

5.2 工作经验证明

和上面的实习情况类似，工作经验证明主要是要说明自己在单位里的什么科室，担任什么职位，做了几年，年薪大概多少之类的，然后让人事科盖个章，或者检验科有章的也可以盖一下。

6 具体工作内容

CSMLS的要求比ASCP的要求更复杂。

ASCP只问是否在血库、微生物、生化、免疫、血液等部门工作过没有，如果工作过的打个勾就行了。然而，CSMLS的要求是要说明具体的部门、担任的职位、操作的仪器、每周工作小时数、每天的标本量等，非常详细。

等所有材料完成寄出后，你就可以等待认证结果及准备考试了。

7 结语

　　加拿大和美国相邻，国土广阔，人口稀少。国民的受教育程度和素质较高，除了冬天漫长点以外，总体上来说加拿大还是比较适合居住的。加拿大的临床医学教育和美国接近，但是检验医学教育方面则完全不同。美国以临床检验科学专业四年学士学位为主，加拿大以医学检验专业主要是教育三年学历为主。尽管如此，因为医学类专业的高高收入，使得很多加拿大学生完成学士学位后再来读取检验专业的学历，以进入医院的检验科工作，竞争也是相当激烈的。随着移民人口的增加，加拿大会有更多的医学检验师职位开放。

慨言者：周强华，上海交通大学医学院附属同仁医院
访学地点：白马市总医院
相关分享：慨乎言之–我在加拿大育空工作的经历
邮箱：zhouqianghua@gmail.com

第九十章　杂谈访学犹太总医院

1　蒙特利尔的人文

蒙特利尔市属于加拿大魁北克省，是加拿大的第二大城市，坐落在圣劳伦斯河与普雷里河之间的小岛上，面积为570平方公里。蒙特利尔市依山傍水，岛上的制高点是北面的皇家山，高325米。宽阔碧蓝的圣劳伦斯河，上溯五大湖，下通大西洋，她是蒙特利尔的母亲河，也是哺育蒙特利尔文明的摇篮。蒙特利尔是仅次于巴黎的最大的法语都市。这里的民俗风情、街道店面，乃至时装餐饮，无处不有巴黎的影子，有人称它是北美洲的巴黎。除了地面上众多的法式建筑外，蒙特利尔还建有世界上最大、最繁华的地下城，地下城繁华昌盛，一年四季温暖如春。城市官方语言为英语和法语，沿途随处可见英法双语写的标识牌，随处可以听到英语和法语两种语言。

然而，在如此浓烈的法国文化氛围中，我依然可以感受到多元文化交相辉映的绚烂之美。生活在这里的人们有着各种不同的宗教信仰，其中的400多座各种教堂让我再次强烈地感受到了这个国家对不同人种和文化的包容。在大街上总会遇到来自世界各国的不同肤色人们，不论是否相识，擦身而过时，他们总会对你微微一笑。如果看到你手里拎着重东西，总会有人过来问一声"Can I help you?"，这常常让我感动不已，也常常感叹：国外的"雷锋"真多！在蒙特利尔，你还可以品尝到来自中国、意大利、法国、日本、泰国、越南等世界各国的美食。在蒙特利尔工作生活的一年里，我时时刻刻感受到了加拿大"开放、包容、平等"理念下的人文气息。

在蒙特利尔，让我印象深刻的还有街道上随处可见的"stop"标志，但凡是有"stop"标志的路口，司机都会主动停车让路人先行。即使是在没有行人通过的时候，司机往往也会自觉地慢行，甚至停留几秒，每一个路口都是如此。在国内我早已习惯等车先行，而在国外，每每过马路时我都会习惯性地"让车先行"，但司机总会做着手势让我先行，我经常感动地向他们挥挥手致以谢意，司机也总以微笑回应。蒙特利尔没有斑马线、没有红绿灯、没有监控仪，可是那里的司机都能自觉地遵守交通法规，因为他们认为遵守规章制度其实是"与人方便，于己方便"，这一点确实值得我们国人借鉴。

2　蒙特利尔的多元文化氛围

初到蒙特利尔，陌生的环境，陌生的面孔，让我一度十分不适应，但当我到犹太总医院上班时，总有人向我微笑点头、主动问好。这种友好的氛围让我很快消除了陌生感，也很快地适应了工作。在访学期间，我在生活上曾遇到过很多困难，犹太医院实验诊断科主任Dr. Elizabeth MacNamara以及众多的同道们为我提供了无私的帮助。不但如此，他们还时常关心地问起我的家人。我也由一开始的"不知所措"变为时时将"您好""谢谢"挂在嘴边。这种友好相处、保持交流和沟通的状态其实贯穿于我整个一年的学习过程。在学习结束时，实验诊断科的同道们为我和其他学习即将结束的人员举办了一个盛大的饯行Party（派对），他们亲手制作了很多自己家乡的独特美食供我们品尝，有的人还专门带了相机，和我们合影留念。一年的相处，我与他们结下了深厚的情谊，直到如今，我依然和他们保持着友好的联系。

犹太总医院的工作人员由来自不同国家的移民组成。英国、意大利、法国、哥伦比亚、日本、南非、海地、塞尔维亚、越南、柬埔寨、伊朗等数十个国家的不同肤色的人们在一起共事、和睦相处，人与人之间相互尊重。他们非常欢迎我这位中国人的加入，因为我的加入，使这个和睦的大家庭又多了新的成员。不同文化、不同种族的人们在这里和谐共生，多元融合。犹太总医院的人们给我印象深刻的不仅是他们的高素质、高水平，更是他们博大的胸怀和开阔的胸襟。

Dr. Elizabeth MacNamara是实验诊断科主任，也是我学习期间的指导老师，她渊博的学识、杰出的管理才能以及爱岗敬业的精神让我敬佩不已。在指导我的日子里，她对任何事情，那怕只有十分钟的课程，都一丝不苟、毫不懈怠。在办公室工作时，她严肃认真，不苟言笑，把我当成她手下的一名员工严格要求；下班后，她平易近人，在生活上给了我许多无微不至的关心和照顾，把我当成了她远离家乡的甘肃朋友。一年的学习，我有幸亲身感受到了她的人格魅力，她的确是一个值得我永远尊敬的杰出的管理者！记得在蒙特利尔时，我曾问Dr.Mac：您为何对我这么好？她回答说：她喜欢甘肃，热爱甘肃，她把帮助甘肃当成自己的事业，能为甘肃做点事，帮助甘肃检验学科的发展是她的梦想。每当听到她这样讲，我总会对她说：您是甘肃人民真正的朋友！您是甘肃省人民医院真正的朋友！我也因此感叹：作为一个外国人，她都在尽力帮我们甘肃的医疗事业做事，那么作为我，一个地道的甘肃人，没有理由不抓紧时间，用功学习，为医院和科室的发展多做点什么。

Dr. Elizabeth MacNamara对待她科室的同事也一样充满爱心。她曾告诉我们，由于科室发展的需要，她不得不裁剪一些部门。这样一来，该部门的人员就剩了出来。但作为一个管理者，她并没有让这些人因此失业，而是根据他们各自的特长，给他们重新安排了新的工作岗位，有些甚至比原来的岗位还要好。在她的部门，人性化、细节化的管理随处可见。比如，在科室，他们设置有工作人员用餐室，并配制了冰箱、微波炉、咖啡壶等设备，甚至于刀具、杯具等餐具也一应俱全。根据工作性质的不同，工作人员的上班时间、就餐时间、下班时间都实行弹性制。

同样的，实验室众多的技术人员也一样爱岗敬业。一年期间，我没见过工作人员在上班时间接听私人电话，处理私事；也没见过他们在上班岗位闲聊、吃东西、穿着白大衣到处乱逛；也没有见过工作人员或患者在医院吸烟、酗酒、打架、闹事。一旦到了工作岗位上，每个人都严格遵守医院及科室的规章制度，严格按照实验操作规程办事，认真对待每一份患者标本。而且对待患者总是那么友好，比如遇到患者问路，他们都会耐心指引；进出医院电梯时，总让患者先行，与患者说话总是和声细语，这种无处不在的"以人为本"的服务模式令我印象十分深刻。

3 犹太总院的培训方式

3.1 Dr.Mac培训人员有一套独特的方式——观察比较、自主得出结论的培训方式

一年的学习让我真正体会到了主动观察比较、自主得出结论这种学习方法的魅力。这种培训方式使我获益匪浅。如今我已将这种培训方式应用到我的带教实践当中。

记得培训刚开始时，Dr. Elizabeth MacNamara教授就采用了这种方式。她让我先去实验室观察，标本的采集、标本的运送、标本的接收、标本的处理、标本的检验等每一处细节都要仔细观察，然后对两家医院的情况进行比较并做成PPT向她进行汇报。汇报过程中，她对不确切的地方进行修正，对观察不到位的地方进行指正，然后教给我观察、比较的方法。每次培训结束时，她还要求我写出"今天比较观察学习中你认为最重要的是什么？你认为犹太总医院和甘肃省人民医院检验科的不同点是什么？你认为犹太总医院值得你们借鉴的地方在哪里？你认为甘肃省人民医院值得犹太总医院借鉴的地方是什么？"……我把这种方式概括为SWCL模式：S—你看到了什么？W—你想知道什么？C—你比较两家医院后得出了什么；L—你从中学到什么？这种观察比较学习、交流分享。自主得出结论的学习方式其实也正是加拿大麦吉尔大学培训学生的一种很重要的形式。

3.2　犹太总院的团队协作精神

如果说爱岗敬业、高效率是犹太总医院留给我最深刻印象的话，那么留给我最深感动的则是那里的团队协作精神。只要大家是为了共同的目标在一起工作，他们就都会称之为Team work（团队协作）。在实验室的墙上张贴有"Team work"寓意的图画，甚至在众多的电脑屏幕桌面上都设置有类似的图画。病房里，Team通常会由高年资住院医师、执业护师（Nurse Practitioner）、实习学生组成；手术室里，Team的成员通常是器械护士、巡回护士、麻醉师、手术医师和学生；在实验诊断科，Team则由科主任、医生、室主任、协调员、技术员组成。当大家为了共同的目标走到一起时就成为一个Team，那怕是一个临时的Team，那种团结与和谐本身产生的巨大力量都是无以伦比。

通过一年时间的学习，我增长了不少见识，学习到了ISO15189管理的精髓，也收获了不少新知识、新技术。与此同时，我也把我们中国人、省医人的文明礼貌、热情友好、勤奋努力带到了国外，传递给了众多的外国朋友，给他们留下了深刻的印象。在临回国前的饯行Party上，Dr. Elizabeth MacNamara动情地说到："如果要招聘员工，我就喜欢她这样勤奋、上进、努力、拼搏的人。"她对我的认可和肯定让我感动不已。作为中国学者之一的我，踏出国门的那一刻，我始终牢记：我的一言一行、一举一动，都代表的是祖国、所在的省市、医院，走出国门之后一定要用出色表现为中国医生赢得声誉。我相信，很多走出去的同仁们一定也像我一样做到了！

通过一年的学习，我的视野开阔了，我的管理能力、工作能力提高了，我的思维开始转变了。我也能充分感受到Dr.Mac教授为我们甘肃医疗事业的发展所作出的种种努力。

在加拿大一年的学习已经结束，方方面面，收获很大，很多的感悟很难用文字描述出来。我唯有尽己所能，学以致用，为甘肃检验学科和省人民医院的发展多做工作，以报答省卫生计生委、省人民医院以及我的家人、同事、朋友们一年来对我的支持和鼓励，以实际行动和丰硕的成绩报答Dr.Mac教授精心的指导和帮助。

慨言者： 魏莲花，甘肃省人民医院

访学时间： 2010年10月—2011年10月

访学地点： 加拿大蒙特利尔犹太总医院（麦吉尔大学教学医院）实验诊断科

访学项目： ISO15189质量管理体系和检验专业尤其微生物检验先进的技术

邮箱： 107306723@qq.com

致谢： 作者特别鸣谢甘肃省卫生计生委和甘肃省人民医院的支持

第九十一章　欧洲访学感悟：无处不在的合作

　　来欧洲即将三个月，从方方面面感受到了欧洲科研圈的合作——研究所与研究所之间，主要研究者（Principial Investigator，PI）与研究者之间，学生与学生之间……这种合作无处不在。可能是欧洲各国之间的关系有些类似于中国各省之间的关系，所以合作交流相当频繁。举三四个例子说明一下吧。

　　（1）实验室去年在美国科学院院报（*Proceedings of the National Academy of Sciences of the United States of America*，PNAS）上发了一篇关于地中海贫血的文章，其中涉及患者的血液样本。我本来认为，对于大学附属的研究所来说，获取患者血液样本并不是一件容易的事。于是我问了文章共同作者中的其中一位——一个巴西小伙子，患者的血液样本是怎样得到的？与临床医生有没有什么约定？那个巴西小伙子很随意地回答我说，我们打电话跟临床医生要的。这语气轻松到让我难以置信。我相信，这背后肯定有PI出面与临床医生沟通，想想我博士时也用了一部分临床样本，后来……好吧，此处省略了五十个字。

　　（2）PI平时在实验室除了在他那间办公室努力工作外，还在实验室的各个角落，与实验室的博士后或者博士生聊课题；除了出差时与不同国家、不同领域的教授互相沟通以外，还在他那间小屋与各国来访学者讨论。我本来是来这里做细菌炎症研究的，但是目前来看，很可能要转往神经科学方向。虽然PI也并不懂神经领域，但是他告诉我没关系，我们研究所有很多神经学家，我们可以跟他们讨论。

　　（3）前段时间，有一对来自美国的印度籍母女来到实验室。母亲是科研圈的，发现了与实验室研究领域相关的某些现象，专程过来与PI讨论，并顺便让女儿过来学习实验技术。所以常常可以看到的情况是，母亲在PI小房间看文献，女儿在外面学技术。女儿还没有年满18岁，刚修完哈佛大学一年级课程，正在放暑假。欧洲对于实验操作者的年龄有着严格的要求，因为她还没有年满18岁，所以她在这里不可以独立操作楼上的生物安全柜[我刚来没有通过组织培养（tissue culture）考试时，临时用过]，实验室给出的解释说，她还是个学生，不能操作。欧洲这边貌似都认为读硕士学位和读博士学位其实是在工作，因为在读书期间他们会获得不同的项目资助，所以需要与PI签合同。这姑娘经常在实验室看文献，说起来真是惭愧，我18岁时不要说这种真正的科研实验室，连学校的教学实验室也不大有机会去呀。

（4）说说我最近被感动得一塌糊涂的一件事。PI让我从小鼠肝脏里分离一种T细胞，但我从来没有做过，我们实验室也没人做这方面的工作。有一天，我正在操作间进行练习的时候，刚好遇上一个小伙子，他是同层另一个实验室的研究人员。看样子，他刚处理完老鼠，旁边的六孔板里放了很多肝脏组织。我就试探性地问他，是不是在做肝脏细胞分离，是不是要做肝脏灌注？他回答说是。真是踏破铁鞋无觅处，得来全不费工夫。我立刻询问他，能否示范给我看？他二话不说便答应了。我想如果换成是我，在后面还有那么多细胞需要分离的情况下，不一定愿意耽误这个时间。

后来，我凭着对他长相的记忆，到实验室网站上找到了他邮箱，给他发了一封邮件，问他是否能将他们实验室从事T细胞分离相关研究的人联系方式给我。他给我回信了，可惜他并不是做这方面研究的。于是我想，还是先看看前期怎么处理肝脏吧，便再次给他写信，问他打算下次什么时候再去分离肝脏细胞，我能不能去看？他先是回信说下周，后来又写信来问我，实验室有没有不用的老鼠，他随时可以给我示范。可惜我在实验室问了一圈，大家最近都不用分离细胞没有可用的老鼠，于是只好回复他，我们实验室没有多余的老鼠。我本来以为，这事就告一段落了，谁知道过了两天，他又写信给我，说他们实验室有多余的老鼠可以用！那一刻，我太感动了！他不仅给我提供了技术支持，还给我提供老鼠！我跟实验室另一个来自巴西的小姑娘说，我遇到了一个好人。那个巴西小姑娘说，确实，这里的人们都愿意与别人合作，即使他只是个博士在读的学生。

因此，在这三个月里，我最大的感受就是，只有想不到，没有做不到！

慨言者： 黄琳燕，徐州医科大学

访学地点： 比利时根特大学

邮箱： huangly1985@163.com

第九十二章　德国卡塞尔医院访学有感

在去德国之前，对于德国的印记，仍停留在纳粹、黑白电影、集中营、柏林墙等陈旧的主观印象里。我对德国的了解甚少，主要是因为我的德语水平实在不是太好，也可能是因为两次世界大战的历史让我对德国留下了不好的印象。

当航班飞入欧洲大陆，火车驰行在这个千堡之国的田野上时，我才惊呼，原来童话里的蓝天、白云、古堡是真的存在的，原来这里已经如此发达。

德国面积约相当于3个安徽省大小，人口8千万左右，人口超过100万的城市只有4个，分别是柏林、汉堡、慕尼黑和科隆，第五大城市法兰克福，人口只有75万。我所在的城市卡塞尔，位于黑森州，离州府法兰克福180公里，人口25万左右，是格林兄弟的故乡，有着格林童话故乡的美誉。

卡塞尔在二战时是德军的飞机坦克制造基地，因而这座美丽的城市在战争后期遭到了盟军的疯狂轰炸，众多古建筑成为废墟。然而在战后，像德国其他遭受战争毁损的城市一样，勤劳智慧的日耳曼人，在废墟中重建了家园，使这里成为了一座摩登与古典相互辉映、经济文化旅游业发达的现代化城市。

如今的卡塞尔，尽管城市不大，却是德国高铁及卡车的生产基地，高山绿地环绕，气候宜人，绿化面积达60%以上，是一座美丽的花园城市，其中的威廉高地公园、威廉郡公园、大力神赫拉克勒斯雕像、洛文堡、格林兄弟博物馆等著名景点常年游人如织。每五年举办一次的卡塞尔文献展更是在国际上与威尼斯双年展齐名的著名现代艺术展览，吸引着全世界各地的艺术爱好者慕名前往。本人此次访学期间恰好有幸遇到卡塞尔文献展开展季，这让我这个艺术的门外汉，着实看了一把艺术的热闹。

我访学的卡塞尔医院（klinikum kassel），是黑森州北部规模最大的综合性市级医院，是英国南安普敦大学附属医院（因欧盟无国界，类似的一定规模的综合性医院被欧盟其他国家大学医学院出资收购的例子很多），承担着卡塞尔及周边地区百姓的急诊救治和转诊治疗的主要功能。卡塞尔医院年门诊量超过

14万人次，医院床位1 200张，共有员工3 200人。医院学科齐全，尤以神经外科和心脏外科最为著名。

卡塞尔医院的大厅寂静整洁如同星级酒店，作为当地最大的综合性医院，这完全颠覆了我对于大医院的概念，大厅里没有国内医院遍布的挂号收费窗口，取而代之是咖啡厅、图书角。甚至是本该最嘈杂的急诊科，居然都看不到一点无序，听不到喧哗声，所有患者都静静地等待分诊，单就这点来说，不能不羡慕德国国民的高素质和进步的医疗体系。

卡塞尔神经外科共有一个神精外科病区、一个神外ICU、一个卒中单元、一个VIP病房、两间专科手术室，共有床位70余张，医生20余名，是该地区唯一的神经外科中心及跨地区的神经创伤中心，专业范围涵盖脑/脊髓疾病、儿童神经外科、神经放射学、神经病理学等几乎所有的神经外科亚专科，年手术量1 500台左右。科室的wolfgang. Deinsberger教授是欧洲神经外科最负盛名的Sami教授的学生，在颅底外科及脊柱外科等领域功底深厚，在这一地区享有盛名，指导过世界各地众多的进修医生。教授下面有副主任1人，主治医生5人，住院医生10人。

这里的住院医生需要在病房与ICU之间轮转，每年的轮转时间根据年资不同会安排2~6个月不等。住院医生进行日常值班，每日1名住院医生和1名主治医生值班。值班期间，值班医生需负责病房及急诊会诊事宜。

访学期间，令人印象最为深刻的是德国医院高效、规律而又严谨的工作流程。每天早晨7:00神经外科病房住院医生到岗，在值班护士的陪同下完成病房查房，随后于7:50分准时参加医生内部交班，值班医生将前一天所有的新患者、手术患者及当日预手术病房的情况通过屏幕投影详细汇报讨论。短暂的汇报交班后，手术医生迅速前往手术室，通常麻醉医生已经提前准备好，手术护士也已提前将手术物品全部准备完毕，待手术医生到位后，护士协助医生将患者摆放好体位，然后，消毒、铺巾并开颅。另一方面，教授及高年资医生带领住院医生进行ICU的巡视查房，之后参加手术的主治医生前往手术室，而其他医生则完成医嘱的处理及相关治疗操作。

下午2:00，除手术医生外的全科室所有医生再次集合，在放射科高年资医生的主持下，进行新患者及前一天手术患者术前、术后影像阅片，并进行明日手术方案的讨论。如果遇到特殊病例，还会请相关科室高年资主治医生参与讨论。每周四下午3:15，进行一周以来所有手术患者的再次总结和讨论。

因此，对于任何一个手术病例，科室内部至少进行3次讨论，以确保手术和治疗方案的准确和严谨。在科室讨论过程中，所有人都可以随时发言，提出自己的想法和见解。如果遇到问题，在讨论现场就查找文献予以讨论、解决。对于每一个患者，科室都会给予极大的重视，这也解释了为什么大多数德国医院的病例数尽管远少于国内大医院，但其医疗水平却走在世界前列。

德国作为老牌的发达国家，先进科技随处可见。从病房及手术室内让人眼花缭乱的器械设备，到术后护理乃至康复所使用的种种辅助功能锻炼的电子设备，无不体现着这个老牌工业强国的发达，而大量使用这些高科技设备的目的除了在治疗时最大限度地降低对患者的附加伤害、体现微创治疗外，对于提高工作效率、减少人力消耗也有很大帮助。譬如医院里无障碍感应门禁系统，仅由1名护士即可完成院内转运患者的工作；住院医生记录患者病史时均采用实时录音传输的方式，短时间内就可以将患者的病情变化迅速发送至科室秘书处，继而由秘书完成文字录入工作，这与国内医生需要耗费大量精力来完成病程记录的情况形成了鲜明的对比。

然而，科技先进绝非德国医疗水平先进的唯一原因，更重要的是他们对于细节的严谨。医院病房、走廊、卫生间的任何一个地方都被保洁工人打扫得几乎一尘不染。进出手术室的门也是单向开放的，无法通过同一扇门进出，这些都确保了将医源性感染的可能性降至最低。而同一种手术，哪怕是不同的洗手护士，摆放手术器械的位置也都一模一样，这样能够保证手术医生在最短的时间内获得想要的工具，而不至于因为寻找器械而耽误时间。在急诊室内，CT机房紧邻抢救室，可以保证危重患者在送入医院抢救时能尽快完成相应的检查，明确病情。如此种种，都让人感受到了德国人对于细节近乎严苛的要求和设计的高度精细化。

德国医护人员的收入在行业薪酬排行中只能排在中上水平，这虽然比不上美国、英国等国家医护人员的高薪，但是其每年6周的强制带薪休假制度和无比和谐友善的医患关系足以令我们羡慕不已。没有任何来自医疗之外的社会因素的束缚，医生可以尽力地去探索医术，为患者解除病痛，每一位医务人员对于患者的帮助都发自内心，当然，患者对于医生的信任和尊重也是发自内心的。

短短3个月的时间，我们在访学之余也不忘体验日耳曼民族的风情，徘徊留恋于美茵河畔，享受蓝天白云和满天星辰，感叹大街上的秩序井然和洁净，在慕尼黑的集市品尝啤酒美食，看人载歌载舞，被奇怪的德国笑话弄得摸不着头脑，又被不厌其烦、穿越大街小巷为我们领路的当地人感动得无以复加……

从一开始来到德国时的百般不适到临走时再次用脚步一遍遍丈量这座美丽的城市，感谢这段珍贵的经历。

慨言者： 陈敏，安庆市立医院
访学时间： 2017年，为期3个月
访学地点： 德国卡塞尔医院
邮箱： 15156866836@163.com
致谢： 作者特别鸣谢安徽省卫计委的派遣与德中交流基金会的协助

第九十三章　读万卷书 行万里路——以色列访学感悟

以色列是一方神秘的土地，我做梦也没有想到会和我有什么联系，但缘分往往就是不期而遇的巧合，也是冥冥之中的天意。2017年10月，我有幸来到这个传奇的国度，在以色列最大、最专业的儿童医院——施耐德儿童医学中心（Schneider Children's Medical Center of Israel）研修学习三个月。在这里，我接触到了先进的医学技术、科学的服务流程、细致的人文关怀所带来的强烈冲击，颠覆了我对疾病诊治、医疗服务的很多固有认知，也引发了我对医生职业精神的深刻思考。

1　惠泽全民的医疗制度

以色列政府对公众的卫生保健投入很高，约占GDP的8%，其中人均投入约是中国的9倍，巨额投入为居民健康提供了有力的保障。政府通过4个疾病基金会为居民提供医疗保险，其中，Clalit基金会是以色列最大的医疗保险机构，它拥有并经营着8家大型医院、1400个社区诊所及420多家连锁药房。我所在的施耐德儿童医学中心就是Clalit基金会所属医院。

以色列的法律规定，国家必须为所有居民提供卫生保健服务，每位居民都须注册成为其中一家疾病基金会的会员，向基金会申请疾病保险基金，无论年龄大小或健康与否，基金会都不得以任何理由拒绝公民的申请。法律还明确规定了包含住院在内的大多数标准化的医疗服务项目。居民保险费是以参保家庭的收入为基础的，这就使得穷人也有能力购买健康保险。法律规定所有雇主必须支付健康税，健康税大约占了以色列全国医疗保健总支出的30%。

医院里，医生的薪酬分配方式和我们国家完全不同，不像国内严格按照工作量的绩效考核方式，Clalit基金会会根据医生的能力水平和所从事工作的难易度给予固定薪酬（相当于年薪聘任制）。这样一来，大型医院、社区诊所的医生及家庭医生实质上就是一个单位系统的不同岗位。患者由基层医生首诊，常见病和慢性病在基层解决，急症、疑难病例由基层医生推荐到其他医院急诊就诊或预约专科医生就诊。医保患者大部分诊疗都是免费的，即使有自费项目收费也是比较低廉的。如果仅是普通疾病却想找名医就诊，那就无法走医保程序，只能自费到医院或专家的私人诊所了。没有医保，看病的费用是惊人的，曾有一位同学因低血糖晕倒，我们像在国内一样把他送到急诊室想检查血糖，却被告知先要交相当于2500多元人民币的就诊费用。

像这样的医疗制度有几点优势：

（1）保障了医疗秩序，避免了国内挂专家号才十几元的低价服务所造成的患者向大医院蜂拥的现象，解决了中国式的"看病难"问题；

（2）医生收入不与工作量挂钩，医生不必考虑经济问题，不存在"过度检查、治疗"的动机，而且患者就医免费或费用低，解决了中国式的"看病贵"问题；

（3）医院、诊所的医生及家庭医生之间不存在竞争关系，使"分级诊疗""双向转诊"能够真正落实；

（4）将专科医生从常见病诊疗的繁重工作中解放出来，能专心从事疑难、罕见、急危重症疾病的诊治和研究，提高了国家整体医疗水平；

（5）患者与医生不存在经济关系，使医患双方能够真正互信，把精力都放在治疗和护理患儿上，没有医患纠纷。

2 技术与人文的完美结合

施耐德儿童医疗中心是特拉维夫大学萨克勒医学院的附属医院，是以色列乃至整个中东地区的唯一一家三级儿童医院，可以接收世界多个国家的转诊患儿。中心拥有258张病床和50张日间护理病床，其中45%的床位是重症病床和特殊护理病床。中心拥有在职员工1 800名，其中有190名医生，400名儿科护士，100名医疗辅助人员（社会服务工作者、物理及职业治疗师、心理学家及营养学家），50名教育家、艺术家及音乐治疗师、医院小丑等。

该中心技术先进，尤其是在器官移植、骨髓移植、心脏介入、心胸手术等方面均处于世界领先水平。该中心拥有众多享誉以色列甚至全世界的专家。我的导师Daniel Landau教授就是一位在国际上有一定知名度的儿童肾脏病专家。科室里的其他高年资医生也是以色列儿科各亚专业的专家。

施耐德儿童医学中心在每个细节上无不践行着"生物—心理—社会"的

现代医学模式。走进医院，就像走进了儿童乐园，到了节日，医院大厅就会被装扮成童话世界。每个病区均开辟了儿科娱乐室，设计风格各异，放置了为各年龄段儿童准备的玩具、图书。基金会安排了志愿者为住院患儿分发小礼物，演员、警察、士兵、学生及志愿者也会定期到病房为患儿表演节目、与患儿交流。医院还安排了文化老师给长期住院的学龄儿童单独补课，音乐老师到病房为患儿演奏及教他们弹奏乐器，艺术老师教孩子们做各种手工。最具特色的是"小丑医生"，他们精心准备了各种滑稽表演、魔术等，消除孩子们对医院及有创操作的恐惧。

手术前都是患儿家长将患儿送至手术台，等患儿麻醉好才离开，患儿在监护室里也有家长陪同。每张病床都配有带伸缩臂的液晶电视，患儿可以戴耳机自己观看而不影响他人休息。医院有专门的心理治疗师，为患儿、家长及医护人员提供心理治疗。

医院非常注重保护患儿隐私，明确禁止我们拍摄任何包含患儿面容的照片，拍摄病历、化验单等医疗文书时也要遮住患儿的个人信息。查体时医生会将帘子拉好，不暴露患儿隐私。带教医生带我们看患儿时都会事先征询家长的同意。如果遇到对医生恐惧的患儿，带教医生会自己去给患儿查体，然后再出来给我们讲解。

医院每天中午还会为患儿及家长准备一份免费的午餐。每个病区都为患儿家长配备了专门的厨房，内有冷热水机、冰箱、微波炉，并提供免费的咖啡、茶和糖。食堂每天给医生的休息室免费配送牛奶、面包、奶酪、蔬菜等各种食品，休息室里挂着医护人员的照片，每位在这里工作过的员工都会留下自己的印记，非常富有人情味。

每个病区都有自己的药房和配药室，能保证患儿及时用药。急救车上拥有急救智能信息传送设备（见图1），在急救车上就能将患者的个人资料、生命体征、心电图、伤情等信息提前传递给医院急诊科，到达医院时，医生早已将一切安排就绪。

3 井然有序的工作流程

我所在的儿科B区有3名高年资医生（senior doctor），还有一些低年资、轮转及实习医生。3位高年资医生主要擅长肾脏疾病、过敏性疾病、自身免疫性疾病、原发性免疫缺陷病、高IgE综合征、传染性疾病的诊治。病区还专门选择了一间病房用来做视频动态脑电图检查，便于医护人员观察、处理。

在以色列，周日到周四是工作日，周五、周六休息（周五日落到周六日落是犹太人的安息日，全国停止工作）。每个工作日8:00到9:30是科室的病例讨

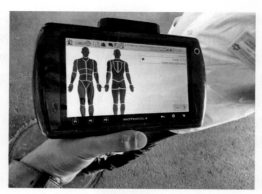

图1 急救智能信息传送设备

论时间，由夜班大夫（低年资医生、轮转医生及实习医生）汇报全科的病例并分析病情，大家都可以随时提问并发表自己的看法。如果时间充裕，还会安排实习生给大家开个小讲座。

病例讨论后，高年资医生会带着管床医生、护士长及管床护士巡视病房，问询情况及安排出院等相关事项。接下来是管床医生查房，每个医生（包括实习医生）管理2～3个患儿，管床医生详细查体、询问病情、分析辅助检查结果，并完成病程记录。然后低年资医生会带领管床医生查房，完成医嘱及治疗。最后是高年资医生带领所有医生大查房，分析、讲解病情，并做少量的医嘱调整。整个流程完成后，已经是下午了。

犹太人是重视学习的民族，每周一上午，科室还会安排一次讲座，由两个病区的全体医生参加，讲者也是实习医生，讲完后上级医生点评并提问。每周三的中午，我们会到影像科召开1小时的阅片会，大家结合病例分析影像学资料。每周四上午，医院会安排一个1小时的全院讲座，病区医生简单地交班后，都会去听课。

他们的工作还有一些有别于我们的地方：

（1）所有的有创操作，包括静脉穿刺、抽血都是由管床医生完成的，护士只是负责护理。

（2）他们特别重视手卫生，检查患儿前后必须手消毒，听诊器使用前后也会用消毒湿巾擦拭。但是在其他方面却不像国内那么严格，比如医生穿白大褂从来不系扣子，有的高年资医生甚至不穿白大褂。如果患儿是传染性疾病、免疫功能低下或耐药菌感染，病房门上会挂着手套、口罩和一次性隔离衣，进病房必须穿戴。

（3）他们的医疗器材、耗材的使用是以医护人员工作便利为目标，而不会考虑成本。比如他们治疗床上的垫纸，换一个患者就抽走一张，我们看着都觉得非常浪费。每个病区都有床前X线机，PICU每张床位都配有一台呼吸机。

（4）他们对工作精益求精，比如影像科的医生遇到疑难病例会亲自到临床科室给患儿查体后再出报告，而临床医生也会经常到影像科阅片、讨论病例。遇到疑难病例时，几个科室的亚专业医生会一起查房、讨论。

4　收获颇丰的工作

在工作中我们发现，以色列医生的工作态度是极其严谨的，他们重检查、轻治疗，非常注重寻找病因。比如针对不明原因的发热，如果怀疑细菌感染，他们就会想方设法地寻找病原体，做血培养、尿培养、大便培养、痰培养等；有的婴儿怀疑衣原体感染甚至会做外阴分泌物检查。在抗生素的使用方面，最初他们会选择广谱抗生素，待培养结果出来后根据药敏结果换成窄谱抗生素。

治疗上则非常简单，一般只用一两种药物。比如一个重症肺炎伴心力衰竭早期的患儿，仅给了头孢曲松、吸氧；患儿进食差，就输注葡萄糖氯化钠溶液和氯化钾。由于没有国内那么多的液体量，患儿循环负担小，所以通常很快就康复了。他们的药物大多都是静脉推注，由于推注时间短，护士工作量很小；输液都是静脉泵泵入，可以精确控制液量。由于用药简单、药品质量好，他们也不担心用药物的不良反应。因为留置针质量好、用药少，所以很多患儿留置一次，可以用到出院，减少了穿刺痛苦。他们对患儿的营养问题特别重视，很多患营养性、消化系统疾病的患儿都泵营养液。

由于不重视产前检查等多方面原因，导致遗传代谢病的患儿出生率相对较高。我在研究生时学的是儿科学遗传与优生方向，很多只在书上看到过的疾病在这里都见到了。对在国内工作中比较少见的自身免疫性疾病和免疫缺陷病的诊疗，我在这里也学习到不少治疗方法和经验。学习后期，经过向医院申请，我还轮转了重症监护室，了解了他们重症患儿的诊疗特点及CRRT、ECMO等设备的使用指征和原理。

我的导师Daniel Landau教授是一位儒雅而有风度的学者，治学态度非常严谨。无论是科室病例讨论还是业务讲座，他都会让我和郜海服医生坐在他旁边，如果讲的是希伯来语，他都会认真地把要点手写翻译出来，3个月下来写了满满3本笔记本，让我们非常感动。其他带教老师也非常认真负责，给我们讲解时遇到生僻的医学单词会在电脑上或手机上翻译成汉语，直到我们明白为止。我和同伴郜海服医生在学习上配合默契，一起收获了很多。

每天下午，医院都会给我们这些中国医生安排专门的讲座，内容涉及各个亚专业，让我们详细地了解他们的诊疗特色。他们讲课大多是启发式的，互动性很强。通过50多堂课，我们不仅学习了先进的诊疗理念，也充分锻炼了我们的英语听说能力。

在工作之余，我经常到图书馆里阅读，海量的原版英文医学著作让我爱不释手。读书不仅使我开拓了视野，解决了我很多学术上的困惑。同行的23位同学，我们每天晚饭后都会聚在一起，交流在各病区的学习心得和平时的工作经验，相互答疑解惑，彼此互帮互助，并相约以后会联合开展一些科研课题的研究。

5　结语

在以色列，我遇到了一些学识渊博、和蔼可亲的老师，结识了一群出类拔萃、年轻有为的同学。

这一切的一切，终将藏于我记忆的深处，融入我生命的年轮。曲终未必人散，有缘自会重逢！

慨言者：郝珉，山东省枣庄市立医院儿科
访学地点：以色列施耐德儿童医学中心
邮箱：walkonsnow@sina.com

第九十四章　以色列医疗系统概况

1　以色列的医疗概况

以色列于1948年建国，整体医疗发展目前处于世界一流水平，国民对医疗服务的认同感很好。这其中有三个方面的原因：第一，医护水平很高；第二，国家对医疗机构、医疗费用把控精细到位；第三，国民素质较高。医护水平是由以下几个关键因素决定的：一流的医学教育、一流的医生培训制度、一流的医疗器械和创新、一流的医生福利待遇及社会待遇。

在以色列，申请医学院难度最大，进入医学院学习的都是一流的学生；医学院教育全部使用是英文教材授课，这保证了医学教育与世界先进医学理论及技术保持一致。医生培训制度如下：医学生毕业后进入医院进行住院医师、主治医师、专科医师的系统培训，每阶段花费时间3~5年不等。几乎每个医生在完成主治医师培训后，都会在美国、加拿大或欧洲的著名医院进行数年的专科医师培养。这一方面保证了其水平基本与欧美医生水平相当，同时也搭建了很好的国际交流平台，为以后的学术交流及合作打下了坚实基础。

以色列人均医疗器械专利居世界第一位，医疗器械创新动力主要来源于一线临床医生。国家从政策上鼓励临床医生参与医疗器械研发，并给予医生丰厚的回报；科技成果向产品转化的渠道畅通，科研院所和医院都有科技成果转化机构；社会资本充分参与医疗器械研发，投融资体系比较健全，风投愿意介入。在以色列，医生是非常受人尊敬的职业，其福利待遇也远高于其他职业。

以色列施行的是分级诊疗制度。以色列目前约有800万人口，约有一万多名全科医生，平均每800人配备1名全科医生，5所医学院校都设置全科医生专业，大学毕业后，还需经过4年的住院医生培训（外科6年、内科4年）和2次相关考试后方可获得全科医生的行医执照。按照规定，专科医生会定期对全科医生进行学科进展的讲座和继续教育，同时也宣讲转诊标准。社区医生和全科医生几乎解决了所有不需要专科医生解决的问题，但如果确实有需要转诊的专科疾病，他们会根据医疗保险的报销情况，向相应的医院和专科医生转诊。以色列政府委托托管的四个大医疗集团（简称HMO），其中最大的就是CLAIT HEALTH SERVICES。医疗集团内部一般都同时有家庭医生、专科门诊，少数集团包括大型三级转诊医院等多级医疗机构，相互之间的医疗资源可以共享，这减少了很多浪费，同时也可以通过共同支付等手段对不必要的转诊进行控制。我们第三期的两个同伴在研修期间得了急性胃肠炎，分别在三级转诊医院的急诊（花费1314谢，就诊等待时间6小时）和社区医院的全科医生门诊就诊（花费200谢，就诊等待时间2小时）。虽然都有保险报销，但我们切实体会到，在以色列，一般的小问题应首选社区医疗，花费少，处理也迅速得力得多。

2 以色列的电子病历系统

以色列全国实现了100%电子病历的应用，这对于患者的转诊、随访、统计等来说是非常重要的。不同医疗机构的检查结果，哪怕因为没有联网而不能在电脑系统中查到，都会由前台登记或秘书们扫描进入患者的医疗档案中，从小到老，无一遗漏。所有的接诊医生都会按统一格式，在病历记录栏中记录本次就诊的最大问题和发生的事件。在儿童消化科的病历系统中，可以看到家庭医生所做的关于儿童身高、体重的随访记录，电脑自动计算出SD值并画图，只要超出正常界限值，家庭医生一定会将其转诊至上级医院来进一步检查、界定是否存在异常，这些都极大地提高了医护效率，同时可以把省下来的时间用来跟患者沟通讲解，且更直观形象。

以色列的门诊叫号系统是由登记员和电子叫号系统相配合的。每个医生在上门诊之前，登记员会把今天预约好的患者清单交给门诊医生。在消化科，教授的门诊房间固定，部分fellow和resident（住院医师）的门诊房间是变动的。用自己的工号登入界面后可以看到这次预约的患者姓名、年龄、报销途径、是否第一次就诊等信息。当患者达到时，登记员会进行核实，病历系统中该名字前会亮起绿灯，提醒医生患者已到。而医生点击这个患者的名字后，就会出现自动门诊叫号，提示让该患者到某个房间来就诊。结束时点击该患者名字退出，可以看到自动计算好的实际就诊时间。这也是JCI的一个质控指标，因为病历系统中有对新患者进行标识，所以也容易对新患者的接诊时间进行质控。

患者预约好后，往往由登记员提前联系、提醒患者，保证患者在门诊处不会等待太久。但从我跟随学习的不同医生来看，患者对医生的依从性还是有区别的，fellow 和resident医生往往需要等患者来，而著名专家和专科医生的门诊，患者会提前来等。我初步估计了一下，一般患者会平均等待半小时左右，等待区干净整洁，还为孩子们准备了玩具和食物，为成人准备了书籍、杂志、电视节目。一般，复诊患者的平均看诊时间是15~20分钟，初诊患者会更长些，患者的满意度非常高。所以，我们平时看到的国外门诊候诊区井井有条，除了国外人口确实较少外，一级预防也对专科的患者人群进行了有效分流，预约信息系统功能强大、门诊区域设置人性化等皆功不可没。不同医院的电子病历系统均大同小异，开发公司不同，但均采用这种超文本结构，高效且简洁，所有的门诊记录、用药、检查、证明均为打印，盖章+签名和国内相仿。由于门诊系统均可上网，门诊医生可以通过邮件沟通，使用PACS查看影像学检查结果。当然，这种开放式系统对信息安全也提出了很高的要求。在以色列，所有的医生都会给患者提供自己的办公邮箱（注：他们都有两个邮箱，办公邮箱仅在上班时间开放），因为绝大部分患者都会上网，网上沟通方便且高效，所以随访完善。

3　以色列专科门诊建构和转诊运行

在消化专科门诊，专科用药、检查化验均被医保覆盖，医生和患者的幸福感都很高。每年都会举办这种专科门诊的药物报销种类、化验检查变更增加的听证会，由相关临床医生参加并提出意见。由于这种专科门诊属于HMO（健康维护组织），而很多大医院并没有参加HMO，进行转诊时需要HMO和医院进行结算和联合付费，这就倒逼专科门诊需要严格把控转诊指征，同时不断提高自身的诊疗水平。

无论是家庭社区医生，专科门诊医生，还是大医院医生，收入都有保障，国家确保医生的收入和收治患者无关。而且政府管理者还让医生变成自己免费的智囊团。HMO根据医生们的研究证据进行资金的调拨和基础建设政策的调整，如研究发现以色列的医生人数近两年呈下降趋势，政府立即作出了建立第5所医学院的决定。这些接地气、务实的措施，均是政府机构相关部门根据医生群体提供的依据来制定的。以色列医院注重门诊随访，不断地根据临床研究的最新成果和变化调整策略。在门诊时，有个从美国过来的犹太人就对我说，他很为自己国家的医疗保险系统骄傲，和美国相比，以色列的全民保险既节省又高效。目前以色列女性的平均寿命达到了82岁，在全球名列前茅，这些都和平时扎实的三级预防体系分不开。医护人员的收入很高，以入职2~3年的护士为例，税后的收入是每月9000新谢克尔左右（相当于人民币18000元左右）。

专科医生则更高，这些收入均和接诊的患者人数无关，考核的指标主要是就诊过程质控，科室的科研产出，而个人的考核则由科室进行。

4　施耐德儿童医学中心

以色列施耐德儿童医学中心位于特拉维夫–雅法附近的佩塔提克瓦市，是拉宾医疗中心的一部分。该中心创立于1991年10月29日，由美国纽约的欧文及海伦·施耐德夫妇赞助并因此得名。目前该中心是以色列乃至整个中东地区唯一的一家三级儿童医院，采用世界最先进的医院专业标准，专为儿童及青少年提供全面综合的医疗服务，包括医疗、发展、心理、社会和教育等。医院占地面积约为35 000平方米，有258张病床，45%为重症病床和特殊护理病床，50张日常护理病床，共有1 800多名员工，包括190名儿科医生，440名儿科护士，100名医疗辅助人员（社会工作者、物理治疗师及职业治疗师、心理学家及营养学家），50位教育家、艺术及音乐治疗师、医院小丑及其他医学从业者。每年接诊275 000人次，入住率为120%，急诊55 000人次，门诊145 000人次，外科手术8 000台。该中心承担了全国100%的肝脏移植、75%的骨髓移植、70%的心脏插管手术、60%的开胸手术。该中心获得了JCI认证，是世界儿科医疗机构中的佼佼者，可接收全球许多国家的转诊患者，以履行在该地区作为"和平之桥"的使命。在这里，医护人员为孩子采用了独特的护理方式，而非简单地将孩子当作小成人来对待。其心脏外科及器官移植技术在全球处于领先地位，血液—肿瘤科是以色列最领先的转诊中心。该中心可以开展各种复杂的先天性心脏病手术、体外膜肺氧合（ECMO）、心脏和心肺联合移植术、各类器官、组织及骨髓的移植，尤其是肝、肾移植处于世界领先水平；还可以开展胸腹部脏器的微创手术，如胰腺大部切除、漏斗胸Nuss矫正术、食道闭锁手术等。该中心拥有最全面的精神康复设施，尤其在治疗恐怖主义造成的创伤后心理障碍方面具有突破性成就，曾首次发现一个导致儿童孤独症的基因。

施耐德儿童医学中心是业界首推的儿童治疗和关怀中心。秉承专为儿童服务的理念，医院精心选用半透明装饰材料和极为柔和的颜色标识为儿童营造清新、明亮和恬静的氛围。一踏进施耐德儿童医学中心，每个人立刻就会被漂亮、宽敞、明亮的正厅所吸引，正厅不定期的主题装饰吸引着每一位到访者，这里更像是一个儿童娱乐中心，大型的陶彩马儿、可爱的毛绒动物、精美的艺术品，孩子们自己的画也被张贴和布置，还有各种彩色横幅，以及配有乐高玩具、电脑、游戏机等的接待室、等候区。玻璃观光电梯、卡通有趣的向导，都让孩子及家人有一种宾至如归的感觉。每个病房中心都配有养鱼缸，为患者及家属营造了宁静、祥和的氛围。而开放的医生诊室和护士站更是让患者有一种安全感和亲切感，似乎一切服务就在身边，唾手可得。在门急诊候诊区和病区，都有kitchen room（进餐室），可以为患者及家属提供牛奶、咖啡等，处处彰显人性化服务。

以色列施耐德儿童医学中心有这样一群小丑，他们穿梭在医院的门诊病房或手术室里，站在护士和医生旁边，负责为患者制造欢乐。"医疗小丑"在国外被叫作"小丑医生"或"梦想医生"，从外表上看，"小丑医生"们戴着红色的大鼻子、搞笑的假发和胡须，摆出夸张的肢体动作，与其他小丑没有什么区别。然而实际上，他们已经成为儿童医院里不可或缺的一部分。专业人士通过表演来缓解患者的紧张情绪，帮助他们度过艰难的治疗过程。运用魔术、表演、道具等为小患儿们带来神奇的"小丑治疗"。他们不仅仅逗孩子开心，还护送孩子们进入手术室，帮助孩子们佩戴麻醉面罩，守在孩子身边，等待他们醒来。经过多年的发展，"小丑医生"服务的对象也在不断扩展。无论是内科、外科，还是普通病房及癌症病房，都能看到他们的身影。

施耐德儿童医学中心的各个专科齐全，医院管理人员对医护人员的管理同样体现了人文关怀和务实精神。施耐德儿童医学中心每周四上午有全院讲座，时间一般是8:15—9:15，地点在医院大学术厅，要求全院医生参加，涉及到方方面面，讲者每次2~3人，各个科室轮流演讲，内容十分精彩。学术厅门口摆放各种小甜点、咖啡和以色列茶，边吃边听好不惬意，有问题可以随时打断讲者。其中一个讲座给我印象深刻，那是医院组织的新旧检验科主任交接仪式。由医院的管理人员（相当于人事科的管理人员）先播放一段该科员工提供的录像，没有一句话，全部是科室职工的各种照片，老主任和患者孩子们在一起的照片，每个科室员工在照片中都举着一张纸写满了对该老主任表示感谢的话，感谢的话非常喜感而幽默。这个录像暖场后，该主任将自己在任期间的研究成果进行总结汇报，紧接着由新主任和大家打招呼，然后是向老主任献花，合影。这种新旧交替的仪式太感人了，感谢上一任的辛苦工作，让其没有失落感，同时给下一届做示范，让其思考如何去进一步传承创新。

各个科室都有自己的员工休息进餐室，院方每天提供新鲜免费的牛奶、酸奶、奶酪、三明治、蔬菜水果等。什么时候休息一下，吃点东西，完全由自己决定。同时医院提供免费午饭（除安息日以外），所有医院人员刷卡进入，自助餐非常丰盛，由专门的营养师进行菜谱的设计，荤素搭配，卫生清洁。

在暑假来临时，医院给每个员工安排两周假期，要求员工尽可能地轮流调休，全院讲座取消，部分临床科室门诊诊室集体休假。就像我所在的消化科，8月20日至9月2日全科所有医护人员放假，科室门诊关门，让大家享受假期，陪伴家人，以期更好地投入工作。科室患者继续由家庭医生负责治疗，特殊情况会由急诊安排至普通儿科病房住院。

慨言者： 陈广梅，江苏省中医院
访学地点： 施耐德儿童医学中心
访学时间： 2017年6月20日—2017年9月13日
相关分享： 笃学明志–以色列施耐德儿童医学中心访学记
邮箱： 53919114@qq.com

附录

第九十五章 访学导航：从申请到入境——以 CSC 资助和美国为例

1 引言

 个人认为提高办事效率的捷径是有疑惑首先到官方网站获取信息。很多人遇事习惯先求助 QQ 群或者贴吧等，实际上这并不是最佳的方法，因为信息是动态变化的，前人转贴的经验未必有官方网站上的信息来得清晰准确和具有时效性，而后者唯一需要的只是耐心阅读而已。因此，本章访学之路攻略篇也尽量以"渔"的形式出现，以截图或其他形式呈现的"鱼"有的可能已过期，请以官方网站的实时信息为准，避免被误导。

2 申请基本流程

 下面以中国留学基金委（CSC）资助为例介绍申请流程。

2.1 确定访学学校及外方合作导师

 一般打算访学的老师和同学都有"心仪"的同行偶像，如果本来有过合作或学术交流当然很好，没有也不要紧：准备好自己的简历和论文列表，写一封真诚的邮件介绍自己的研究背景、计划，最好结合对方的研究提出可能的合作点，一般对方都会给予回复。注意：最好用所在单位的邮箱，实在不知何枝可栖的可以到对方学校的官方网站上找 Faculty list 了解每个人的研究方向和联系方式，如美国普渡大学计算机系的官方网站为：https://www.cs.purdue.edu/，如图1~图2红色提示框所示。

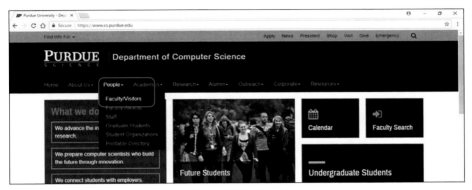

图1 美国普渡大学计算机系官方网站上的Faculty list

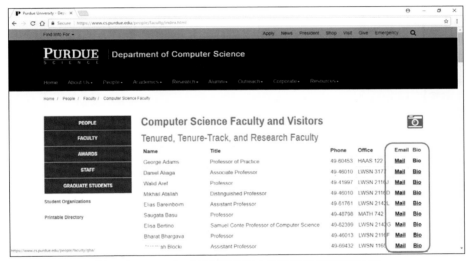

图2 在Faculty list中可以了解对方的联系方式和研究方向

2.2 了解 CSC 申报程序和时间表

登录 CSC 官方网站 http://www.csc.edu.cn 查看申报指南，如图3~图4。
不同项目的申请和录取时间不同，以 2018 年选派简章为例，如图5。

2.3 根据拟申报的项目准备材料并提交

CSC 信息平台网站 http://apply.csc.edu.cn/csc/main/person/login/index.jsf 会针
对不同项目给出具体的材料说明。以访学类为例，如图6。

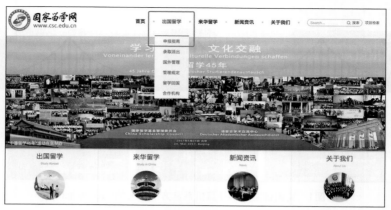

图3　CSC官方网站上的申报指南

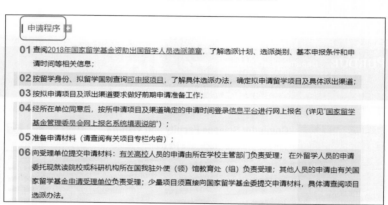

图4　CSC的申报程序

第十条 主要项目申请、录取时间

1. 国家公派高级研究学者、访问学者、博士后项目：1月5日-15日申请，3月下旬公布录取结果。

2. 国家建设高水平大学公派研究生项目：3月20日-4月5日申请，5月公布录取结果（部分中外合作协议/项目需与外方合作院校/机构确认录取结果，公布时间略晚）。

3. 国家公派硕士研究生项目：3月20日-4月5日申请，5月公布录取结果。

4. 优秀本科生国际交流项目：项目申请时间：2017年11月25日-12月8日；人选申报时间：第一批2018年4月21日-5月5日申请，5月公布录取结果；第二批2018年9月20日-30日申请，10月公布录取结果。

5. 青年骨干教师出国研修项目：第一批4月1日-15日申请，5月公布录取结果；第二批9月10日-20日申请，10月公布录取结果。

6. 地方和行业部门合作项目：

①西部地区人才培养特别项目及地方合作项目：4月1日-15日申请，7月公布录取结果。其中，国家留学基金委统一安排成班派出项目1月5日-15日申请，4月公布录取结果。

②与行业部门合作项目按照相应项目规定施行。

7. 国际区域问题研究及外语高层次人才培养项目：3月20日-30日申请，5月公布录取结果。政府互换奖学金项目根据相应规定施行。

8. 艺术类人才培养特别项目：3月20日-4月5日申请，5月公布录取结果。

9. 国外合作项目根据相应项目规定施行。

图5　2018年国家留学基金资助出国留学人员选派简章

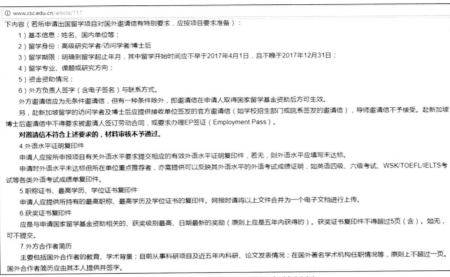

下内容（若所申请出国留学项目对国外邀请信有特别要求，应按项目要求准备）：

　　1）基本信息：姓名、国内单位等；

　　2）留学身份：高级研究学者/访问学者/博士后

　　3）留学期限：明确到留学起止年月，其中留学开始时间应不早于2017年4月1日，且不晚于2017年12月31日；

　　4）留学专业、课题或研究方向；

　　5）资金资助情况；

　　6）外方负责人签字（含电子签名）与联系方式。

　　外方邀请信应为无条件邀请信，但有一种条件除外，即邀请信在申请人取得国家留学基金资助后方可生效。

　　另，赴新加坡留学的访问学者或博士后应提供接收单位签发的官方邀请信（如学校招生部门或院系签发的邀请信），导师邀请信不予接受。赴新加坡博士后邀请信中不得要求被邀请人签订劳动合同，或要求办理EP签证（Employment Pass）。

　　对邀请信不符合上述要求的，材料审核不予通过。

　　4 外语水平证明复印件

　　申请人应按所申报项目有关外语水平要求提交相应的有效外语水平证明复印件，若无，则外语水平应填写未达标。

　　申请时外语水平未达标但所在单位重点推荐者，亦需提供可以反映其外语水平的外语考试成绩证明，如英语四级、六级考试、WSK/TOEFL/IELTS考试等各类外语考试成绩单复印件。

　　5 职称证书、最高学历、学位证书复印件

　　申请人应提供所持有的最高职称、最高学历及学位证书的复印件。网报时请将以上文件合并为一个电子文档进行上传。

　　6 获奖证书复印件

　　应是与申请国家留学基金资助相关的、获奖级别最高、日期最新的奖励（原则上应是五年内获得的）。获奖证书复印件不得超过5页（含）。如无，可不提交。

　　7 外方合作者简历

　　主要包括外方合作者的教育、学术背景；目前从事科研项目及近五年内科研、论文发表情况；在国外著名学术机构任职情况等，原则上不超过一页。国外合作者简历应由其本人提供并签字。

图6　申报访学类项目需准备的材料

　　一般情况下，提前半年准备好外语证书，提前一个月准备好外方导师签字的简历和邀请信 PDF。实际上没有外语证书不影响申请也不影响审批，因此，申请和外语水平证明的准备可以并行。

　　准备好材料后在信息平台 http://www.csc.edu.cn/chuguo 提交即可（图7）。注意：申请时间往往只有 10~15 天，建议申请入口开放后尽早注册，浏览需要填写和提交的信息，以避免准备材料有所遗漏。

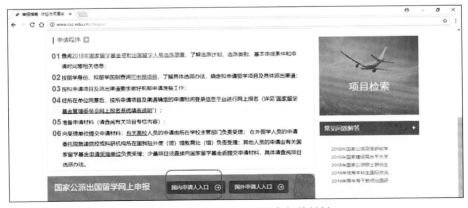

图7　在信息平台上提交准备好的材料

3 签证手续

3.1 办理因私护照

出国访学使用因私护照，护照可提前办理。中国领事服务网有详细的指南。网址为：http://cs.mfa.gov.cn/zggmcg/hz/sbhz/sbyshz/（图8）。

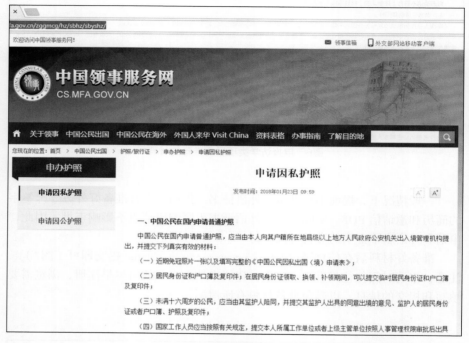

图8 申请因私护照的详细指南

3.2 办理 DS2019 表

邮件联系外方导师和系秘书，提供英文版留学资助证明、个人简历、护照复印件，之后可能会给你一个Intake Form填写 DS2019 表上需要的一些必要信息，基本上按照工作人员邮件提示逐步处理即可。

3.3 签证

（1）在线填写 DS160 表，网址为：https://ceac.state.gov/genniv/，如图9。填完后你会得到你的 DS160 表编号。

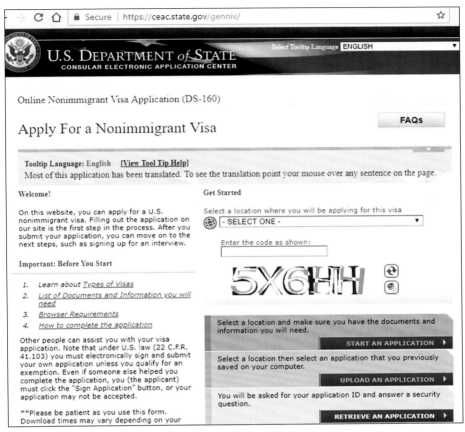

图9　DS160表的在线填写页面

（2）用 DS160 表的编号登陆签证申请系统，网址为：http://www.ustraveldocs.com/，按照提示操作直至打印出交费单，注意记下 CGI 号。

（3）凭 CGI 号交签证费（至中信银行交）和 SEVIS 费（用VISA 信用卡交，也支持多种信用卡），注意保留签证费收据，CSC 可以报销签证费。

（4）预约签证时间可查看如下网址：http://www.ustraveldocs.com/。

（5）面签。除官方网站要求必须要有的材料外，带上自己的简历、外方导师的简历、研究计划，尽量提前一小时赶到。

4　行前事务

4.1　选择留学服务平台

用申请时的帐号登入国家留学基金委信息平台，选择留学服务平台，比如上海外国语大学出国留学集训部。

4.2 办理国际旅行健康体检

带 4 张近期 2 寸照片和身份证，到所在地区出入境检验检疫局或国际旅行卫生保健中心办理。

4.3 协议书公证及邮寄

（1）首先打电话向公证处预约，建议尽早预约。

（2）本人到校人事处开本人和两个同事的收入证明，两个同事的年收入总和最好要超过 15 万。

（3）本人和两个同事（一定都要去）带好人事处开的收入证明，6 份资助协议书、工作证和身份证、户口本到公证处公证。

（4）将协议书寄一份给国家留学基金委（地址：北京市车公庄大街9号A3 楼 13层，邮编 100044，电话：010-66093561，010-66093563，收件人：国家留学基金委法律与项目部）。

4.4 留学服务平台服务

登录之前你所选择的留学服务平台（图10），比如上海集训部官方网站（网址：http://www.jxb.shisu.edu.cn），用户名是资助证明上的学号，按步骤上传资料，预约办理机票，网络留言想预订的航班。其中照会可以忽略，J2 签证要等 J1 出票后再自购机票，然后在航空公司官方网站或App选座位。

本人去上海集训部（和外语培训是一个地方）拿机票、报到证，预支 3 个月的生活费（现金，美元），并报销签证费。需要带的材料包括护照、国际旅行健康体检证明书和签证费收据。集训部会给工商银行提款单，按照路线去上海外国语大学不远的一个工商银行专柜领钱，骑车大约需要 10 分钟。

4.5 租房

以美国印第安纳州为例，房租一般公开透明，价钱与品质基本匹配。明确自己的需求找合适的房子，比如交通状况（公交路线、超市远近）、楼层和朝向、基本设施（是否有家具、是否提供独立洗衣机、烘干机）、费用详情（是否包含垃圾费、网费、电费等）。仔细查看租房合同后再签约，一旦签约即生效，一般不可退租。各个大学一般都有访学 QQ 群、微信群，群里的老师们会提供转租。此外，建议在公共平台搜索房源信息后邮件联系公寓官方 office，或者谷歌地图看好公寓名称后直接搜索公寓网站。北美常用的租房平台有wehousing、craglist、homes.com 等。

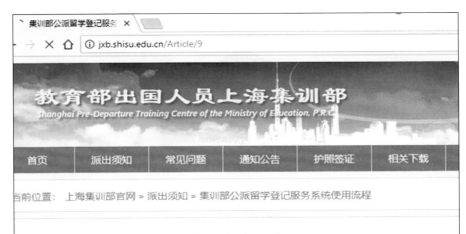

图10　教育部出国人员上海集训部官方网站

　　最好根据机票日期提前邮件预约 check in，咨询公寓或房主缴费及电费开户等事项。入住往往要求缴纳与房租额度等同的保证金，退房时如果有设施损坏则扣除相应费用，因此入住时检查很重要。除了填写物业提供的单子外，建议将所有有问题的地方拍照并邮件说明，一般要在入住3天内完成上述事宜。

　　如果提前抵达，短租可以考虑民宿 https://zh.airbnb.com；或在酒店平台 www.priceline.com；www.orbitz.com；https://www.expedia.com 等在线提前预定。

4.6　保险购买

　　纽约留学服务中心有推荐，可在 http://www.chinesehighway.com/ 上查看（图11）。

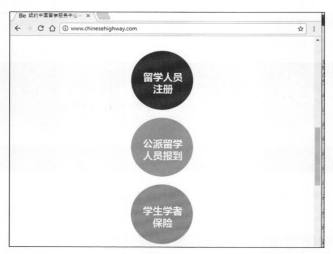

图11　纽约中国留学服务中心官方网站上推荐的保险购买

4.7　电话卡

以美洲电信为例，一般有针对留学生的套餐。该卡按照 30 天签约和续约的方式使用，可在国内提前买好，等飞机落地插卡激活即可。具体优惠活动可查看美洲电信官方网站、微信公众号：中国电信美洲公司或留学服务中心网站（图12）。

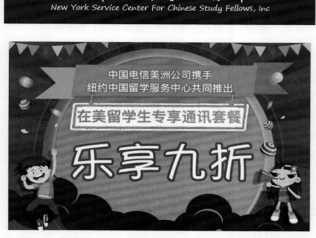

图12　留学服务中心网站上的在美留学生专享通讯套餐

5 临行及报到

5.1 临行必读

登录领事馆主页查看相应的信息、服务及注意事项。以中华人民共和国驻芝加哥总领事馆为例，官方网址：http://www.educhicago.org（图13）。

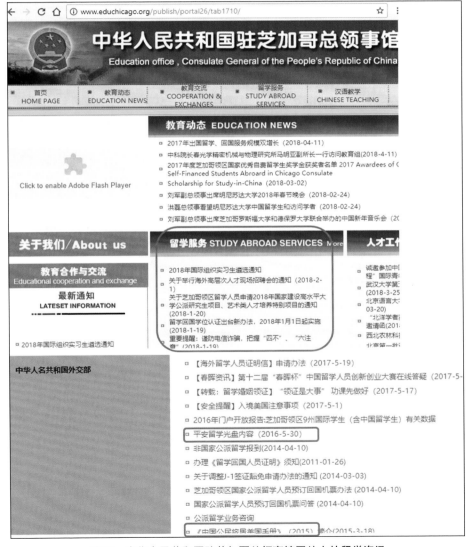

图13 中华人民共和国驻芝加哥总领事馆网站上的留学资讯

其中，平安留学须知和《中国公民旅居美国手册》等具有重要指导作用，网站为：http://www.educhicago.org/publish/portal47/tab5915/info114924.htm。

查看并熟记所在地区的紧急联系方式，如外交部全球领事保护 24 小时热线：+86-10-12308 或 +86-10-59913991（北京）。

5.2　行李

可根据个人需要，从证件/衣/食/住等方面分类整理，包括常用药品。注意查看禁带物品，见中国人民共和国海关总署官方网站，以美国为例（图14）：http://www.customs.gov.cn/publish/portal0/tab637/info166828.htm。

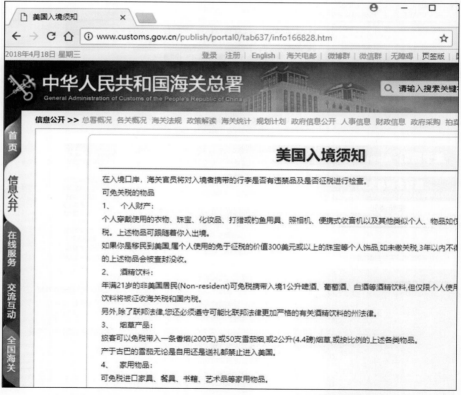

图14　中华人民共和国海关总署网站里的美国入境须知

证件自查清单包括：护照/offer letter/DS2019 表/报到证/健康证/资助证明/保险单/国内驾照等证件及复印件（根据所到地区情况具体分析，有的地区不像国内遍地都是付费打印店）。具体托运要求可以到航空公司官方网站查询。

飞机上要填写海关申报单，根据自己所携带的物品情况填写。到达后先过移民局的关卡回答几个简单的问题，再过海关抽查。可根据飞机到达时间预约机场大巴，访学群里也往往有专门从事接机的工作人员。

5.3 单位报到

以普渡大学 CS 为例。

（1）邮件联系导师/系秘书预约报到时间和咨询注意事项。

（2）带上护照/offer letter/DS2019表/保险单，在指定时间地点办理报到手续。

（3）银行开户，用于接收中国留学基金委的资助。

5.4 纽约留学服务系统平台报到

注意：不是CSC平台，此为报到常见的易出错的地方！在纽约留学服务系统平台注册，按照说明填写、提交信息即可，网址为：https://chinesehighway.com/content/gps.do（图15）。

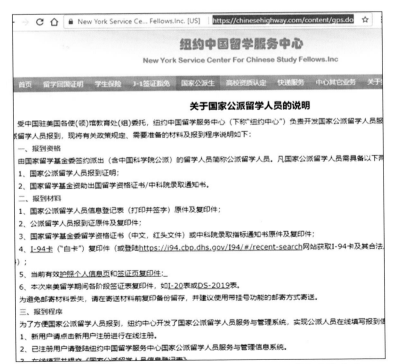

图15 纽约留学服务系统平台里的关于国家公派留学人员的说明

6 Settle down

6.1 SSN 申请

J1可以申请SSN号即social security number，网址为：https://www.ssa.gov/forms/（图16），在办理信用卡、考驾照等过程中都需要用到，J2 可以申请豁免 SSN waiver。

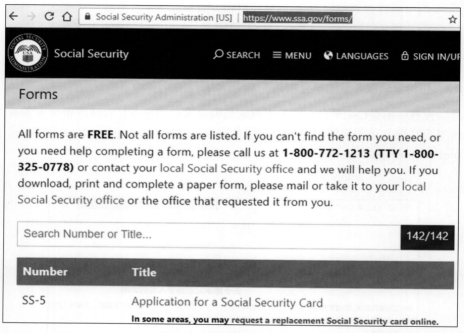

图16 社会安全局官方网站

可在上述网站申请也可以直接用 googlemap 找 Social Security Admission 地址现场办理，带上护照/I94/DS2019 表/offer letter。I-94 打印网址：https://i94.cbp.dhs.gov。

6.2 驾照翻译及考试

美国不同州法律不同，以印第安纳州为例，普渡大学有专门负责提供驾照翻译件的机构，供在正式拿到驾照前临时使用。考驾照可使用 google BMV：Bureau of Motor Vehicles，网址：www.in.gov/bmv（图17）。

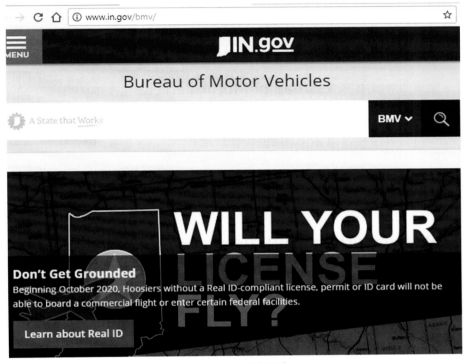

图17 BMV官方网站

若国内有驾照，考 IN 州驾照一般步骤如下：

（1）准备资料：护照/DS2019表/两份地址证明（租房合同/银行账单或说明/包裹单不可以）/社安号（SSN，J1 需要）或者社安号豁免证明（SSN Wavier J2 需要）/i-94 出入境记录打印件/国内驾照和翻译件。

（2）笔试：可以在任何一个 BMV 选择中文或英文考试，无需预约，可以无限次数考，但是只能一天考一次。一共会出现 16 道图标题和 34 道其他题，考生错 2 道图标题和 6 道其他题及以下可以通过笔试，笔试通过后可直接预约路考。模拟题：https://driving-tests.org/indiana/。

（3）路考：带上车及车子的Car registration、Insurance Card、Title，要求车况正常（有牌照或临时牌照，前后灯、雨刷器等正常工作），提前15分钟赶到预约的路考地点。路考会持续15~20分钟，考官会先在停车场指挥你操作灯光和雨刷等等。之后上路听考官指示行驶，考官会根据自己的判断你是否有资格获取驾照。路考之前，建议认真阅读官方网站上的须知，具体网址：https://www.in.gov/bmv/2406.htm（图18），BMV也有纸质手册信息，很全面。路考可以直接到BMV现场预约或在网站进行在线预约。

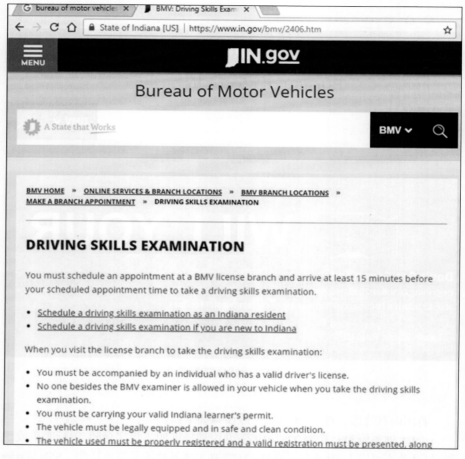

图18 BMV官方网站上的路考须知

6.3 买车

（1）找车。有三个途径：dealer那里买新车、dealer那里买旧车、owner那里买旧车。Dealer是指经销商或者二手车商，车源多，型号相对比较全，在google map搜car dealer可获得dealer网站及联系方式，查询车子的信息及价格。Owner也就是从私人那里买车，这些信息一般来自于访问学者回国转卖或者Facebook、craigslist等平台。

（2）KKB估价和VIN检查。KKB可以根据看中的车子的相关信息作价格评估，网址为：www.kbb.com，主要是看车型、年份、公里数。VIN（Vehicle Identification Number）检查主要是为了查询车子有无accident记录、几个owners、维修/保养记录、是否是租赁/私人车子、公里数等信息。可以在www.

carfax.com/Vehicle_History/Report网站付费查询，在 www.mycarfax.com/free 网站可以查看 service history、maintenance schedule 等信息。一般， dealer 网站会公布车子的 VIN 报告。

（3）试驾和检查。买二手车主要检查车子有无外观损伤，包括车灯、方向灯、雨刮等，另外建议稍微跑远点，车速尽量达到 45MPH（80km/h）左右，听发动机声音，判断是加速过程是否正常，行驶过程中是否有异响等。建议将车子开到其他修车厂，比如 CarX、FireStone、Beck's Auto Center 等进行检查。

（4）保险与过户。买车当时即可在网站上买保险或打电话买保险，比如 progressive：855-758-0630 https://www.progressive.com。带上护照/地址证明/SSN/国内驾照和翻译件/车辆保险单和 Title 到 BMV 办理过户。

作者：殷赵霞，安徽大学计算机科学与技术学院
邮箱：adyzx@qq.com
受中国留学基金委博士后项目资助，2017.08—2018.08在美国普渡大学计算机科学系访学。

快币的由来？

欲穷千里目，快乐搞学术！AME 为学者提供一个平等、开放的学术平台，在这个平台上学者们能够快快乐乐搞学术，高高兴兴赚快币。

快币能做什么？

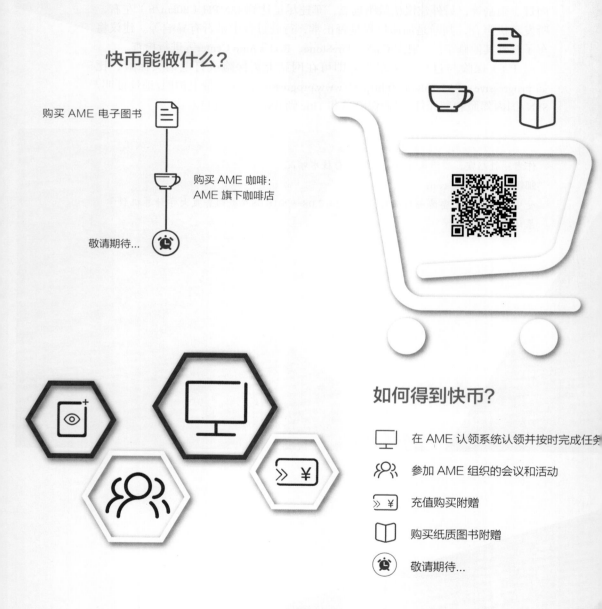

购买 AME 电子图书

购买 AME 咖啡：AME 旗下咖啡店

敬请期待...

如何得到快币？

在 AME 认领系统认领并按时完成任务

参加 AME 组织的会议和活动

充值购买附赠

购买纸质图书附赠

敬请期待...

AME
Publishing Company

AME
EDITING
SERVICE

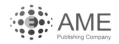

AME旗下出版了50余本英文医学学术期刊，其中有6本已被SCIE收录，18本被PubMed收录。众多作者反馈，他们经常在写作和图表制作上遇到困难，希望AME作为专业的出版机构，能够充分利用自身拥有的专业的科学编辑队伍和广泛的国际专家资源优势，提供论文翻译、润色和图表制作等方面的专业支持。通过与广大作者和读者的沟通，2014年8月，AME正式推出论文翻译、润色和图表制作与修改服务，以飨广大从事临床和基础研究的科研工作者。

服务流程

翻译服务流程
- 作者在微店下单并提供科研论文初稿
- 由专业医学翻译老师进行论文初稿的翻译
- 国外同领域专业母语编辑润色语言
- 责任编辑进行翻译质量检查
- 作者收到润色完毕的文稿和编辑证书

润色服务流程
- 作者在微店下单并提供科研论文初稿
- 我们挑选一名同领域专家进行润色
- 另一位责任编辑进行润色质量检查
- 作者收到润色完毕的文稿和编辑证书

服务项目

语言翻译（中翻英）

专业评审－首先论文要接受出版社旗下杂志特约审稿人及编委组成的专业科学评审委员会评审，才决定是否对文章提供翻译服务。
行内翻译－文章首先由专业医学翻译老师完成初稿的翻译。
母语校对－国外同领域专业母语编辑润色语言。
服务时限：20个工作日内

语言润色

语言润色－我们帮助进行文字润色，并重新调整和组织稿件的逻辑结构。我们会提供保留修改痕迹的最终文稿和提供编辑证书。我们会对稿件、投稿信或其他文件提供逻辑梳理和语言编辑服务，确保相关内容准确、清晰、简洁。
服务时限：12个工作日内

图表处理

图表处理－我们提供可定制化服务，包括预览符合发表要求的图像，按照期刊要求处理图片，对于分辨率、图片类型、大小、颜色和字体进行调整，以高质量标准为您制作图表。
服务时限：3-5个工作日

扫一扫进入

AME Editing Service 网站：

editing.amegroups.cn

邮箱：editing@amegroups.com

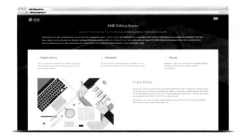